DIE NEUE RÜCKENSCHULE

Die effektivsten Übungen

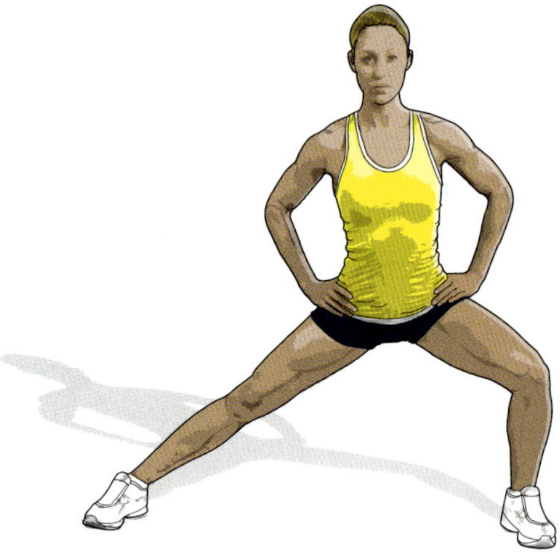
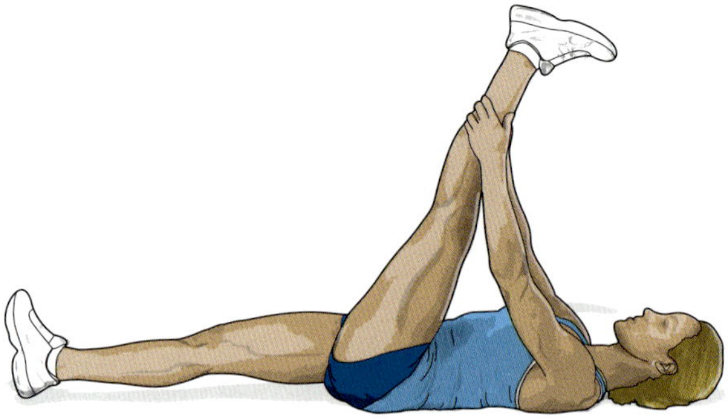
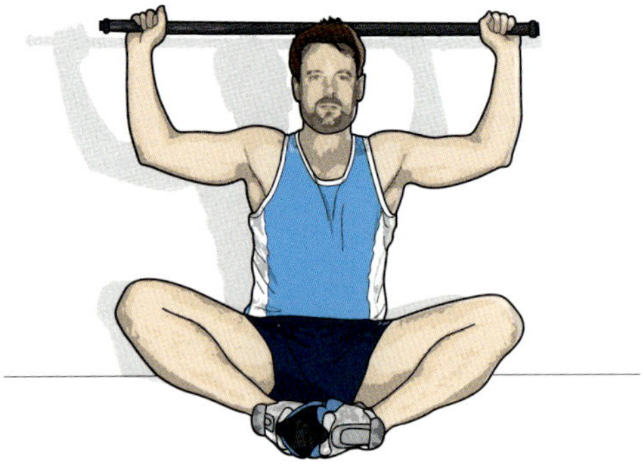
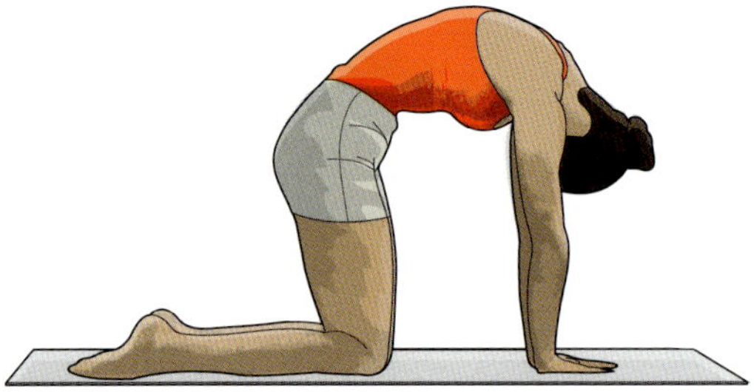
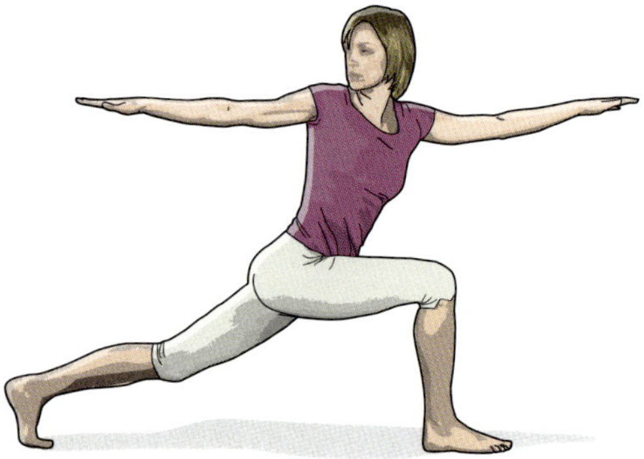
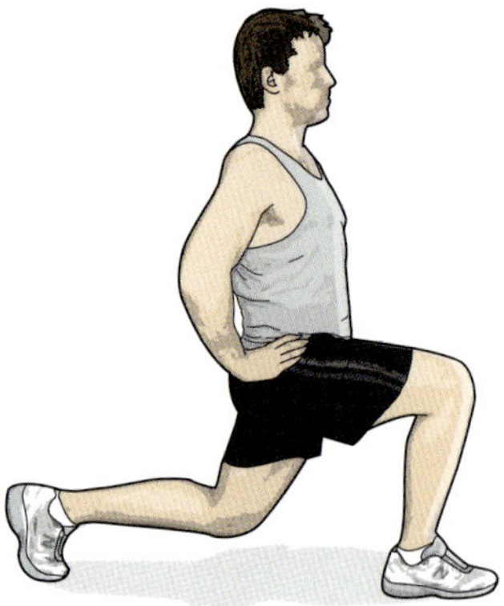
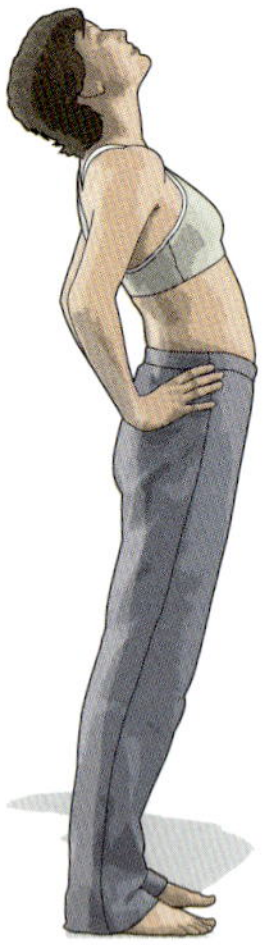

DIE NEUE RÜCKEN SCHULE

Die effektivsten Übungen

DK

DK | Penguin Random House

Neuausgabe
Lektorat Jonathan Metcalf, Liz Wheeler, Priyanjali Narain, Isha Sharma, Angeles Gavira Guerrero
Gestaltung und Bildredaktion Philip Ormerod, Karen Self, Rupanki Arora Kaushik, Harish Aggarwal, Michael Duffy
Herstellung Sachin Gupta, Jacqueline Street, Alex Bell

Erstausgabe
Lektorat Gareth Jones, Ed Wilson
Bildredaktion Lee Griffiths, Gillian Andrews, Keith Davis, Phil Gamble, Yen Mai Tsang
Projektbetreuung Corinne Masciocchi, Hannah Bowen, Cécile Landau, Scarlett O'Hara
Herstellung Joanna Byrne, Sophie Argyris
Cheflektorat Stephanie Farrow
Illustrationen Philip Wilson, Debbie Maizels, Mark Walker, Debajyoti Dutta, Phil Gamble, Darren Awuah

Für die deutsche Ausgabe:
Programmleitung Monika Schlitzer
Redaktionsleitung Kerstin Schlieker
Projektbetreuung Manuela Stern
Herstellungsleitung Dorothee Whittaker
Herstellungskoordination Arnika Marx
Herstellung und Covergestaltung Christine Rühmer

Titel der englischen Originalausgabe:
BMA Bad Back Book

Erstausgabe
Übersetzung und Lektorat Anke Wellner-Kempf, Janette Schroeder

Neuausgabe
Redaktion Bettina Gratzki

ISBN 978-3-8310-3756-8

Druck und Bindung TBB, a.s., Slowakei

Besuchen Sie uns im Internet
www.dorlingkindersley.de

Hinweis
Die Informationen und Ratschläge in diesem Buch sind von den Autoren und vom Verlag sorgfältig erwogen und geprüft, dennoch kann eine Garantie nicht übernommen werden. Der Verlag ist nicht in der Lage, eine medizinische Beratung vorzunehmen. Das Buch kann den Rat eines Arztes nicht ersetzen. Eine Haftung der Autoren bzw. des Verlags und seiner Beauftragten für Personen-, Sach- und Vermögensschäden ist ausgeschlossen.

INHALT

DIE AUTOREN

Dr. Michael Peters ist beratender Medizinischer Herausgeber bei der *British Medical Association* und Direktor der *Doctors for Doctors Unit* der BMA. Zuvor war er Praktischer Arzt.

Dr. John Tanner ist niedergelassener Arzt für Muskel-Skelett-Erkrankungen und Sportmedizin mit Schwerpunkt Rückenerkrankungen. Er studierte Medizin und Psychologie in London und ließ sich zum Allgemeinarzt ausbilden, bevor er sein Wissen über medizinische und osteopathische Therapien, Fitness-Training, Sportverletzungen und Schmerzbehandlung erweiterte. Heute betreibt er eine multidisziplinäre Klinik in West Sussex für Muskel-Skelett-Erkrankungen (www.ovingclinic.co.uk), leitet den Bereich Aus- und Fortbildung des *British Institute of Musculoskeletal Medicine* und organisiert das Fortbildungsprogramm für Ärzte. Er hält Vorträge für die International *Spine Intervention Society* in Europa und ist einer der Klinischen Leiter des *Bupa Health and Wellbeing* in London.

Eva Niezgoda-Hadjidemetri ist Physiotherapeutin mit einem Master in Physischer Rehabilitation aus Warschau (Polen). Sie war im Rehabilitationszentrum Warschau tätig und hat sich nach ihrer Übersiedlung nach Großbritannien im Jahr 1986 umfangreiche Kenntnisse im Bereich der manuellen Therapie in den Maitland-, Cyriax-, McKenzie- und neurodynamischen Methoden angeeignet. Heute arbeitet sie als Spezialistin für Hals- und Rückenerkrankungen mit Schwerpunkt Sportverletzungen und Hypermobilität im *999 Medical & Diagnostic Centre* in London.

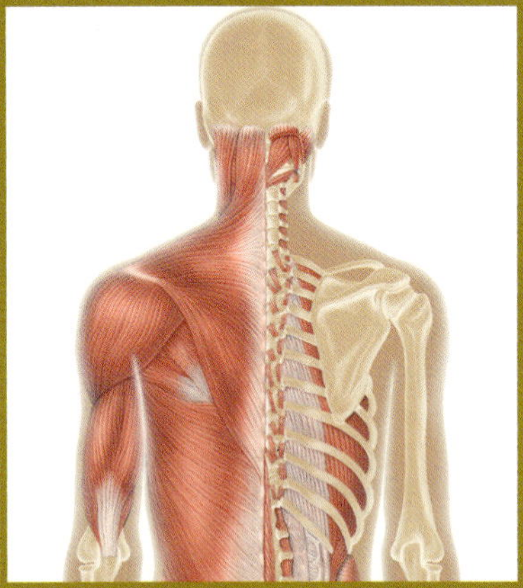
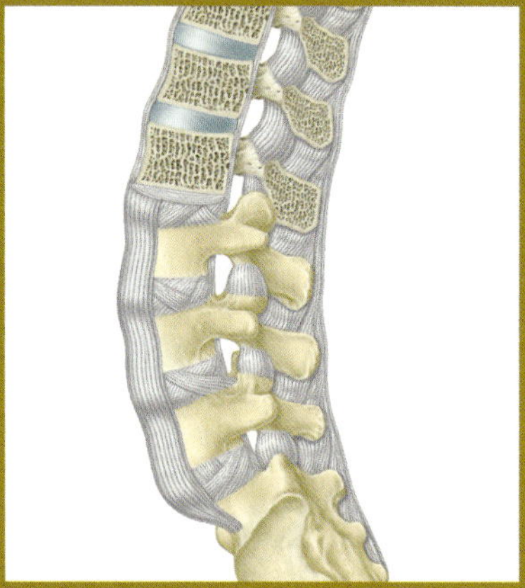
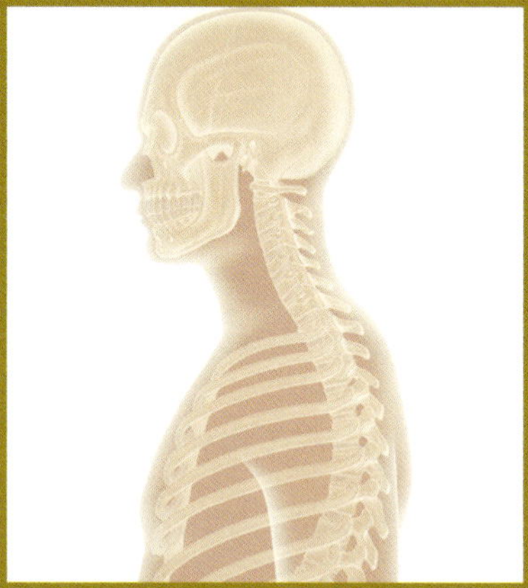

DIE ANATOMIE VON RÜCKEN, HALS & NACKEN

Dieses Kapitel behandelt die grundlegende Anatomie des Rückens und des Nackens und erklärt Ihnen, wie Ihr Körper funktioniert. In detaillierten anatomischen Abbildungen wird die Wirbelsäule und ihr Zusammenwirken mit den angrenzenden Nerven, Muskeln und Bändern erklärt.

DIE WIRBELSÄULE

Bei der Wirbelsäule handelt es sich um die zentrale Stützachse Ihres Körpers. Sie ist an fast allen Bewegungen beteiligt, schützt das Rückenmark und muss so stabil sein, dass sie das Körpergewicht im Stehen trägt. Es ist wichtig, dass sie flexibel und kräftig ist, um den Körper zu verankern, wenn Arme und Beine sich bewegen.

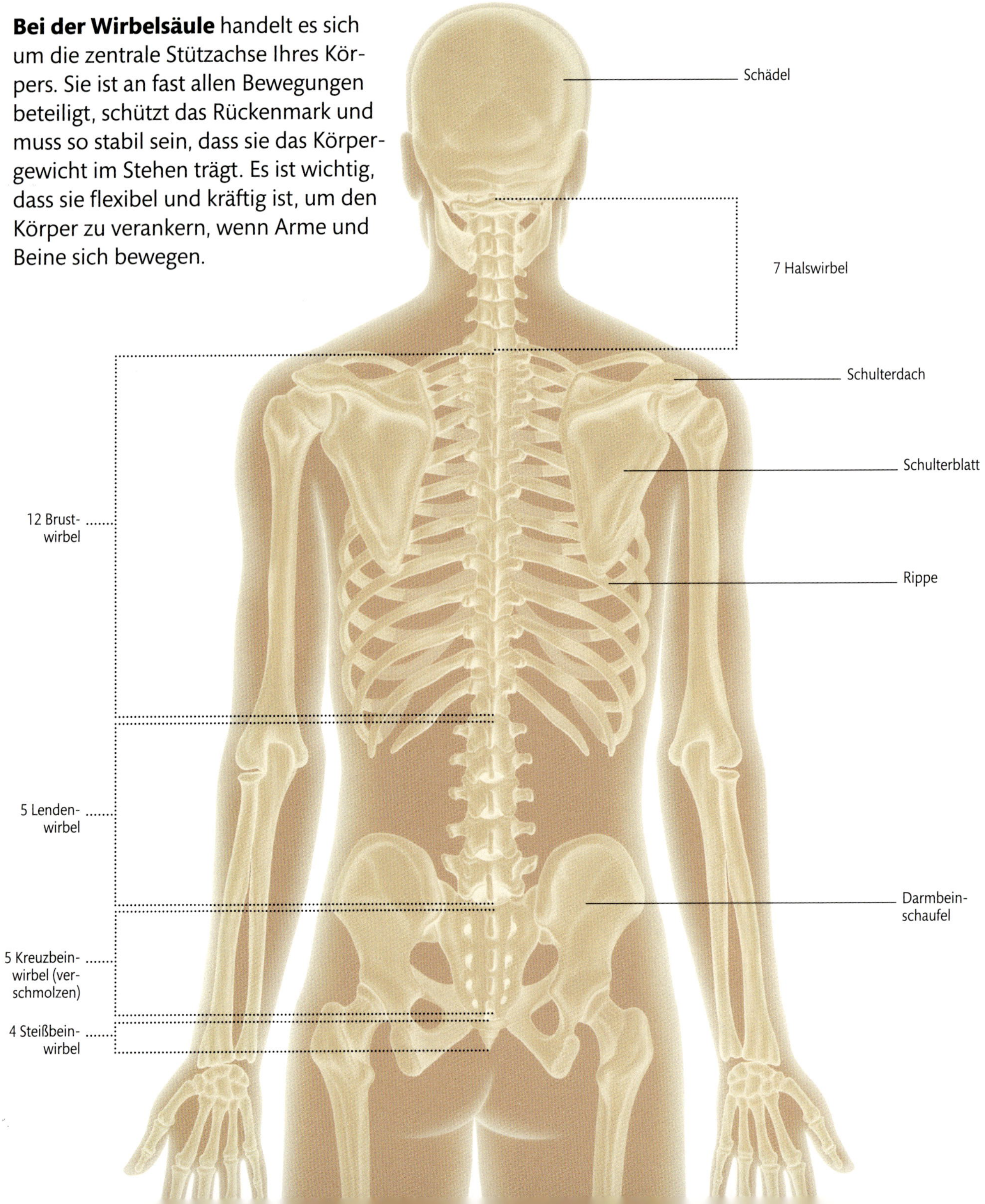

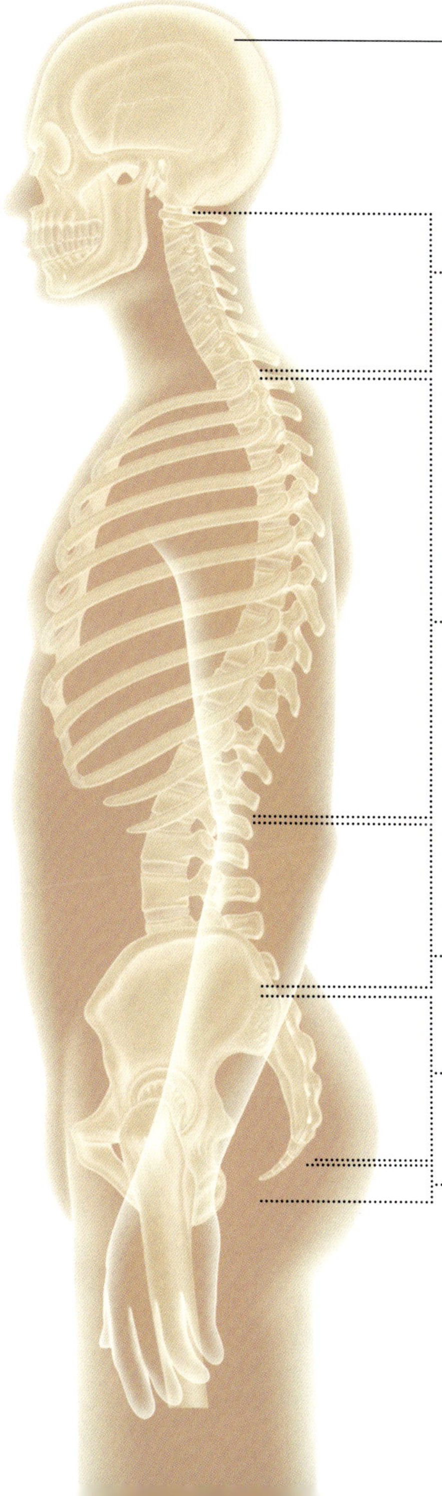

DIE WIRBELSÄULE

Die Wirbelsäule besteht aus bis zu 34 Knochen, den Wirbeln. Mit Ausnahme von zehn Wirbeln sind alle beweglich. Man teilt sie in drei Gruppen ein: sieben Halswirbel (Hals), zwölf Brustwirbel (mittlerer Rücken) und fünf Lendenwirbel (unterer Rücken). Die restlichen zehn Wirbel bilden das Ende der Wirbelsäule; fünf davon sind zu einem dreieckigen Knochen verschmolzen, dem Kreuzbein. Als Teil des Beckens befindet es sich zwischen den Darmbeinschaufeln. Darunter liegen zwischen drei und fünf (meist vier) verschmolzene oder teilweise bewegliche Segmente, die das Steißbein bilden – ein Überbleibsel des »Schwanzes« unserer frühen Vorfahren.

Die Halswirbelsäule

Die sieben Hals- bzw. Nackenwirbel tragen in erster Linie den Schädel und ermöglichen es dem Kopf, sich zu drehen und zu neigen. Die Wirbelsäule ist eine bewegliche Struktur, die sich in fast jede Richtung beugen und drehen kann. Am beweglichsten ist der Bereich der Halswirbelsäule.

Die Brustwirbelsäule

Jeder der zwölf Brustwirbel ist nach rechts und nach links mit jeweils einer Rippe verbunden. Der Brustkorb, der auf diese Weise geformt wird, umgibt und schützt das Herz, die Lunge und die Leber. Wenn man tief einatmet, dehnt sich die Brustwirbelsäule leicht in die Länge, während sich die Rippen heben; beim Ausatmen gibt sie nach. Wird der Oberkörper gedreht, rotiert er um die Brustwirbelsäule als Achse.

Die Lendenwirbelsäule

Wenn Sie eine aufrechte Haltung einnehmen – also die meiste Zeit des Tages –, tragen die fünf Lendenwirbel den Großteil Ihres Gewichts. Sie bilden außerdem eine flexible Verbindung zwischen dem oberen und dem unteren Teil Ihres Körpers.

Das Kreuzbein

Unterhalb der fünf Lendenwirbel sind fünf Wirbel zu einem Knochen verschmolzen, dem Kreuzbein. Dieser Knochen unterscheidet sich bei Männern und Frauen deutlich: Es ist bei Männern schmaler und länger als bei Frauen. Auf das Kreuzbein folgt das Steißbein, das aus den drei bis fünf untersten Wirbeln der Wirbelsäule besteht. Den Übergang bildet eine knorpelige Verbindung, genannt Symphyse.

DIE WIRBEL

Der Hauptteil eines Wirbels ist zylinderförmig mit einer flachen Ober- und Unterseite; im hinteren Bereich hat er ein kleines vertikales Loch. Da die Wirbel übereinander platziert sind, bilden diese Löcher einen Kanal, den Wirbelkanal, der das Rückenmark schützend umhüllt.

Der rückwärtige Teil des Wirbels besitzt sieben Vorsprünge, sogenannte Fortsätze. Diese sind in drei Paaren angeordnet, aus deren Mitte der markante Dornfortsatz herausragt. Entlang der Wirbelsäule lassen sich die Dornfortsätze als knöcherne Höcker ertasten.

Zwei der drei Fortsatz-Paare – die unteren und die oberen Gelenkfortsätze – fungieren als Gelenke, die die Wirbelkette verbinden und stabilisieren. Am dritten Paar, den Querfortsätzen, sowie am Dornfortsatz ist die Rückenmuskulatur befestigt. Hier wirkt die Rückenmuskulatur durch Kontraktion und Entspannung auf die Haltung der Wirbelsäule ein.

DIE FACETTENGELENKE

Die Facettengelenke, auch Zwischenwirbelgelenke genannt, verbinden die Wirbel miteinander, indem der untere Gelenkfortsatz eines Wirbels sich mit dem oberen Gelenkfortsatz des nächsten verbindet. Die Gelenkoberflächen sind glatt und flach wie die Facetten eines Diamanten – daher der Name – und mit Knorpelgewebe überzogen. Der Gelenkspalt wird von der Gelenkinnenhaut, der Synovia, bedeckt,

AUFBAU DER WIRBEL

Keine zwei Wirbel sind identisch. Dennoch sind sie perfekt aufeinander abgestimmt. Die Abbildung unten zeigt einen Querschnitt durch einen der beiden untersten Brustwirbel. Diese haben kleine, flache Facetten (Wirbel-Rippen-Gelenk), über die sie mit den Rippen verbunden sind. Der zweite Querschnitt zeigt einen der ersten beiden Lendenwirbel, die deutlich größere Fortsätze (insbesondere Dornfortsätze) haben.

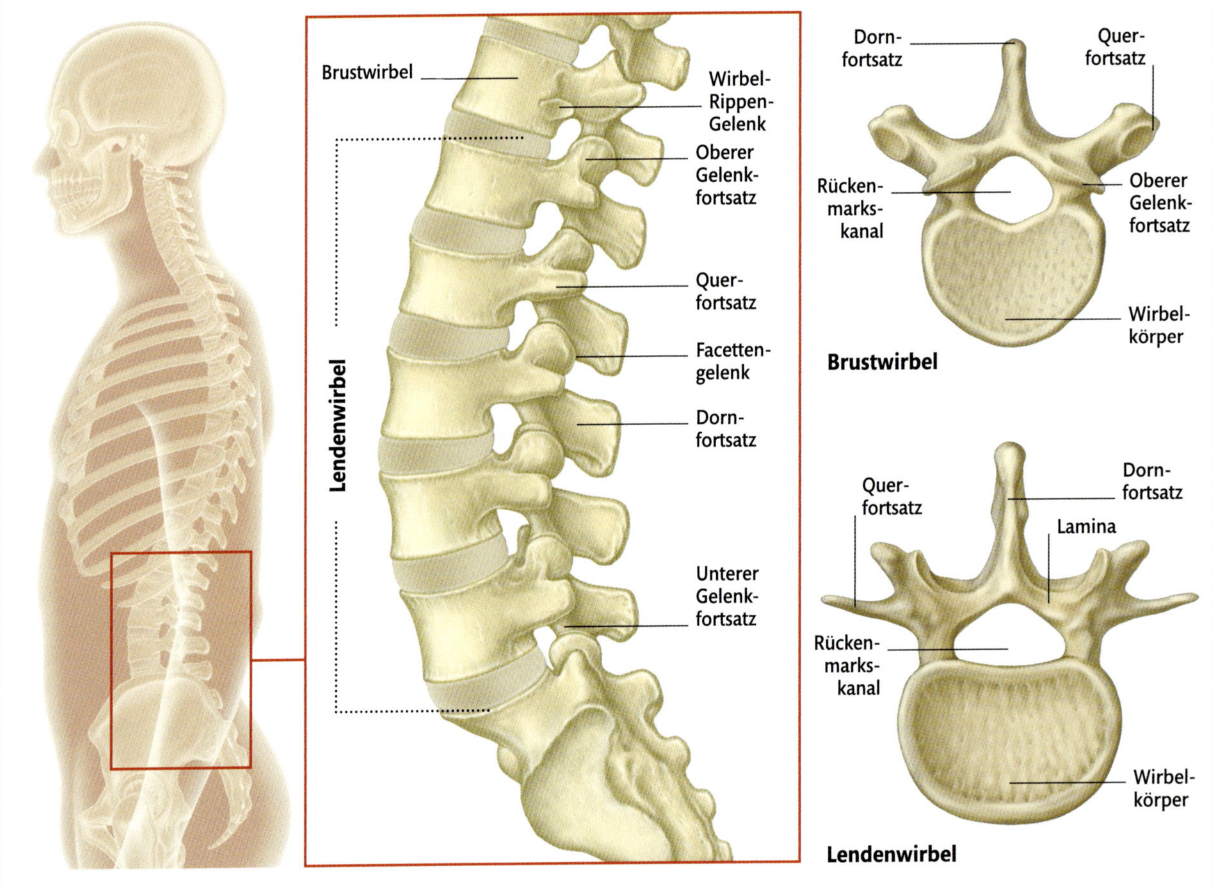

WIRBELSÄULENGELENKE

Die Wirbel sind durch zwei Elemente miteinander verbunden: durch Facettengelenke, bei denen der untere Fortsatz des einen Wirbels sich in den oberen Fortsatz des Wirbels darunter fügt (**»unten**), und durch eine beweglichen Scheibe, die wie ein verformbares Kugellager funktioniert. Sie ermöglicht der Wirbelsäule, sich zu drehen und zu beugen, und wirkt als Stoßdämpfer.

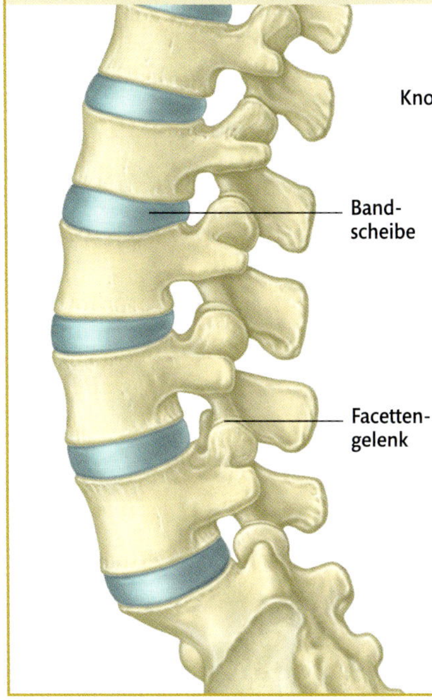

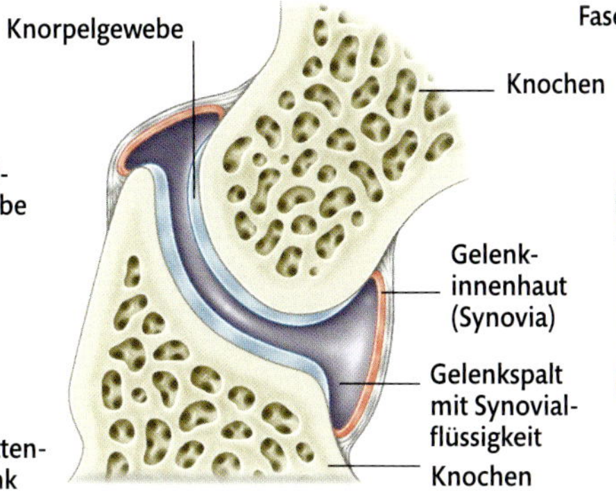

Aufbau des Facettengelenks
Die Gelenkflächen des Facettengelenks sind durch Knorpelgewebe geschützt. Die Gelenkinnenhaut, die das Gelenk umschließt, sondert eine Flüssigkeit ab, die die Reibung vermindert.

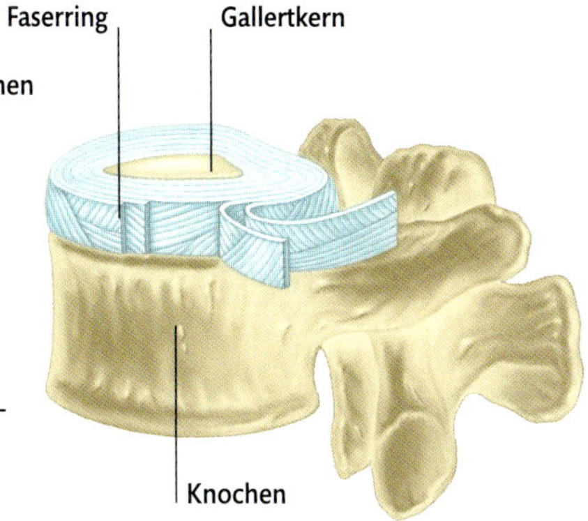

Aufbau der Bandscheibe
Jede Bandscheibe besteht aus einem äußeren Faserring, der sich aus konzentrischen Schichten von Faserknorpelgewebe zusammensetzt, und einem gallertartigen Kern in der Mitte.

die eine schützende Kapsel um das Gelenk bildet und zudem schmierende Synovialflüssigkeit in den Gelenkspalt absondert. So wird die Reibung zwischen den Gelenkflächen vermindert. Regelmäßige und sich wiederholende Bewegung trägt dazu bei, die Gesundheit des Knorpelgewebes und damit der Facettengelenke zu erhalten.

DIE BANDSCHEIBEN

Die glatten Flächen auf der Ober- und Unterseite des Wirbelkörpers sind von einer dünnen Knorpelschicht, den sogenannten Wirbelkörper-Deckplatten, überzogen. Die Bandscheibe, ein knorpeliges Kissen, sitzt zwischen diesen Deckplatten und hält die einzelnen Wirbel voneinander getrennt. So wird es dem Rumpf möglich, sich zu bewegen und zu drehen.

Die äußeren Schichten der Bandscheibe bestehen aus zähen, faserknorpeligen Bändern und werden als Faserring (auch Anulus fibrosus) bezeichnet. Sie heften sich an die knorpeligen Deckplatten der Wirbelkörper an.

In der Mitte des Faserrings befindet sich eine gallertartige Substanz, die man als Gallertkern bezeichnet. Wie ein flüssiges Kugellager ermöglicht er der Bandscheibe, sich zu verformen und sich in der Bewegung anzupassen. Aufgrund dieser Eigenschaft kann die Bandscheibe nicht nur als Gelenk fungieren, sondern auch eine wichtige Funktion als Puffer erfüllen.

Eine gesunde Bandscheibe ist um einiges stärker als ein Wirbel. Aufgrund ihrer hohen Belastbarkeit vermag sie beachtliche Kräfte und Stöße abzufedern. Druck und Stauchung gleicht die Bandscheibe äußerst wirksam aus, indem sie ihre Form verändert und den Druck gleichmäßig verteilt. Allerdings reagieren Bandscheiben anfällig auf Belastungen, die in Kombination mit einer Drehung entstehen – im Extremfall verursachen solche Bewegungen einen Riss in ihren äußeren Schichten. Denn im Faserring liegen schmerzempfindliche Nerven, und der Schmerz, der mit einem »Bandscheibenvorfall« – einem irreführenden Namen – verbunden wird, stammt häufig von einer verletzten Bandscheibe, die gegen die Durascheide, die Hülle um die hintere Spinalnervenwurzel, oder einen Nerv drückt. Auch ein Faserriss im Anulus fibrosus kann die Ursache sein. Die Bandscheibe kann nicht »vorfallen«, nur brechen oder reißen.

WIRBELKANAL UND NERVEN

Die Löcher in den übereinander angeordneten Wirbeln bilden einen Kanal durch die Wirbelsäule. Dieser Wirbelkanal dient als Umhüllung und Schutz für das Rückenmark, das aus einem Strang von Nervenfasern besteht. Sie verbinden das Gehirn mit sämtlichen Nerven des Körpers, indem sie Signale hin- und herleiten.

Das Rückenmark

Das Rückenmark beginnt am Hirnstamm und verläuft den Wirbelkanal abwärts bis zum ersten oder zweiten Lendenwirbel. Am unteren Ende hängt ein Bündel feiner Rückenmarksnerven, der Pferdeschwanz (Cauda equina).

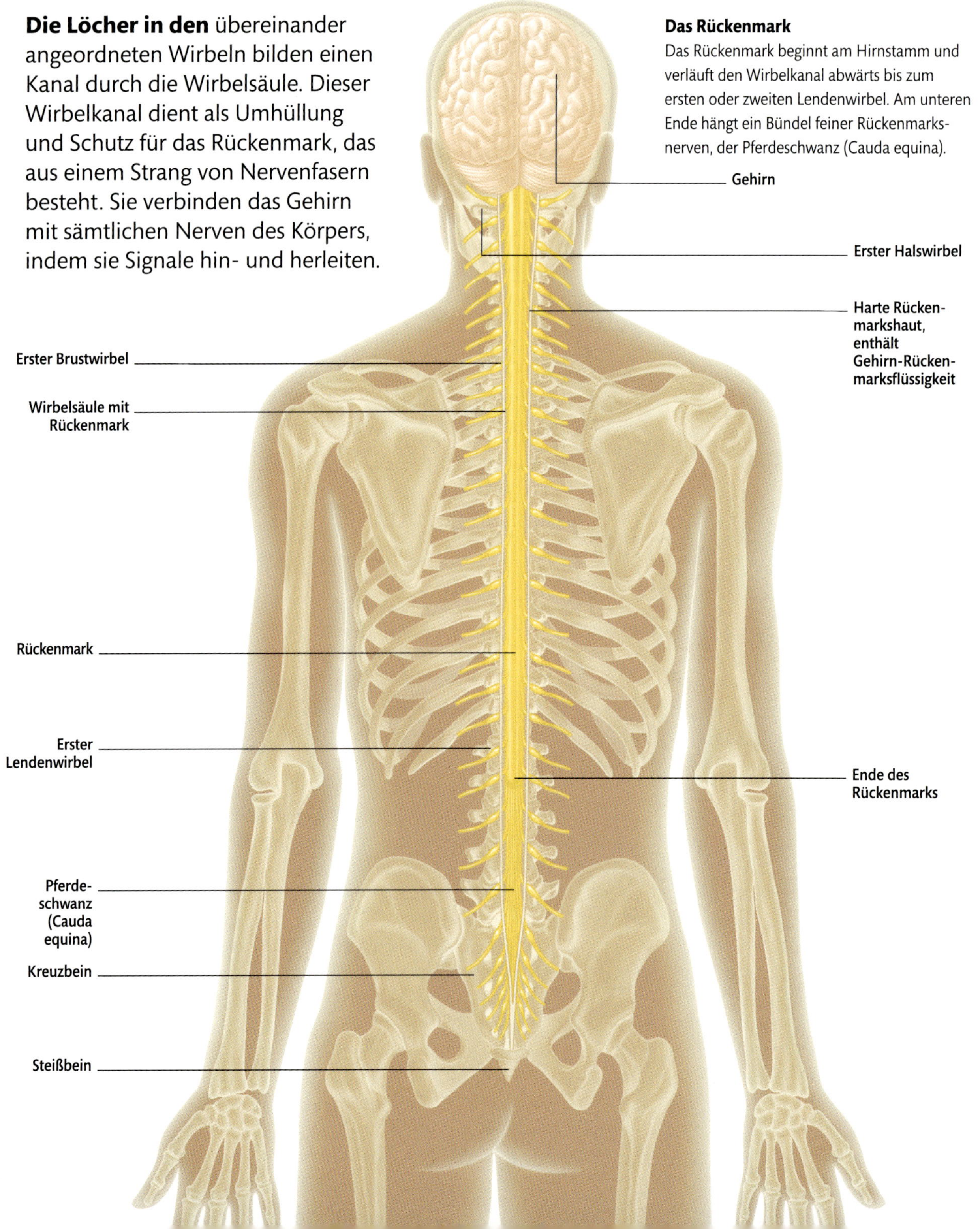

DAS RÜCKENMARK

Das Rückenmark besteht aus einem dichten Bündel von Nervenfasern. Es verbindet das Gehirn mit dem weitläufigen Netzwerk der Nerven, die für die Kontrolle aller Bewegungen und Empfindungen im Körper verantwortlich sind. Es verläuft von der Schädelbasis abwärts bis zum ersten oder zweiten Lendenwirbel, das ist von Mensch zu Mensch verschieden. Am unteren Ende des Rückenmarks erstrecken sich die Nervenfasern in mehreren Strängen zum Kreuzbein und bilden den wegen seines Aussehens so genannten Pferdeschwanz bzw. Cauda equina.

Die drei Hirnhäute oder Meningen, die das Gehirn schützen, umschließen auch das Rückenmark in seiner ganzen Länge. Die äußere Hirnhaut, Dura oder harte Hirnhaut genannt, verläuft bis zum zweiten der fünf verschmolzenen Kreuzbeinwirbel. An den Stellen, wo die Nervenwurzeln paarweise durch die Zwischenwirbellöcher (Foramina) der Wirbelsäule aus dem Rückenmark austreten, stülpen sich zwei Blätter aus der Dura hervor, um diese Nerven schützend zu umhüllen.

Die gesamte harte Hirnhaut ist extrem druckempfindlich. Beide, Dura und die Blätter um die Nervenwurzeln, sind beweglich, aber Beuge- oder Dehnbewegungen können bewirken, dass das Blatt um die Nervenwurzel gegen einen vorgefallene Bandscheibe reibt. Das verursacht heftige Schmerzen, da der Nerv gereizt wird.

Innerhalb der Dura, zwischen den zwei inneren Hirnhäuten, befindet sich die Gehirn-Rückenmarksflüssigkeit. Diese klare Substanz umgibt das Rückenmark ebenso wie das Gehirn und hat eine schützende Funktion. Insbesondere dämpft sie Stöße ab.

RÜCKENMARKSNERVEN

Die Rückenmarksnerven zweigen paarweise jeweils seitlich vom Rückenmark ab und treten durch die Foramina, die Lücken zwischen den Wirbeln und den Facettengelenken, aus.

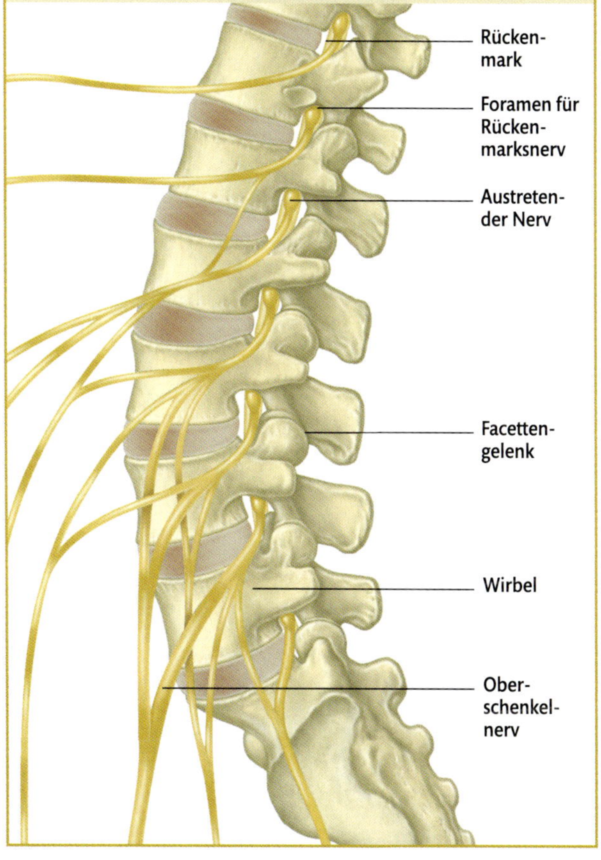

WIE NERVEN DIE MUSKELN STIMULIEREN

Das menschliche Nervensystem besteht aus Millionen Nervenfasern, die elektrische Impulse vom Gehirn weg und zu ihm hin übertragen. Dieses System ermöglicht dem Gehirn, die Funktionen des Körpers zu kontrollieren. Es gibt zwei Arten von Nervenfasern: sensorische Nerven, die Signale im Zusammenhang mit Empfindungen wie Schmerz, Hitze oder Kälte an das Gehirn aussenden, und motorische Nerven, die Botschaften im Zusammenhang mit Bewegung vom Gehirn an die Muskeln übermitteln. Die Bewegungen der Faserbündel, aus denen die Muskeln bestehen - sowohl die Kontraktion als auch die Dehnung –, werden von Nervenimpulsen kontrolliert.

Wenn Sie zum Beispiel den Arm beugen wollen, sendet das Gehirn eine Botschaft aus, die von den entsprechenden Nerven an den Bizeps geleitet wird. Das Signal löst eine Kontraktion der Muskelfasern im Bizeps aus, die den Unterarm hebt und eine Beugung des Arms im Ellbogen bewirkt.

Elektrische Signale, die vom Gehirn über das Nervensystem ausgesandt werden, sind auch für sämtliche lebenserhaltenden Körperfunktionen wie Herzschlag, Atmung und Verdauung verantwortlich. Die muskuläre Tätigkeit, die dafür nötig ist, geschieht so gut wie unbewusst und wird vom autonomen Nervensystem gesteuert. Das autonome Nervensystem besteht aus sympathischen Nerven, die in Kampf- und Fluchtsituationen reagieren – zum Beispiel mit erhöhtem Herzschlag –, und aus parasympathischen Nerven, die arbeiten, wenn der Körper ruht; sie steuern zum Beispiel den Speichelfluss.

MUSKELN UND BÄNDER

Die Rückenmuskeln liegen in Schichten über dem Skelett. Sie arbeiten daran mit, den Rumpf zu stabilisieren und zu bewegen.

Die Rückenmuskeln

Die kleineren Muskeln – in der Abbildung auf der rechten Seite – haben in erster Linie die Aufgabe, den Körper aufrecht zu halten. Die darüber liegenden größeren Muskeln, links abgebildet, sind für die Bewegungen des Rumpfes zuständig.

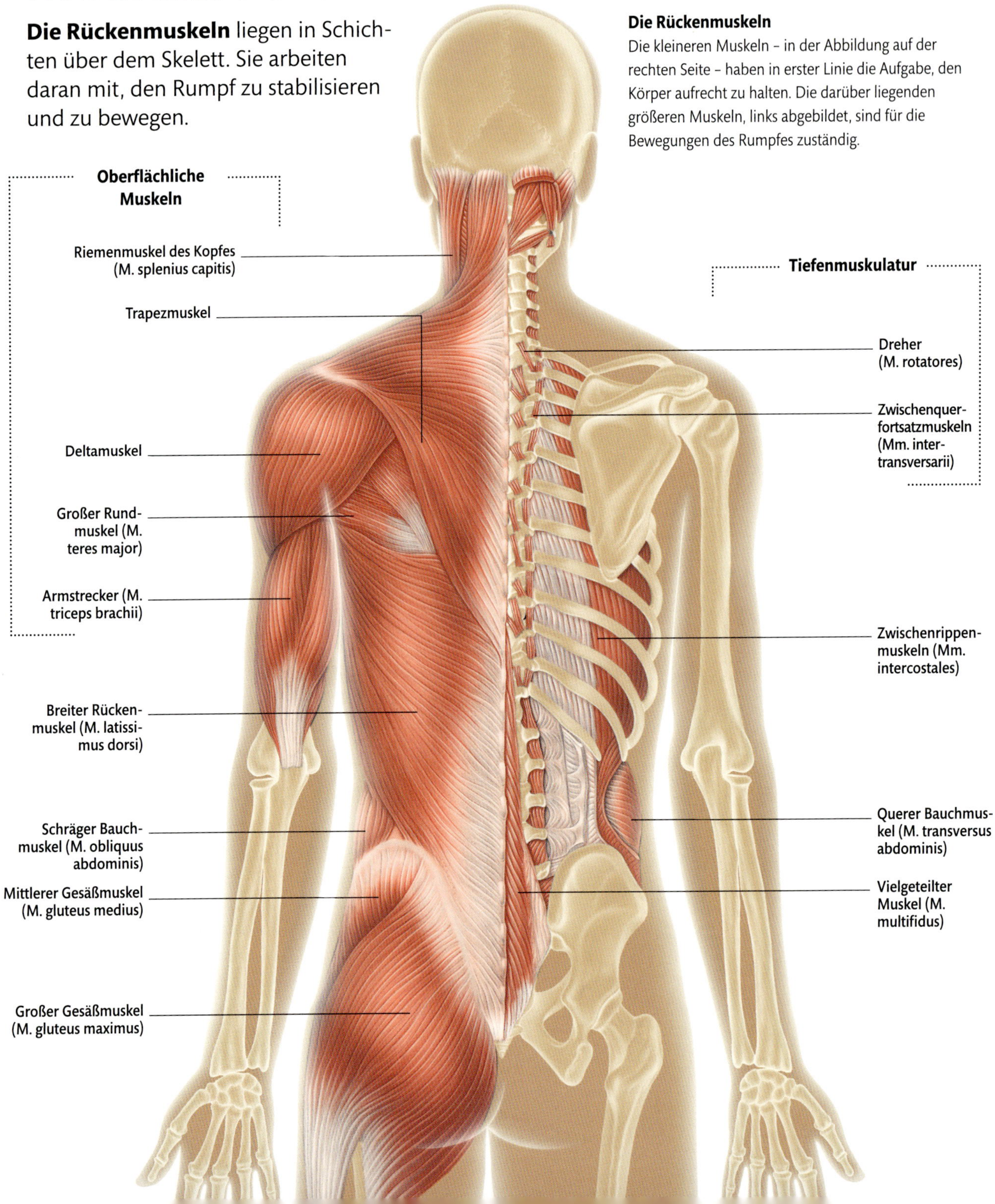

DIE MUSKELN

Jedes Wirbelgelenk ist von mehreren Muskeln umgeben. Das Ende jedes Muskels ist fest an einem jeweils anderen Knochen befestigt, entweder direkt oder über Fasergewebe, die Sehnen. Die tieferen Schichten bestehen aus kleineren Muskeln, die hauptsächlich für die Feinregulierung der Körperhaltung sorgen. Darüber liegen größere Muskeln, die für die Bewegung des Rumpfes wichtig sind. In der Regel arbeiten Muskeln paarweise: während der eine sich anspannt, entspannt der andere.

Die Stabilisatoren

Dicht an den Zwischenwirbelgelenken liegen Bündel von kleinen Muskeln, die fein abgestimmte Bewegungen ermöglichen. Diese Muskeln werden als Stabilisatoren oder Haltemuskulatur bezeichnet, da sie hauptsächlich die Ausrichtung der Wirbelsäule kontrollieren.

WIRBELBÄNDER

Leicht elastisches Fasergewebe, sogenannte Bänder, helfen die Wirbelgelenke zusammenzuhalten. Sie verbinden die Wirbelsäule zu einem Stück und lassen Bewegungen nur in eingeschränktem Umfang zu. In den meisten Bändern befinden sich zahlreiche Nervenenden.

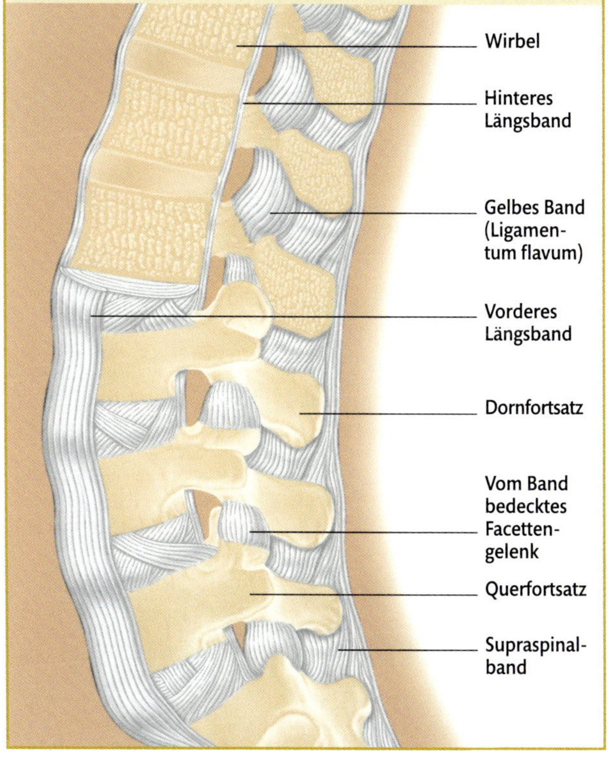

Die Mobilisatoren

Diese langen, kräftigen Muskeln sind von außen sichtbar. Sie kontrollieren die großen Bewegungen des Rumpfes. Dazu gehören die Rückenstrecker (M. erector spinae) auf der Rückseite, die sich beim Vorbeugen lang dehnen und kontrahieren, wenn der Rumpf sich aufrichtet. Sie üben erhebliche Druckkräfte auf die Wirbelsäule aus.

Die Bauchmuskeln, die sich vorn und seitlich über den Rumpf ziehen, geben auch der Wirbelsäule Halt, da sie für die Spannung von Bauch und Brustkorb zuständig sind. Gewichtheber halten zum Beispiel die Luft an, bevor sie ihr Gewicht stemmen, damit die Bauchmuskeln straff sind. Der quere Bauchmuskel (die tiefste Schicht) ist bei fast allen Alltagsbewegungen aktiv.

Wie die Muskeln den Rumpf bewegen

Beim Beugen oder Drehen der Wirbelsäule spielen die Bauch- und die Rückenmuskeln, also die gesamte Rumpfmuskulatur, eine Schlüsselrolle. Wie die meisten Muskeln arbeiten sie paarweise: wenn der eine kontrahiert, entspannt sein sogenannter Gegenspieler. Man stelle sich einen Golfspieler vor und die extreme Kontraktion der Muskulatur, die für die kraftvolle Drehbewegung vor dem Schlag erforderlich ist. Um diese Kontraktion auszugleichen, muss es eine entgegengesetzte Drehbewegung entlang der Wirbelsäule und den unteren Gliedmaßen geben. Über den Rückenmuskeln liegt die Schulter- und Hüftmuskulatur. Große, starke Muskeln geben den Gelenken Halt, während die kleineren, tieferen Muskeln eine stabilisierende Funktion haben.

Die Gesundheit der Muskeln bewahren

Muskeln brauchen eine gute Blutversorgung. Wenn ein Muskel sich vor Schmerz verkrampft oder sich aufgrund von schlechter Haltung verkürzt, reduziert sich die Blutzufuhr. Hält dieser Zustand länger an, wird der Muskel schwach und verhärtet.

Muskeln brauchen Übung, um stark zu bleiben. Wenn sie lange in einer bestimmten Haltung kontrahieren müssen – zum Beispiel bei langem Sitzen –, verhindern regelmäßige Dehnübungen, dass sie kürzer und schwächer werden. Bei ständigem Schmerz oder auch Stress verspannen die Muskeln. Folglich ist Entspannung wichtig für ihre Gesundheit. Nicht zuletzt benötigen Muskeln eine intakte Versorgung durch die Nerven. Beschädigt eine Verletzung oder Entzündung einen Nerv oder seine Zelleinheit im Rückenmark, kann der Muskel nicht kontrahieren und verkümmert.

WIE DER RÜCKEN FUNKTIONIERT

Die Wirbelsäule stützt den gesamten Körper und ist an fast allen Bewegungen beteiligt: Beim Laufen kommt außer Ihren Beinen auch Ihr Rücken zum Einsatz. Auch wenn Sie etwas greifen, hochheben und tragen, treten nicht allein die Arme, sondern auch der Rücken in Aktion.

Aufbau und Funktion der Wirbelsäule sind bei allen Wirbeltieren praktisch identisch. Im Unterschied zu den Wirbeltieren hat sich beim Menschen im Laufe der Evolution der Schwerpunkt verlagert. Da wir nun aufrecht gehen, wirkt die Schwerkraft vertikal auf unseren Körper. Infolgedessen hat sich die menschliche Wirbelsäule mit ihren Muskeln und Bändern zu einem vertikalen Stoßdämpfer entwickelt, mit Krümmungen, die für Belastbarkeit sorgen.

Die Wirbelsäule muss so fest sein, dass sie den Körper in der aufrechten Haltung stützt, und gleichzeitig so kräftig und beweglich, dass sie der Bewegungsursprung der Glieder an Ober- und Unterkörper sein kann. Ihr kompliziertes Konstrukt aus Bandscheiben, Wirbeln, Bändern und Muskeln (»S. 8–15) ermöglicht komplexe Bewegungen wie Beugen, Strecken, Heben und Drehen.

Zwischen je zwei Wirbeln liegt eine Bandscheibe. Sie fängt wie ein Kissen Stöße ab, die beim Gehen, Rennen und anderen Bewegungen auftreten (»S. 11). Bänder – leicht elastische Fasern – halten die Wirbel zusammen und ermöglichen der Wirbelsäule eine begrenzte Beweglichkeit in alle Richtungen, je nach ihrer Länge (»S. 14–15).

Jedes Wirbelgelenk ist von einer Gruppe Muskeln umgeben, von denen jeder am Ende fest mit einem jeweils anderen Wirbel verbunden ist, entweder direkt oder über eine Sehne. Nah an den Wirbelgelenken sorgen kleinere Muskeln für subtile Bewegungsänderungen, wenn sie kontrahieren, und diese Muskeln kontrollieren auch die Haltung der Wirbelsäule. Wenn Sie Ihre Muskeln kontrahieren, um Ihre Wirbelsäule zu bewegen, ermöglichen die Bänder und Bandscheiben, die spezialisierte Bänder sind, der Wirbelsäule, sich zu beugen.

DIE BANDSCHEIBEN ERMÖGLICHEN BEWEGUNG

Stellen Sie sich die Wirbel eines Wirbelgelenks als Holzstücke und die Bandscheibe dazwischen als Gummikissen zum Abpuffern und Stützen vor. Dann verstehen Sie, wie die Bandscheibe Bewegung ermöglicht.

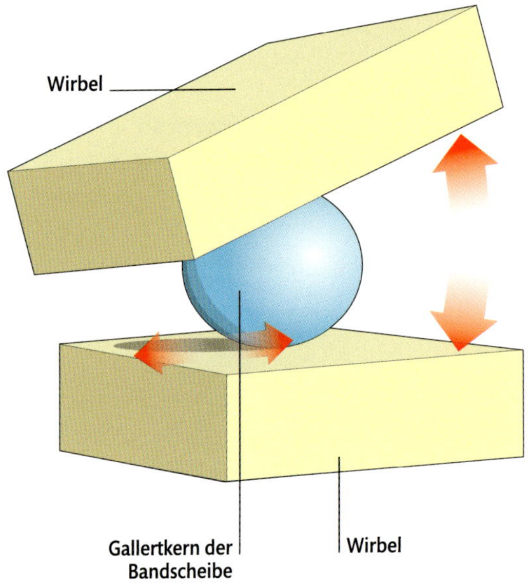

DIE ROLLE DER BÄNDER

Bänder verlaufen entlang der Wirbelsäule, um die Wirbel zu stützen, die Wirbelgelenke zusammenzuhalten und seitliche Bewegung zu ermöglichen.

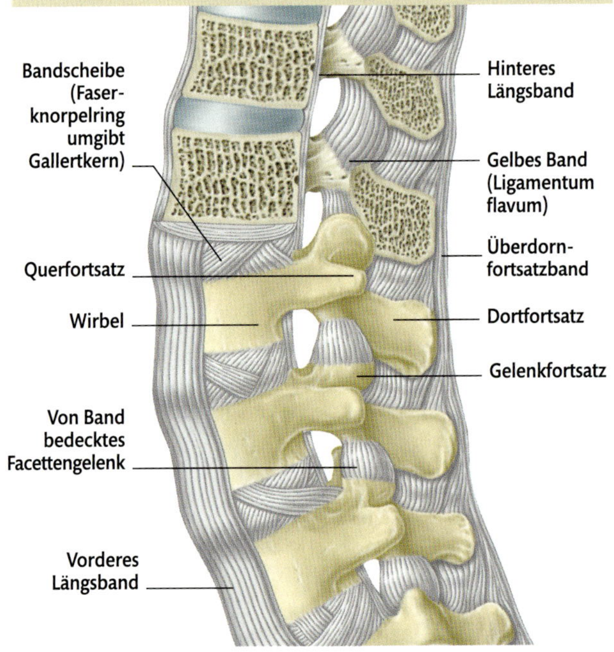

BEWEGUNG DES RÜCKENS

Die menschliche Wirbelsäule ist die zentrale Stütze für den gesamten Körper und spielt bei fast allen unseren Bewegungen eine Rolle. Um zu verstehen, wie die verschiedenen Abschnitte des Rückens zusammenarbeiten und Bewegungen ermöglichen, ist es hilfreich, die Wirbelsäule in drei Hauptabschnitte zu unterteilen – die Halswirbelsäule, die Brustwirbelsäule und die Lendenwirbelsäule. (**»S. 8–9**).

Die Halswirbelsäule (Pars cervicalis) besteht aus den ersten sieben Wirbeln der Wirbelsäule. Als der beweglichste Teil der Wirbelsäule kontrolliert sie die Bewegungen des Halses. Sie muss kräftig genug sein, um den Kopf zu tragen, der ein beträchtliches Gewicht hat: Beim Erwachsenen wiegt er zwischen vier und sechs Kilogramm. Außerdem muss die Halswirbelsäule so beweglich sein, dass man den Kopf zum Sehen und Hören in verschiedene Richtungen drehen kann.

Gleichzeitig muss der Blick möglichst horizontal ausgerichtet sein, damit das Gleichgewichtsorgan nicht verwirrt wird: Dessen empfindliche Sensoren befinden sich tief im Innenohr und sind fein abgestimmt auf Schwerkraft und Rotationskraft. Die horizontale Blickrichtung wird erreicht durch komplexe Feedback-Mechanismen in der Halsmuskulatur, und die Gleichgewichtsorgane ermöglichen dem Gehirn, Bewegungen zu registrieren und gleichzeitig visuelle Information zu interpretieren.

Die Brustwirbelsäule, der mittlere Rücken, ist der längste Abschnitt der Wirbelsäule und besteht aus den mittleren zwölf Wirbeln. Die wichtigste Funktion der Brustwirbelsäule ist, die Organe im Brustbereich zu schützen, indem sie Gelenkflächen für die Rippen bzw. den Brustkorb bereitstellt. Dieser schränkt jedoch die Beweglichkeit der Brustwirbelsäule stark ein, sodass die Bewegungen im mittleren Abschnitt des Rückens weitgehend auf Drehung sowie kleine Beugungen und Dehnungen begrenzt sind.

Die Lendenwirbelsäule, der untere Rücken, besitzt wiederum eine größere Beweglichkeit. Dieser Wirbelsäulenabschnitt besteht aus fünf Wirbeln, die unterhalb der Brustwirbelsäule liegen. Von hier gehen viele Grundaktivitäten wie Vorbeugen und Zurückneigen oder Gehen und Rennen aus. Da die Lendenwirbelsäule mit dem relativ unbeweglichen Becken verbunden ist, ist sie den stärksten Belastungen und auch Schädigungen ausgesetzt.

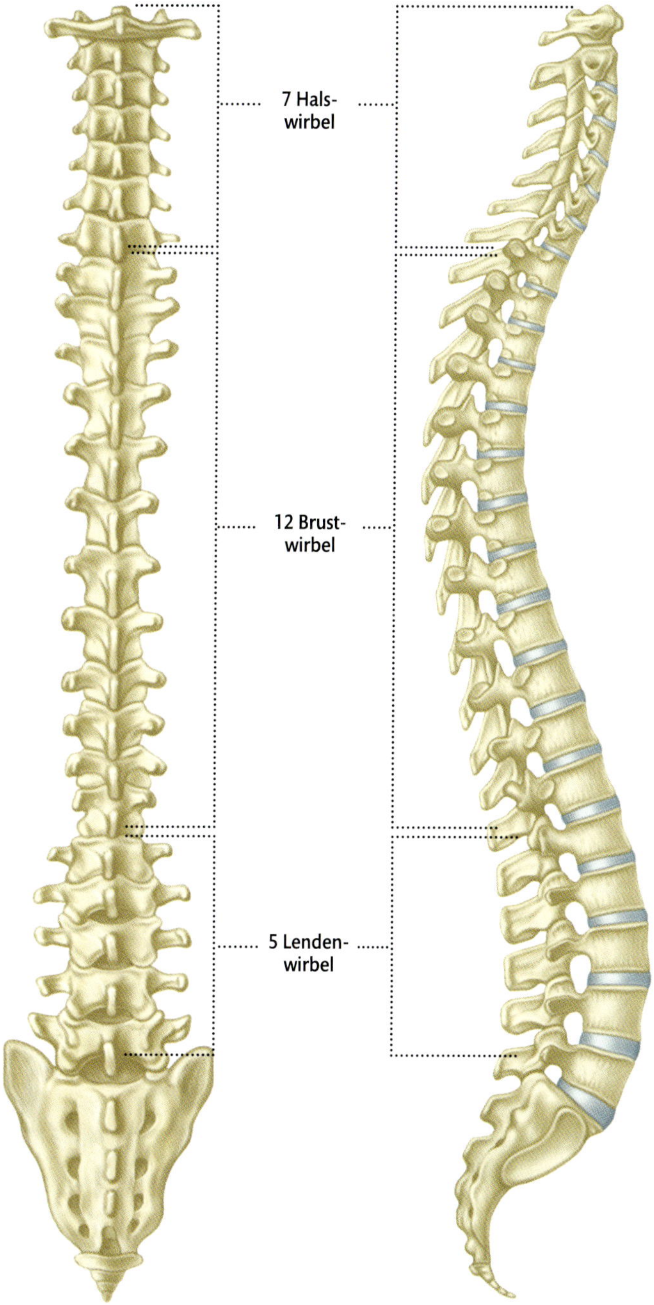

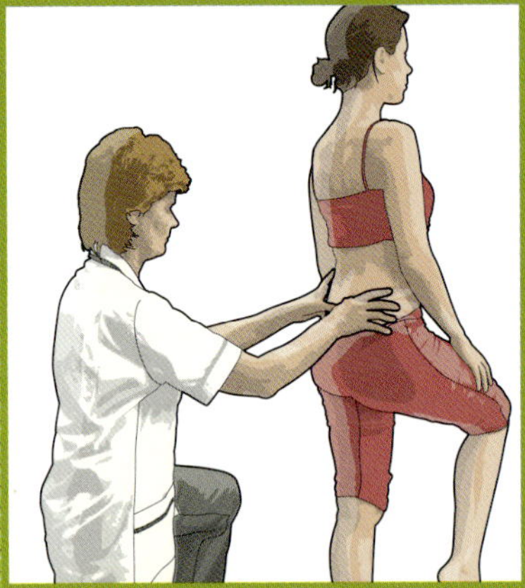
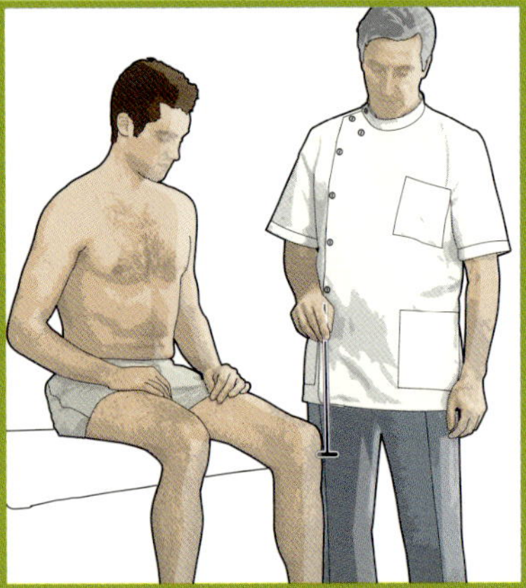
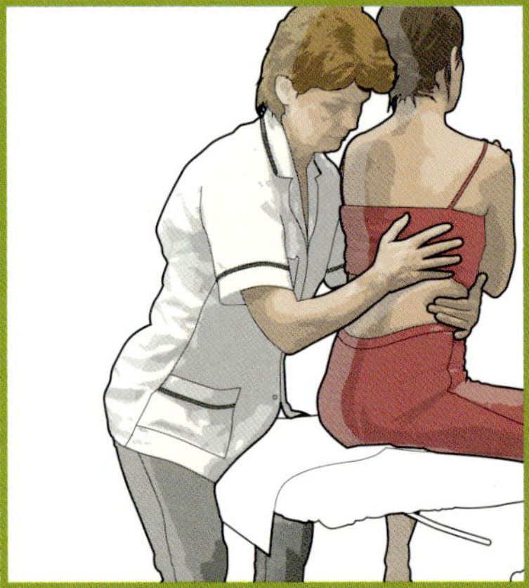

DIAGNOSE & BEHANDLUNG

Dieses Kapitel wird durch Infografiken eröffnet, die Ihnen durch eine Symptomübersicht mögliche Ursachen für Ihre Beschwerden aufzeigen. Im weiteren Verlauf erfahren Sie, mit welchen Methoden Ihre Schmerzen in Rücken und Nacken von einem Arzt, einem Physiotherapeuten, Osteopathen, Chiropraktiker oder durch komplementäre Therapien behandelt und geheilt werden können.

SYMPTOMÜBERSICHT: HALS UND NACKEN

Diese Symptomübersicht hilft Ihnen, die mögliche Ursache für Ihre Beschwerden im Hals- und Nackenbereich zu identifizieren. Fachbegriffe werden im Glossar (»S. 138–139) näher erklärt. Diese Übersicht dient allein Ihrer Information. Konsultieren Sie stets einen Arzt, um eine gesicherte Diagnose zu erhalten.

START

Haben sich Ihre Schmerzen im Verlauf von wenigen Stunden eingestellt?

NEIN

JA

Haben Sie einen steifen Hals, kombiniert mit einem dieser Symptome: starke Kopfschmerzen, Übelkeit/Erbrechen, Abneigung gegen helles Licht, Benommenheit/Verwirrtheit?

NEIN

JA

Suchen Sie sofort einen Arzt auf. Mögliche Diagnose: **Meningitis** oder **Gehirnblutung**.

Suchen Sie sofort einen Arzt auf. Mögliche Diagnose: **Rückenmarksverletzung.**

Haben Sie in den letzten ein bis zwei Tagen einen starken Stoß erlitten, z.B. bei einem Autounfall?

NEIN

JA

Fühlen Sich Ihre Glieder schwach an oder haben Sie seit dieser Verletzung Mühe, Ihre Bein- oder Armmuskeln zu kontrollieren?

NEIN

JA

Beschränkt sich der Schmerz auf Ihren Hals und hat er wenige Stunden eingesetzt, nachdem Sie die Verletzung erlitten haben?

NEIN

JA

Suchen Sie baldmöglichst einen Arzt auf. Mögliche Diagnose: **Schleudertrauma**, verursacht durch einen gewaltsamen Ruck Ihres Kopfes vor und zurück oder zur Seite.

Suchen Sie einen Arzt auf. Mögliche Diagnose: **akuter Schiefhals**, der oft durch eine ungünstige Schlafhaltung verursacht wird.

Fühlt sich Ihr Nacken steif und schmerzhaft an, wenn Sie morgens aufwachen?

NEIN

JA

Haben Sie starke Schmerzen, die in Ihre Schulter oder den Oberarm schießen, ausgelöst durch ganz normale Bewegungen?

NEIN

JA

Suchen Sie baldmöglichst einen Arzt auf. Mögliche Diagnose: **Bandscheibenvorfall** mit gequetschten Nerven der Wirbelsäule oder **Facettengelenksblockade** als Folge einer plötzlichen Gelenkdrehung.

Haben sich die Schmerzen oder die Steifheit kontinuierlich über mehrere Monate hinweg entwickelt?

NEIN

JA

Spüren Sie wiederkehrende Taubheit oder Kribbeln in Ihren Händen oder sind Sie über 50 Jahre alt?

NEIN

JA

Suchen Sie einen Arzt auf. Mögliche Diagnose: **Arthrose** (Schmerzen aufgrund Degeneration der Facettengelenke).

Spüren Sie Schmerzen, Taubheit oder Kribbeln in einem Arm, eventuell bis in die Hand hinunter, die sich bei bestimmten Halsbewegungen verschlimmern?

NEIN

JA

Suchen Sie baldmöglichst einen Arzt auf. Mögliche Diagnose: **Bandscheibenvorfall** mit gequetschten Nerven der Wirbelsäule, was Schmerzen in den Armen verursacht.

Ist der Schmerz oder die Steifheit nach akuten Nackenschmerzen aufgetreten?

NEIN

JA

Suchen Sie einen Arzt auf. Mögliche Diagnose: **Triggerpunkte** von Muskeln, die längere Zeit angespannt wurden.

Verschlimmern sich Ihre Schmerzen, wenn Sie länger in einer Position bleiben, z.B. am Schreibtisch sitzend?

NEIN

JA

Suchen Sie einen Arzt auf. Mögliche Ursachen: **Haltungsschmerz** von überlasteten Muskeln oder Gelenken oder **Muskelverspannung**, eine häufige Reaktion auf Stress.

Haben Sie Schmerzen in den Schultern, die sich beim Einatmen verschlimmern, oder leiden Sie unter Husten oder Fieber?

NEIN

JA

Suchen Sie einen Arzt auf, um sich eine Diagnose stellen zu lassen.

Leiden Sie momentan unter Stress oder befinden Sie sich in einer emotionalen Konfliktsituation?

NEIN

JA

Suchen Sie einen Arzt auf. Mögliche Diagnose: **Muskelverspannung**, eine häufige Reaktion auf Stress.

24

Suchen Sie innerhalb von 24 Stunden einen Arzt auf. Mögliche Diagnosen: **Lungen-** oder **Brustfellentzündung**.

SYMPTOMÜBERSICHT: BRUSTWIRBELSÄULE

Diese Symptomübersicht hilft Ihnen, die mögliche Ursache für Ihre Beschwerden im Bereich der Brustwirbelsäule zu identifizieren. Fachbegriffe werden im Glossar (»S. 138–139) näher erklärt. Diese Übersicht dient allein Ihrer Information. Konsultieren Sie stets Ihren Arzt, um eine gesicherte Diagnose zu erhalten.

START

Sind Ihre Schmerzen innerhalb weniger Stunden gekommen?

NEIN

JA

Haben die Schmerzen eingesetzt, nachdem Sie einen direkten Stoß oder Schlag in den betroffenen Bereich erhalten haben?

NEIN

JA

Suchen Sie sofort einen Arzt auf. Mögliche Diagnose: verletzte oder **gebrochene Rippe** oder stärkere **Wirbelsäulenverletzung**.

Haben die Schmerzen nach einer normalen Bewegung eingesetzt, z.B. nachdem Sie sich im Bett umgedreht haben?

NEIN

JA

Suchen Sie baldmöglichst einen Arzt auf. Mögliche Diagnose: **Dysfunktion eines Facettengelenks** wegen plötzlicher Gelenkdrehung oder **Bandscheibenvorfall** mit Quetschung von Wirbelsäulennerven.

Sind Ihre Schmerzen stechend und strahlen auf einer oder beiden Seiten der Brust in alle Richtungen aus und verschlimmern sie sich beim Einatmen?

NEIN

JA

Sind Ihre Schmerzen stark und konstant, und sind Sie in fortgeschrittenem Alter oder von zerbrechlichem Naturell?

NEIN

JA

Suchen Sie sofort einen Arzt auf. Mögliche Diagnose: **Knochenbruch**, verursacht durch altersbedingte Knochenschwäche.

Verschlimmern sich die Schmerzen, wenn Sie sich bewegen oder Ihre Haltung verändern?

NEIN

JA

Leiden Sie unter Husten, Atemproblemen oder Fieber?

NEIN

JA

24

Suchen Sie innerhalb von 24 Stunden einen Arzt auf. Mögliche Diagnose: **Brustfell-, Lungenentzündung** oder **Bronchitis**.

Fühlen Sie sich generell unwohl, und haben sich Ihre Schmerzen kontinuierlich über mehrere Wochen oder Monate hinweg verschlimmert?

NEIN

JA

Bessern sich die Schmerzen, wenn Sie Ihre Haltung verändern oder umhergehen?

NEIN

JA

Suchen Sie einen Arzt auf, um sich eine Diagnose erstellen zu lassen.

Suchen Sie einen Arzt auf. Mögliche Diagnose: **Haltungsschmerzen** aufgrund Überlastung von Muskeln oder Gelenken.

24

Suchen Sie innerhalb von 24 Stunden einen Arzt auf. Mögliche Diagnose: **Abszess** oder **Tumor**.

Sind Ihre Schmerzen die Folge einer anstrengenden körperlichen Aktivität oder starken Sports?

NEIN

JA

Suchen Sie sofort einen Arzt auf. Mögliche Diagnose: **Magengeschwür** oder **Pankreatitis**.

Suchen Sie einen Arzt auf. Mögliche Diagnose: **muskuläres Problem**, oft als Reaktion auf Stress.

Verschlimmern sich Ihre Schmerzen nach dem Essen, leiden Sie unter chronischen Verdauungsbeschwerden oder trinken Sie viel Alkohol?

NEIN

JA

Leiden Sie unter starken, kolikartiken Schmerzen, die bis in die Leistengegend ausstrahlen?

NEIN

JA

Spüren Sie Schmerzen im Bereich der Nieren oder während des Wasserlassens oder haben Sie Blut im Urin bemerkt?

NEIN

JA

Suchen Sie sofort einen Arzt auf. Mögliche Diagnose: **Nierensteine**.

Suchen Sie sofort einen Arzt auf. Mögliche Diagnose: akute **Niereninfektion**.

SYMPTOMÜBERSICHT: UNTERER RÜCKEN, BEINE

Diese Symptomübersicht hilft Ihnen, die mögliche Ursache für Ihre Beschwerden im Bereich von unterem Rücken und Hals zu identifizieren. Fachbegriffe werden im Glossar (»S. 138–139) näher erklärt. Diese Übersicht dient allein Ihrer Information. Konsultieren Sie stets Ihren Arzt, um eine gesicherte Diagnose zu erhalten.

START

Haben sich die Schmerzen im unteren Rücken innerhalb weniger Stunden eingestellt?

NEIN

JA

Strahlen die Schmerzen in ein oder beide Beine aus?

NEIN

JA

Spüren Sie die Schmerzen vor allem in einer Pobacke, und strahlen sie eventuell auch in die Oberschenkelrückseite aus?

NEIN

JA

Befinden sich die Schmerzen vorwiegend in der Hüft- oder Lendengegend, strahlen eventuell auf die Beinvorderseite aus und verschlimmern sich beim Laufen?

NEIN

JA

Haben die Schmerzen nach einer ungünstigen Drehung oder Beugung oder nach schwerem Tragen eingesetzt?

NEIN

JA

Entstanden die Schmerzen in Ihrem Bein in wenigen Stunden?

NEIN

JA

Haben Sie konstante oder wiederkehrende Schmerzen im Bein, mit oder ohne Taubheitsgefühl und Kribbeln?

NEIN

JA

Spüren Sie Schmerzen in Ihrer Wade, verursacht durch moderates Körpertraining wie zügiges Gehen oder Walken?

NEIN

JA

Spüren Sie Schmerzen oder Empfindungsstörungen in beiden Beiden, verursacht durch längeres Stehen oder Gehen?

NEIN

JA

Entstanden die Schmerzen nach einer scheinbar völlig normalen Bewegung?

NEIN

JA

Suchen Sie bald Ihren Arzt auf. Mögliche Diagnose: akute Schmerzen im unteren Rücken, eventuell wegen **Bandscheibenvorfall** oder **-riss** mit Hervortreten des Gallertkerns oder **Facettengelenksüberlastung**.

Spüren Sie einen stechenden, einschießenden Schmerz, kombiniert mit Taubheitsgefühl oder Kribbeln in einem Bein?

NEIN

JA

Suchen Sie bald Ihren Arzt auf. Mögliche Diagnosen: **Ischiasbeschwerden** durch **Bandscheibenvorfall, seitliche Spinalkanalstenose** oder **Piriformissyndrom**.

Suchen Sie Ihren Arzt auf. Mögliche Diagnose: **Kreislaufschwäche**.

Suchen Sie Ihren Arzt auf. Mögliche Diagnose: **Kreuzbeinschmerzen** oder **Entzündung, Dysfunktion des mittleren Gesäßmuskels** oder **Piriformissyndrom**.

Suchen Sie bald Ihren Arzt auf. Mögliche Ursachen: **zentrale Spinalkanalstenose** oder **Spondylolisthese**.

Erleben Sie Phasen mit starken Rückenschmerzen und dem Gefühl, dass Ihr Rücken in einer Position festsitzt?

NEIN

JA

Sind Sie in mittlerem oder höherem Alter und leiden unter allgemeinen Rückenschmerzen, die sich bei Aktivität oder kaltem Wetter verschlimmern?

NEIN

JA

Suchen Sie Ihren Arzt auf. Mögliche Diagnose: **Arthrose**, Schmerzen verursacht durch Facettengelenkdegeneration.

Sind Sie unter 30 und haben festgestellt, dass sich Ihre Schmerzen und Steifheit bei moderatem Training bessern?

NEIN

JA

Suchen Sie Ihren Arzt auf. Mögliche Diagnose: **Morbus Bechterew**, eine Form von Arthritis der Wirbelsäule.

Suchen Sie Ihren Arzt auf. Mögliche Diagnose: Hüftgelenksproblem, möglicherweise verursacht durch **Arthrose**.

Sind Ihre Gelenke sehr beweglich, oder verschlimmern sich Ihre Schmerzen bei langem Stehen oder Sitzen?

NEIN

JA

Entstehen die Schmerzen vor dem Hintergrund allgemeiner Rückenschmerzen und verschlimmern sie sich durch langes Sitzen?

NEIN

JA

Treten Ihre Rückenschmerzen zusammen mit einem medizinischen Problem wie Koliken, Augenentzündungen, Hautausschlag oder Ausfluss aus der Harnröhre auf?

NEIN

JA

Treten Ihre Rückenschmerzen zusammen mit Schmerzen im Bauchbereich auf?

NEIN

JA

Fühlen Sie sich generell unwohl, haben Sie wenig Appetit und nehmen ab?

NEIN

JA

Sind Sie am Rücken operiert worden?

NEIN

JA

Suchen Sie Ihren Arzt auf. Mögliche Diagnose: **Haltungsschmerz**, verursacht durch Belastung der Bänder oder **degenerierte Facettengelenke**.

Suchen Sie Ihren Arzt auf. Mögliche Diagnose: **Instabilität der Lendenwirbelsäule**, lockere Bänder, die den unteren Rücken schwächen.

Suchen Sie Ihren Arzt auf. Mögliche Diagnose: **Instabilität der Lendenwirbelsäule** oder **Hypermobilität**, kombiniert mit Überlastung der Bänder.

Suchen Sie Ihren Arzt auf. Mögliche Diagnose: Entzündung des **Iliosakralgelenks**.

(24)

Frauen sollten innerhalb von 24 Stunden ihren Arzt aufsuchen. Mögliche Diagnosen: **Gebärmuttervorfall, Beckenentzündung** oder **Periodenschmerzen**.

Männer sollten in Kürze ihren Arzt aufsuchen. Mögliche Diagnose: **Darmerkrankung**.

Suchen Sie in Kürze Ihren Arzt auf. Mögliche Diagnosen: **Infektion** oder **Tumor**; eventuell leiden Sie an Depression.

Suchen Sie in Kürze Ihren Arzt auf: Eine Operation hat vielleicht nicht das gewünschte Ergebnis gebracht.

Lassen Sie sich von Ihrem Arzt eine Diagnose erstellen.

MUSKELVERSPANNUNG

MUSKELVERSPANNUNG

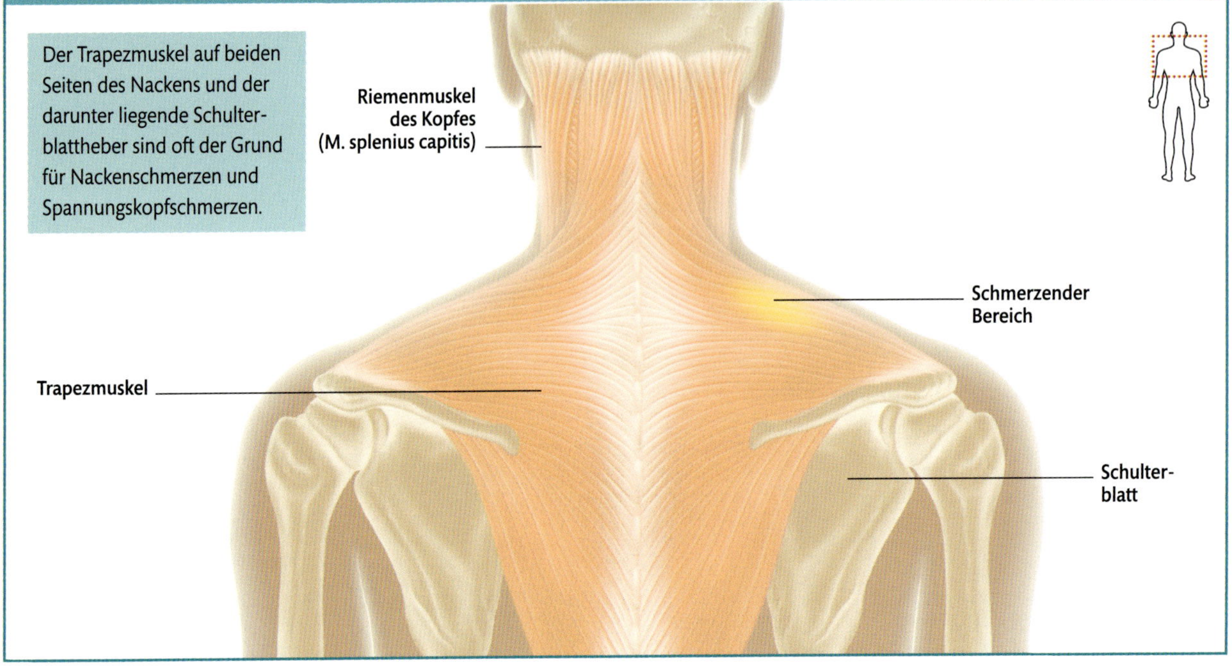

Muskelanspannung ist eine normale Reaktion auf Unmutsgefühle wie Stress, Ärger oder Frustration. Viele Menschen entwickeln die Gewohnheit, auch im normalen Alltag, beim Gehen oder am Schreibtisch, bestimmte Muskelgruppen unnötig anzuspannen. Das ist eine der Hauptursachen für Nacken- und Rückenschmerzen.

URSACHEN

Schlechte Haltung, Verletzung, Überanstrengung, verschieden lange Beine und Beschwerden wie Skoliose (S. 38) können der Grund dafür sein, dass bestimmte Muskelgruppen verspannen, weil sie darauf ausgerichtet sind, diese Unstimmigkeiten zu kompensieren. Stress und emotionaler Druck sind die Hauptauslöser für verspannte Muskeln, aber auch Schlafprobleme oder mangelhafte Ernährung. Wenn Sie Ihre Muskeln eine Zeit lang in gespanntem und kontrahiertem Zustand halten, wird die Blutzufuhr zum Muskel beeinträchtigt und damit auch die Versorgung des Muskels mit Nährstoffen und Sauerstoff. Eine schlechte Durchblutung hat zur Folge, dass sich Giftstoffe im Muskelgewebe aufbauen. Das führt zu Schmerzen und Muskelkrämpfen, die wiederum die Gelenke und Bänder belasten und diese empfindlich machen.

SYMPTOME UND DIAGNOSE

Muskelverspannung kann mit einem dumpfen Schmerz beginnen, der allmählich immer unerträglicher wird. Bei Muskeln, die man regelmäßig über längere Zeit kontrahiert und anspannt, entwickeln sich oft »Knoten« und sensible Punkte. Das sind besonders empfindliche Zonen, die leicht irritierbar sind und oft in weiter entfernten Körperteilen Wellen von Schmerz auslösen. Der Arzt stellt die Diagnose nach einer körperlichen Untersuchung.

RISIKEN UND HEILUNGSDAUER

Ein ruhigeres und stressfreieres Leben ist die beste Heilmethode für diese Art von Beschwerden. Hilfreich sind Entspannungstechniken für den Alltag (S. 49). Sie sollten überprüfen lassen, ob der Schmerz ausschließlich von chronischer Muskelverspannung herrührt und nicht von einer Krankheit oder einem organischen Problem. Wenn die Verspannung über eine sehr lange Zeit andauert, verkürzt sich der Muskel und funktioniert nur noch eingeschränkt.

MORBUS BECHTEREW

Morbus Bechterew tritt häufig bei jungen Menschen auf und betrifft Männer stärker als Frauen. Diese Form von Wirbelsäulen-Arthritis führt zu Entzündung, Verkalkung und Versteifung der Bänder im Kreuzdarmbeingelenk und in den Zwischenwirbelgelenken. Man bezeichnet die Krankheit auch als Spondylitis ankylosans oder Strümpell-Marie-Krankheit.

URSACHEN

Im Allgemeinen ist die Erkrankung an Morbus Bechterew genetisch bedingt. Über die Gründe ist wenig bekannt. Sie gehört zu den Autoimmunkrankheiten, das heißt, dass das Immunsystem des Körpers nicht nur infizierende Eindringlinge, sondern auch die eigenen Körperzellen angreift. Man vermutet, dass sie ausgelöst wird, wenn die Immunabwehr gegen Bakterien oder einen Virus weiterarbeitet, obwohl eine Infektion bereits vorbei ist.

SYMPTOME UND DIAGNOSE

Meistens bricht die Krankheit im mittleren Teenageralter bis in die Mittdreißiger aus. Sie befällt zuerst das Kreuzdarmbeingelenk und verursacht Schmerzen im unteren Rücken und im Gesäß, die beim Aufwachen am schlimmsten sind. Das Vorwärtsbeugen fällt schwer, die Hüftgelenke sind steif. Über die Jahre hinweg schreitet sie langsam in die Brust- und Halswirbelsäule vor und verursacht Schmerzen und Steifheit im Rücken und im Nacken. Bei extremer Versteifung bekommt der Erkrankte eine nach vorn gebeugte, bucklige Haltung. Manchmal sind auch die Gelenke zwischen den Rippen und die mittlere Wirbelsäule betroffen, sodass die Bewegung im Brustkorb und damit die Atmung beeinträchtigt ist. Der Arzt stellt seine Diagnose, indem er aufgrund der Symptome u. a. einen Bluttest, Röntgenaufnahmen, Magnetresonanztomographie und eine Ultraschalluntersuchung macht (S. 43).

RISIKEN UND HEILUNGSDAUER

Es ist wichtig, die Erkrankung so früh wie möglich zu behandeln. Die Behandlung beinhaltet Physiotherapie, spezielle Übungen und Medikamente. Folgende Risiken zieht Morbus Bechterew nach sich: Osteoporose der Wirbelsäule, Herz-Kreislaufprobleme und Schlaganfall. In seltenen Fällen werden die Nerven am Ende der Wirbelsäule gequetscht.

MORBUS BECHTEREW

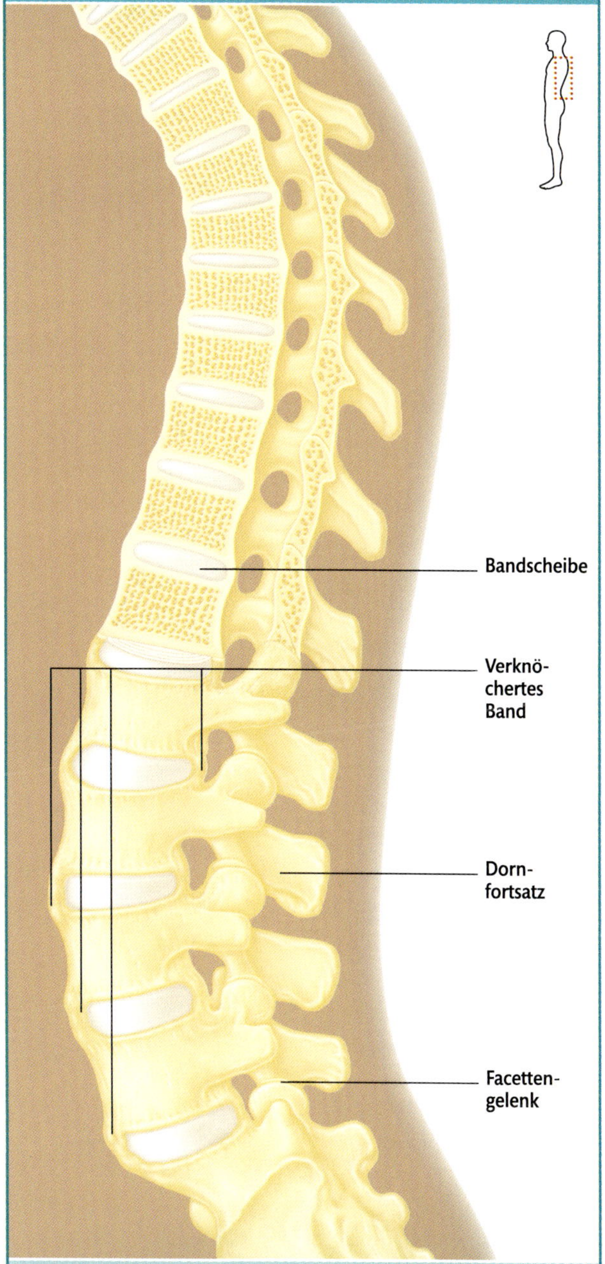

Morbus Bechterew führt zu Verhärtung und schließlich Verknöcherung der Bandscheiben und Bänder. Steifheit, eingeschränkte Beweglichkeit und eine gebeugte Haltung mit flacher Brust und gekrümmter Wirbelsäule sind die Folgen.

SPONDYLOLYSE UND SPONDYLOLISTHESE

Diese beiden ähnlichen Erkrankungen betreffen meist den unteren Rücken, können aber überall in der Wirbelsäule vorkommen. Spondylolyse tritt auf, wenn ein beschädigter Wirbel bricht. Gleitet er dann aus seiner Verbindung, spricht man von Spondylolisthese. Sie kann Lähmungen und Schmerzen verursachen, aber auch unbemerkt bleiben.

URSACHEN

Spondylolyse beginnt oft mit einem kleinen Riss im Wirbelbogen. In manchen Fällen ist der Riss bereits von Geburt an vorhanden, aber meistens entsteht er durch einen Sturz, Überlastung oder Überbeanspruchung. In manchen Sportarten wie Kricket oder Fußball sind die Wirbelbögen extrem beansprucht; kleine Risse oder Brüche kommen häufig vor. Spondylolisthese entsteht in der Folge von Spondylolyse. Der Riss entwickelt sich aufgrund weiterer Belastung zum Bruch. Der beschädigte Wirbel gleitet aus der Verbindung. Das kann zu Irritationen in den anliegenden Facettengelenken und Bändern führen und eventuell einen Nerv einklemmen.

SYMPTOME UND DIAGNOSE

Der Schmerz, der durch einen Gleitwirbel entsteht, hängt vom Grad der Verschiebung ab. Je weiter der Wirbel aus seiner Position geglitten ist, desto größer können die Schmerzen sein, weil er Wirbelgelenke und Bänder irritiert. Wenn ein Nerv eingeklemmt wurde, können diffuse Schmerzen, Taubheit oder stechender Schmerz in einem oder beiden Beinen auftreten. Ihr Arzt hat folgende Diagnosemöglichkeiten: körperliche Untersuchung und u.a. Röntgenaufnahmen und Magnetresonanztomographie (S. 42–43).

RISIKEN UND HEILUNGSDAUER

Rückentraining hilft, die Haltung zu stabilisieren. Ist ein Wirbel ernsthaft abgeglitten, kann ein eingeklemmter Nerv eine Operation nötig machen. Bei Spondylolisthese sollten Kontaktsportarten sowie Aktivitäten mit hohem Rückenverletzungsrisiko vermieden werden. Betroffene im Wachstumsalter sollten sich alle sechs Monate röntgen lassen, um Verschiebungen in der Wirbelsäule zu entdecken. Sobald das Wachstum beendet ist, ist es unwahrscheinlich, dass der Wirbel weitergleitet.

SPONDYLOLYSE

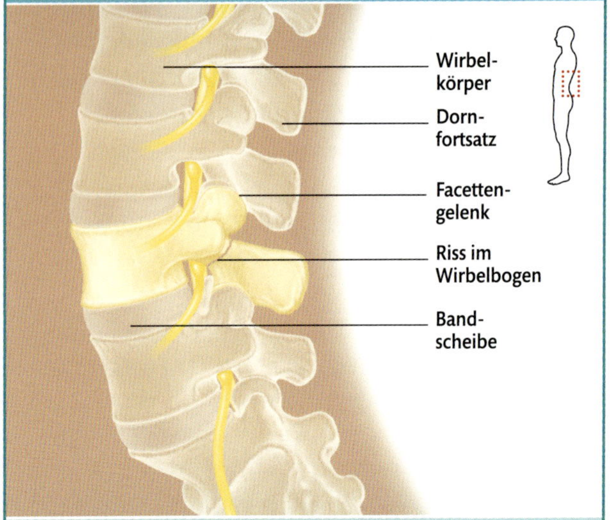

Spondylolyse beginnt als kleiner Riss im Wirbelbogen, der zum Bruch führen kann. Der Wirbelbogen umgibt das Rückenmark und verbindet den Dornfortsatz mit den Gelenkfortsätzen sowie den Querfortsätzen (S. 10).

SPONDYLOLISTHESE

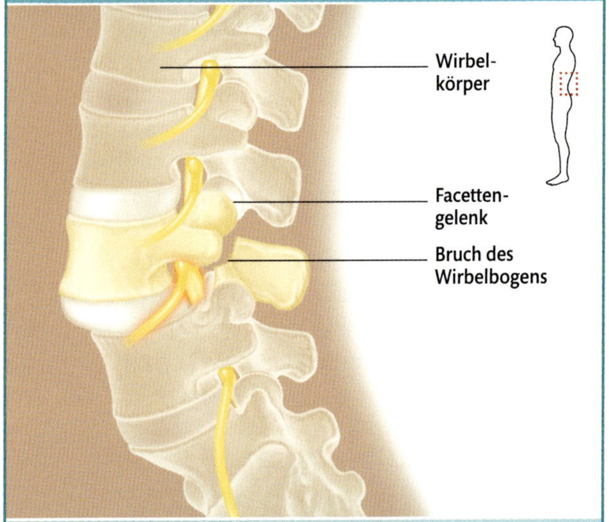

Bei der Spondylolisthese gleitet der Wirbel infolge eines Bruchs im Wirbelbogen aus seiner Verbindung und kann Nervenschmerzen verursachen. Man spricht auch von Gleitwirbel oder Wirbelgleiten.

WIRBELBRUCH

Knochenschwund im Alter ist nichts Seltenes, aber auch bei jüngeren Menschen mit schlechter Gesundheit kommt er vor. Wenn die Knochenstrukur der Wirbel an Stärke verliert, kann bereits eine leichte Erhöhung des Drucks – aufgrund eines Sturzes oder einer schnellen, dynamischen Bewegung – Risse und Brüche verursachen, besonders im mittleren und unteren Rücken.

URSACHEN

Osteoporose ist die häufigste Ursache für den Schwund und die Verletzungsanfälligkeit der Knochen. Die Erkrankung führt zu einem Mineralverlust in den Knochen. Dadurch verlieren sie an Dichte und werden zerbrechlicher. Sie tritt meist aufgrund von hormonellen Veränderungen bei Frauen nach der Menopause auf, aber auch bei älteren Männern kommt sie vor. Starke Raucher, Alkoholiker, Menschen, die sich wenig bewegen oder an einer Essstörung wie Magersucht leiden und untergewichtig sind, haben ein erhöhtes Risiko für Osteoporose. In wenigen Fällen kann die medikamentöse Einnahme von Steroiden die Knochen schwächen, ebenso wie bestimmte Arten von Krebs.

SYMPTOME UND DIAGNOSE

Bei einem Wirbelbruch spüren Sie einen plötzlichen, starken Schmerz im Bereich der Verletzung. Ein gebrochener Wirbel im unteren Rücken kann auch Schmerzen im Beckenbereich auslösen und, falls sich ein Nerv verklemmt hat, Taubheit und Kribbeln in den Beinen. Im oberen Rücken kann der Schmerz in den Brustkorb ausstrahlen und die Atmung erschweren. Sowohl Bewegung als auch Hinlegen kann schmerzhaft sein, ebenso wie Husten und Schnäuzen. Wahrscheinlich dauert es einige Wochen, bis sich der Zustand bessert. Ihr Arzt wird eine Computer- oder Magnetresonanztomographie (S. 43) veranlassen, um das Ausmaß des Bruchs zu beurteilen.

RISIKEN UND HEILUNGSDAUER

Obwohl Kompressionsbrüche der Wirbel innerhalb von einigen Wochen ohne spezielle Behandlung heilen, kann die Form der Wirbelsäule und damit die Körperhaltung dauerhaft verändert sein. Solange die Schmerzen anhalten, sind Alltagsbetätigungen kaum möglich.

WIRBELBRUCH

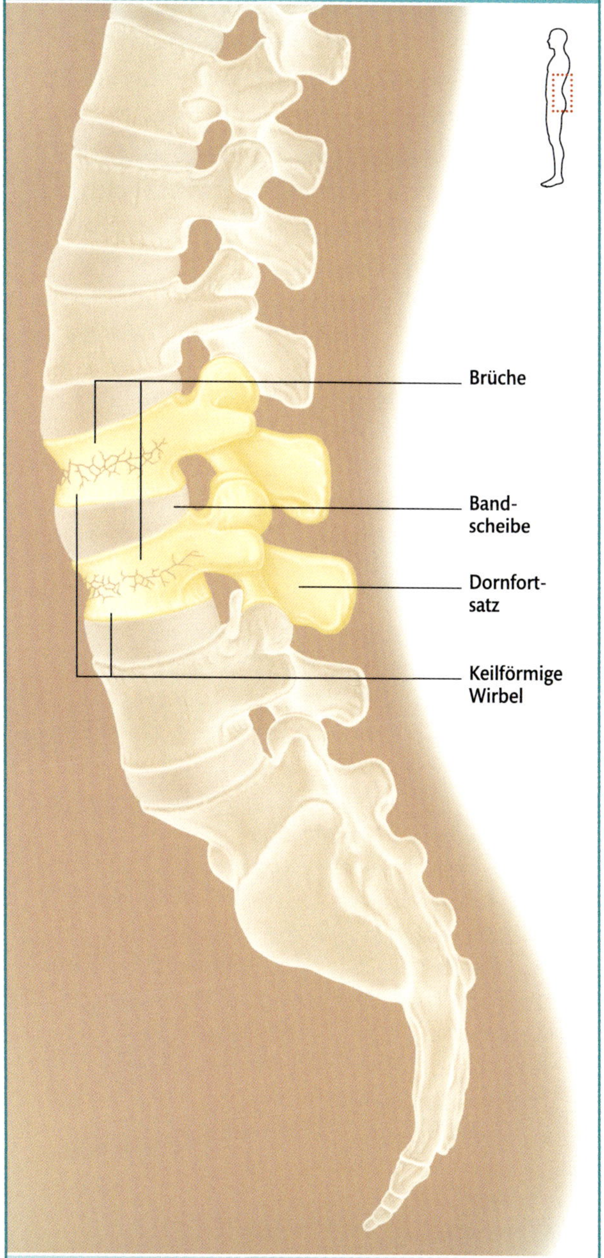

Bei Wirbelbrüchen fällt in der Regel die Vorderseite des Wirbels ein. Das führt zu einem keilförmigen Wirbel, der einen »Buckel« in der Wirbelsäule verursacht.

HYPERMOBILITÄT UND INSTABILITÄT

Hypermobilität, als Folge von lockeren Bändern und/oder Bandscheibendegeneration ist häufig die Ursache für Rückenprobleme. Ein Gelenk, ein Abschnitt oder die ganze Wirbelsäule können betroffen sein. Es kann sich auch um ein allgemeines Syndrom in den Gelenken und im Weichgewebe des Körpers handeln. Wenn nur ein oder zwei Abschnitte in Verbindung mit einem Verschleiß der Wirbel betroffen sind, spricht man von Instabilität.

URSACHEN

Hypermobilität, umgangssprachlich »Übergelenkigkeit«, findet man häufig in ganzen Familien. Sie wird von einem vererbten Defizit bei der Collagenproduktion verursacht, das bewirkt, dass die Bänder schwächer als normal sind. Zunehmendes Alter kann ebenfalls ein Grund für die Lockerung der Bänder sein. Die Bandscheiben werden dünner, die Wirbel rücken näher zusammen und die Bänder sitzen dadurch nicht mehr so straff. In der Folge reagieren die Gelenke anfälliger auf Belastungen und werden instabil. Außerdem müssen die umliegenden Muskeln mehr arbeiten, um den betroffenen Bereich zu stabilisieren, was wiederum zu Verspannungen führt.

SYMPTOME UND DIAGNOSE

Symptomatisch ist, wenn geringe Belastungen und Haltungsänderungen wie Bücken mit dem Gefühl verbunden sind, dass der Rücken versagt oder blockiert. Dazu kommen ein scharfer Schmerz und anschließende Steifheit. Untätigkeit und längeres Sitzen können Schmerzen im Nacken und unteren Rücken auslösen. Ebenfalls möglich ist ein dumpfer Schmerz beim Aufwachen, der sich mit der Bewegung legt. Die Diagnose erfordert eine körperliche Untersuchung und gegebenenfalls Röntgenaufnahmen sowie Bluttests zum Ausschluss von Arthritis.

RISIKEN UND HEILUNGSDAUER

Kontaktsportarten und Erschütterungen sind gefährlich, aber ein Training, das Muskeltonus und -kraft aufbaut, ist empfehlenswert. Ihr Arzt wird Ihnen Übungen verschreiben, die die Muskeln stärken und die Wirbelsäule stabilisieren.

HYPERMOBILITÄT DER WIRBELSÄULE

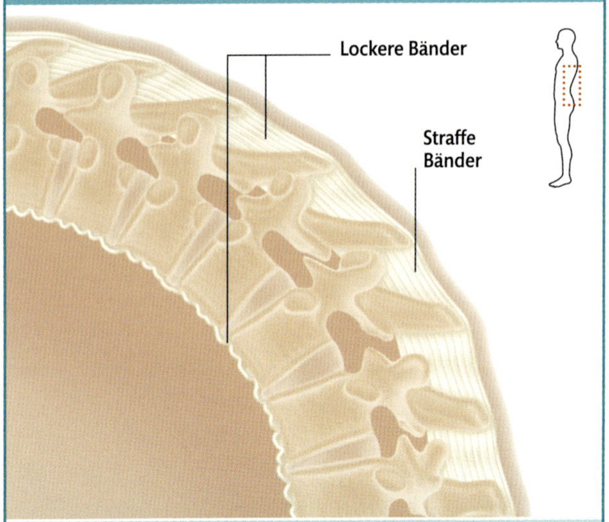

Ein Grund für Hypermobilität sind lockere Bänder. Die dadurch verursachte Beweglichkeit erlaubt es den Betroffenen, sich weiter vor- und zurückzubeugen als normal.

INSTABILITÄT DER LENDENWIRBELSÄULE

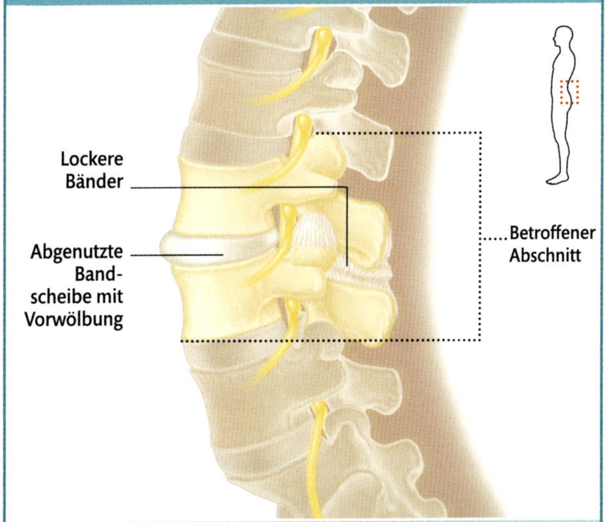

Instabilität in der Lendenwirbelsäule entsteht durch Abnutzung und Risse in der Bandscheibe. In der Folge lockern sich die Bänder und der betroffene Wirbelsäulenabschnitt wird geschwächt.

BANDSCHEIBENSCHMERZEN

BESCHÄDIGTE BANDSCHEIBE

Bei einem Riss fließt der Inhalt des Gallertkerns in den äußeren Faserring der Bandscheibe.

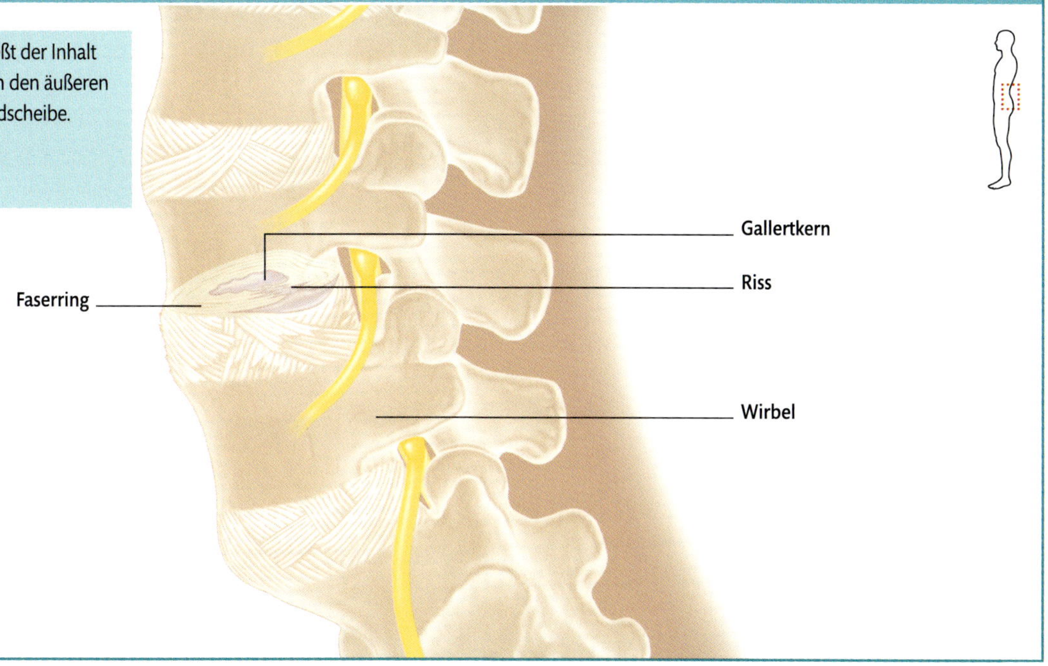

Bandscheibendegeneration im Nacken und unteren Rücken tritt gewöhnlich mit dem Altern ein. Diese Verschleißerscheinung erklärt zum Teil, warum Erwachsene so häufig Rückenprobleme haben. Bandscheibenverschleiß kann unbemerkt bleiben, aber auch extremen Schmerz bis hin zu Bewegungsunfähigkeit verursachen.

URSACHEN

Mit dem Altern werden die Bandscheiben anfälliger für Risse und Brüche. Dadurch können chemische Stoffe aus dem Gallertkern (Nucleus pulposus) in den äußeren Faserring (Anulus fibrosus) der Bandscheibe vordringen und die dort befindlichen Nerven irritieren. Manche Menschen haben eine genetische Veranlagung zu schwachen Bandscheiben. Aber auch das Heben schwerer Gegenstände, mangelndes Körpertraining und wahrscheinlich starkes Rauchen verschärfen das Problem. Plötzliche Bandscheibenrisse können von Unfällen, zum Beispiel beim Sport, herrühren oder durch eine Kombination aus Verschleiß und Unfall entstehen.

SYMPTOME UND DIAGNOSE

Konstante oder zeitweilige Rücken- oder Nackenschmerzen können durch einfache Alltagshandlungen ausgelöst werden, die die geschädigte Bandscheibe belasten, zum Beispiel langes Sitzen, Bücken, ja sogar Schnäuzen oder Husten. Manchmal strahlen die Schmerzen bis ins Bein aus. Ihr Facharzt wird zunächst eine Magnetresonanztomographie anordnen (S. 43), um den Zustand der Bandscheiben zu beurteilen. Eventuell empfiehlt er eine Diskographie (S. 43) zur diagnostischen Schmerzprovokation und um die innere Struktur der Bandscheibe zu sehen.

RISIKEN UND HEILUNGSDAUER

Chronische Bandscheibenschmerzen führen zu eingeschränkter Alltagstauglichkeit, Depression, Missbrauch von Schmerzmitteln wie Opioiden und zu Nebenwirkungen durch Schmerzmittel. Methoden zur Vorbeugung sind derzeit nicht bekannt und es gibt nur wenige wirkungsvolle Behandlungsweisen. Bei schweren Fällen kann eine Wirbelsäulenversteifung oder eine künstliche Bandscheibe in Betracht kommen.

FACETTENGELENKSBLOCKADE

Wenn ein Facettengelenk der Wirbelsäule verdreht oder verrutscht ist, verursacht das Schmerzen. Ein derart beschädigtes Gelenk kann »blockiert« sein und die Bewegung erschweren. Facettengelenksblockaden können in der gesamten Wirbelsäule auftreten.

URSACHEN

Unachtsames Drehen oder Beugen des Nackens oder Rückens können Bänder, Muskeln oder die Kapseln des Facettengelenks verletzen. Das Schleudertrauma (S. 36) fällt unter diese Art von Verletzung, aber auch ungenügendes Aufwärmen vor sportlichen Aktivitäten oder das Heben von schweren Gegenständen sind häufige Ursachen. Manchmal passiert die Blockade aber auch, wenn man sich im Bett umdreht oder in einer ungünstigen Position schläft. Die Muskeln verkrampfen sich dann unbewusst und machen das Gelenk unbeweglich. Menschen mittleren Alters und aufwärts sind anfälliger für eine Blockade, weil andere altersbedingte Beschwerden wie Arthrose, abgenutzte Bandscheiben und lockere Bänder dazu beitragen.

SYMPTOME UND DIAGNOSE

Im frühen Stadium tritt Schmerz im Nacken oder Rücken auf, häufig zusammen mit eingeschränkter Bewegungsfähigkeit. Facettengelenksblockaden im unteren Rücken strahlen oft Schmerzen bis in das Gesäß, die Hüften, den Unterleib und die Oberschenkel aus. Manchmal ist die Bewegung nur für ein paar Wochen eingeschränkt. Allerdings kann es auch Monate, in manchen Fällen Jahre dauern, bis man richtig behandelt wird, in der Regel mit manuellen Therapien oder in schweren Fällen mit einer Injektion. Eine Facettengelenksblockade im Nacken dehnt sich oft schmerzhaft bis in die Schultern aus und erschwert die Bewegungen des Kopfes. Für die Diagnose reicht dem Arzt meist eine körperliche Untersuchung.

RISIKEN UND HEILUNGSDAUER

Wenn Facettengelenksblockaden nicht behandelt werden, können die Gelenke versteifen. Blockaden im mittleren Rücken, obwohl sehr selten, verursachen Schmerzen im Bereich des Brustkorbs. Das Atmen wird schmerzhaft und fällt schwer, vor allem, wenn Gelenke zwischen den Rippen und der Brustwirbelsäule blockiert sind.

FACETTENGELENKSBLOCKADE

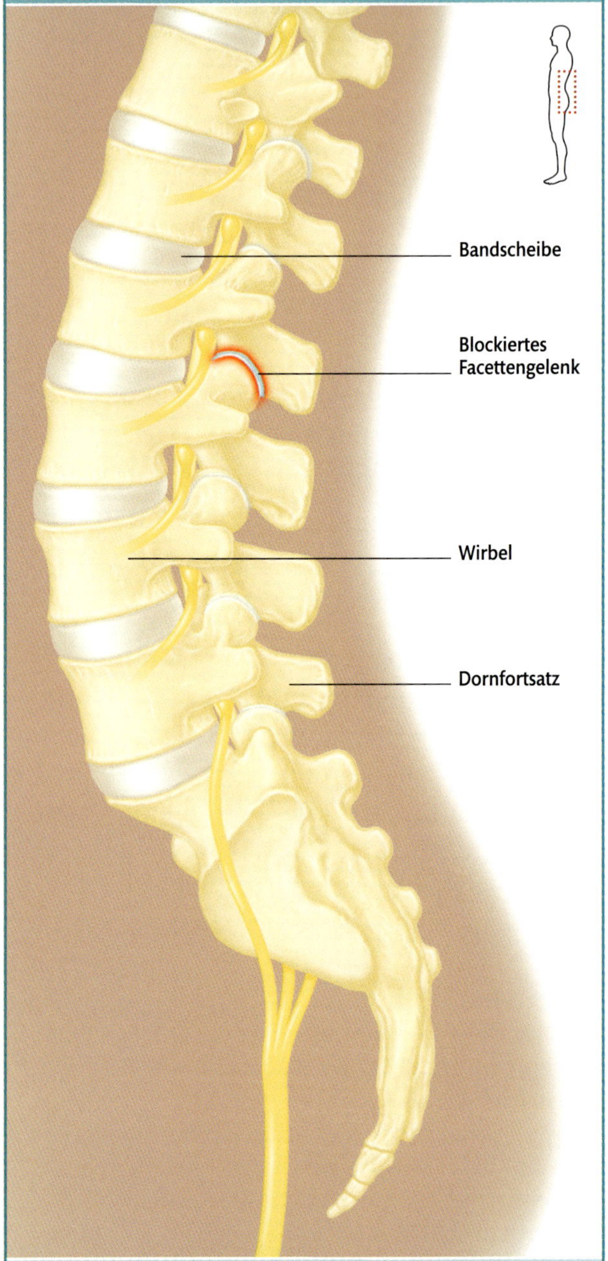

Drehungen oder ruckartige Bewegungen können Facettengelenke blockieren. Wenn sich die Blockade durch eine Muskelverkrampfung verfestigt, spricht man von einer Dysfunktion des Facettengelenks.

KREUZBEINBESCHWERDEN

Die Kreuzdarmbeingelenke befinden sich ganz unten am Rücken, zu beiden Seiten der Wirbelsäule. Sie verbinden das Kreuzbein (fünf verschmolzene Wirbel) mit den Hüftknochen und bilden den hinteren Teil des Beckengürtels. Sie unterstützen Drehbewegungen der Beine beim Gehen oder Laufen. Probleme entstehen, wenn sie blockiert oder, im Gegenteil, zu beweglich sind.

URSACHEN

Kreuzbeinbeschwerden entstehen meist durch einen heftigen Aufprall oder Schlag, der die Bänder des Gelenks beschädigt. Plötzliches Drehen oder Beugen, das den Muskeln keine Zeit lässt, die Belastung und den Druck abzufangen, wird von den Bändern kompensiert und kann sie schädigen. Veränderungen in den Kreuzdarmbeingelenken können sich über längere Zeit bilden, wenn die umliegenden Muskeln nicht ausgeglichen benutzt werden, wenn die Länge der Beine leicht unterschiedlich ist oder bei Arthrose. Beschädigte Bänder führen zu einer Lockerung der Gelenke. Häufig leiden schwangere Frauen unter einer Überbeweglichkeit in den Kreuzdarmbeingelenken, weil aufgrund der hormonellen Veränderungen die Bänder im Beckenraum als Vorbereitung auf die Geburt weicher und lockerer werden.

SYMPTOME UND DIAGNOSE

Ein scharfer Schmerz im oberen, inneren Bereich des Gesäßes, wenn man den Fuß aufsetzt, macht das Gehen und Laufen mühsam. Es kann auch ein dumpfer Schmerz sein, der ins untere Gesäß oder manchmal bis in die Beine ausstrahlt. Die Beweglichkeit der Beine ist dadurch meist eingeschränkt und das Gehen fällt schwer. Der Facharzt wird mithilfe von Magnetresonanztomographie (S. 43) und Röntgenaufnahmen nach einer Entzündung als Ursache des Symptoms suchen. Falls eine Entzündung vorliegt, wird ein Bluttest nötig, um zu prüfen, ob eine Infektion der Auslöser ist.

RISIKEN UND HEILUNGSDAUER

Nach langem Liegen oder Stehen tritt Steifheit und Unbeweglichkeit auf. Bänder heilen langsamer als ein Knochenbruch, häufig heilen sie nicht vollständig.

KREUZBEINBESCHWERDEN

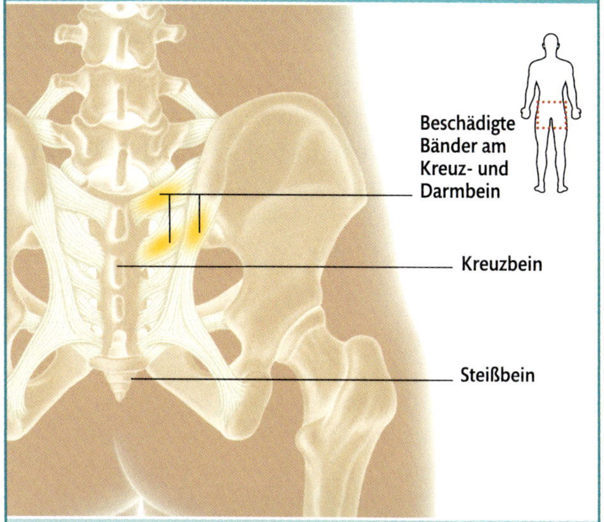

Ein heftiger Aufprall oder Schlag auf den unteren Rücken – wie häufig beim Sport – kann die Bänder um die Kreuzdarmbeingelenke schädigen.

ENTZÜNDUNG DES KREUZDARMBEINGELENKS

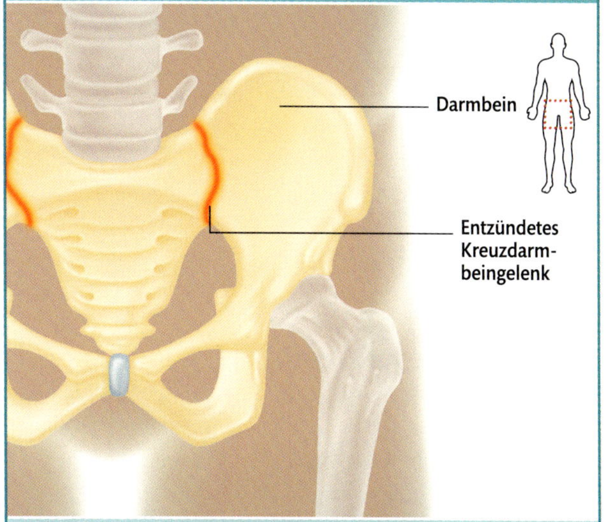

Die Kreuzdarmbeingelenke befinden sich zu beiden Seiten der Wirbelsäule und verbinden das Kreuzbein mit den zwei Darmbeinen (den größten Beckenknochen). Diese tragenden Gelenke stützen auch die Wirbelsäule.

BANDSCHEIBENVORFALL

Zwischen jedem Wirbel befinden sich knorpelige Scheiben mit der Funktion eines Stoßdämpfers: die Bandscheiben. Sie haben einen gallertartigen Kern, umgeben von einem zähen Faserring. Ein Riss im Faserring bewirkt, dass etwas von der gallertartigen Masse in den Spalt quillt und auf eine Nervenwurzel im Bereich der beschädigten Bandscheibe drückt.

URSACHEN

Jede Tätigkeit, die den Druck auf die Bandscheiben erhöht, kann zu einem Vorfall führen. Er kommt in der Halswirbelsäule vor, aber noch häufiger im unteren Rücken. Der allgemeine, altersbedingte Verschleiß trägt dazu bei, dass Menschen mittleren Alters anfälliger dafür sind, wenn sie sich unvermittelt bücken oder etwas Schweres heben.

SYMPTOME UND DIAGNOSE

Die Symptome sind unterschiedlich, je nach Ort des Vorfalls, aber in der Regel mit starken Schmerzen und Bewegungseinschränkung verbunden. Im unteren Rücken ist es eher ein tiefer, unablässiger Schmerz, der sich bis in die Hüften, Leisten, das Gesäß und die Beine ausdehnen kann. Auch Ischiasbeschwerden treten auf – ein scharfer Schmerz, der in ein Bein ausstrahlt, begleitet von Taubheit und Kribbeln. Ein Bandscheibenvorfall im Nacken löst heftigen Schmerz aus, der sich in die Schultern, Arme und Hände ausbreitet und die Bewegung des Kopfes erschwert. Meist schmerzt nur eine Körperseite. Der Arzt wird die Diagnose aufgrund seiner körperlichen Untersuchung stellen. Wenn die Symptome anhalten, veranlasst er eventuell eine Computer- oder Magnetresonanztomographie (S. 43).

RISIKEN UND HEILUNGSDAUER

Man rechnet vier bis sechs Wochen für die Genesung von einem Bandscheibenvorfall. Das Risiko ernsthafter Folgen ist gering. Wenn der Vorfall bis in das Rückenmark vordringt, kann er auf die Cauda equina (S. 12-13) pressen und die Nerven schädigen, die mit den Beinen, der Blase und dem Darm verbunden sind. Schwäche und Taubheit in den Beinen und im Unterleib, Verlust der Kontrolle über Blase und Darm, ja sogar Impotenz sind die Folgen. Obwohl selten, ist das ein Notfall und sofortige medizinische Hilfe erforderlich.

BANDSCHEIBENVORFALL

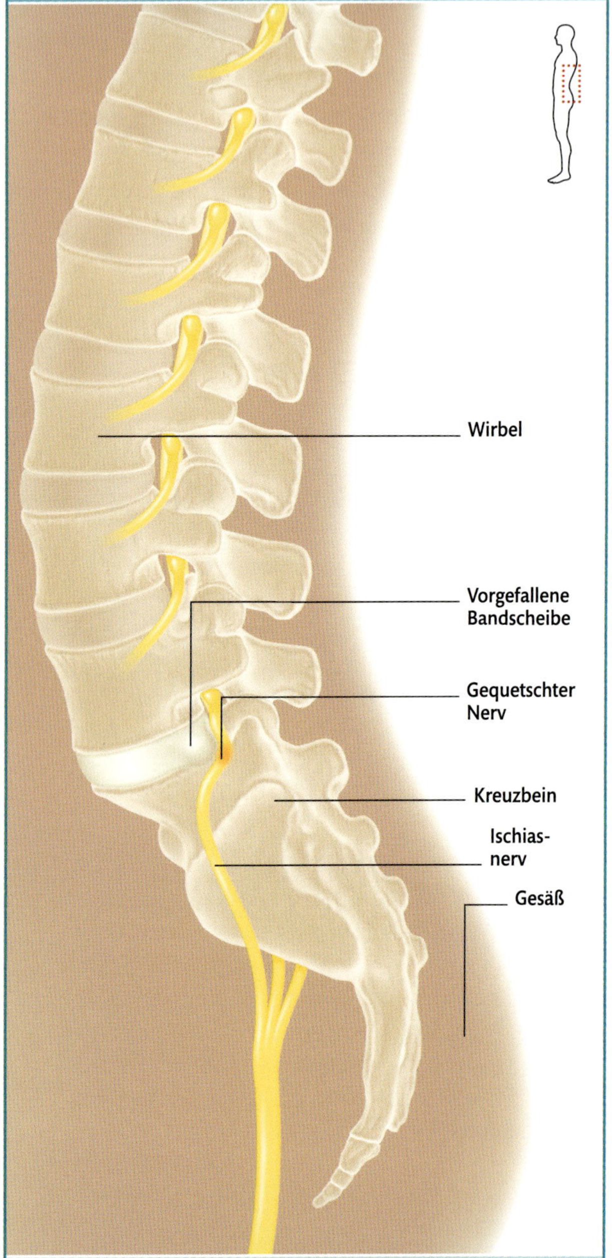

Die Bandscheiben sitzen zwischen den Wirbeln. Bei einem Vorfall tritt die Flüssigkeit des Gallertkerns aus, was zu einer Irritation des nächstliegenden Nervs führen kann.

AKUTER SCHIEFHALS

AKUTER SCHIEFHALS

Der Schmerz zwingt die Betroffenen oft dazu, den Hals unnatürlich zu verdrehen. Daher der Name »Schiefhals«.

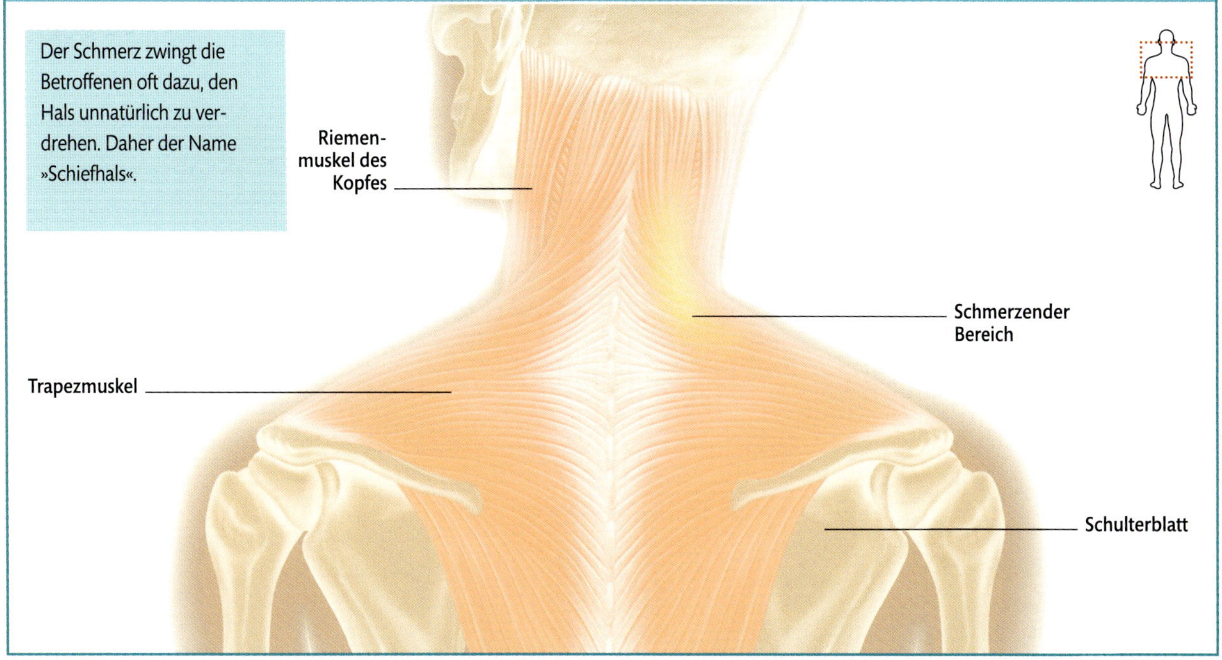

Der akute Schiefhals, lateinisch Torticollis (»verdrehter Hals«) acutus, taucht oft völlig unvermittelt auf, zum Beispiel morgens beim Aufwachen. Kinder, Jugendliche und junge Erwachsene sind eher davon betroffen, aber auch bei Babys und Kleinkindern kommen Symptome von Torticollis vor.

URSACHEN

Die Ursache für den akuten Schiefhals hängt in der Regel vom Alter der Betroffenen ab. Bei Kleinkindern kann es eine Instabilität des oberen Halswirbelgelenks sein, die von einem Geburtstrauma herrührt oder vererbt ist. Bei älteren Kindern ist es oft die indirekte Folge einer Irritation der Rachenmuskeln – Muskeln, die sich direkt hinter der Mund- und Nasenhöhle befinden – oder von einer Hals- oder Ohrenentzündung. Bei jungen Erwachsenen ist der wahrscheinlichste Grund für den Schiefhals eine Dysfunktion in einem bestimmten Abschnitt der Halswirbelsäule: Das passiert, wenn man über längere Zeit in einer ungünstigen Position liegt oder schläft.

SYMPTOME UND DIAGNOSE

Manchmal wird Torticollis als akut steifer und schmerzender Nacken beschrieben. Das Drehen des Kopfes ist meist äußerst schmerzhaft und häufig fällt es auch schwer, den Kopf vor und zurück zu bewegen. Typisch ist ein scharfer Schmerz in der Mitte oder seitlich des Nackens. Auch ein dumpfer, untergründiger Schmerz, der sich bis zu den Schultern zieht, ist möglich. Dem Arzt genügt gewöhnlich eine körperliche Untersuchung für die Diagnose.

RISIKEN UND HEILUNGSDAUER

Der akute Schiefhals ist kein ernstes Problem und in der Regel erholt man sich ohne Behandlung innerhalb von sieben bis zehn Tagen. Massage und manuelle Therapien können die Heilung beschleunigen, müssen aber sehr behutsam durchgeführt werden, damit sie nicht das Gegenteil bewirken. Wenn die Symptome länger als zwei Wochen anhalten, sollten Sie Ihren Arzt aufsuchen. Torticollis könnte das frühe Anzeichen eines Bandscheibenvorfalls sein (S. 34) oder, sehr selten, etwas Ernsteres bedeuten.

SCHLEUDERTRAUMA

Ein Schleudertrauma entsteht, wenn der Kopf, meist durch einen unvermittelten Schlag oder Aufprall, heftig vor und zurück geschleudert wird. Am häufigsten geschieht das bei Autounfällen, aber auch ein Sturz oder ein tätlicher Übergriff können der Grund sein. Ein erhöhtes Risiko für ein Schleudertrauma besteht auch bei Kontaktsportarten wie Rugby oder Boxen.

URSACHEN

Wenn der Kopf gewaltsam und über das normale Maß vor und zurück oder seitwärts bewegt wird, belastet dies das Weichgewebe – das heißt, die Muskeln, Sehnen und Bänder – im Nacken. Ein unerwarteter Schlag oder Aufprall verursacht noch ernsthaftere Schädigungen, da den Muskeln keine Zeit bleibt, sich darauf vorzubereiten.

SYMPTOME UND DIAGNOSE

Anfangs sind die Schmerzen oft gering, aber etwa einen Tag später werden die Schultern und der Nacken steif sein, wehtun und eventuell anschwellen. Typisch sind auch Muskelkrämpfe, eingeschränkte Bewegung im Nacken, Übelkeit, Kopfschmerzen, Sehtrübung und ein »Klingeln« in den Ohren, einhergehend mit allgemeiner Müdigkeit und Konzentrationsschwäche. Schmerz oder Kribbeln in der Schulter bis hinunter zum Arm, vielleicht auch bis zur Hand, sind Anzeichen für eine verletzte Bandscheibe. In ernsten Fällen wird der Arzt eine Röntgenaufnahme oder andere technische Bildanalysen anfordern. Meistens genügt ihm jedoch eine körperliche Untersuchung, um feststellen zu können, dass es nur eine Weichgewebeverletzung ist.

RISIKEN UND HEILUNGSDAUER

Sie sollten bei jeder traumatischen Nackenverletzung sofort zum Arzt gehen, weil die Möglichkeit besteht, dass sie zu einer Lähmung oder sogar zum Tod führt. Allerdings sind die Risiken von Folgeschäden nach einem Schleudertrauma sehr gering. Die meisten Symptome verschwinden innerhalb von ein paar Wochen ohne spezielle Behandlung außer Ruhigstellung und Vorsicht im Alltag. Da zu viel Ruhe auch schaden und langfristig zu Bewegungseinschränkungen, Schlaf- und Konzentrationsstörungen führen kann, ist eine gründliche medizinische Untersuchung unverzichtbar.

SCHLEUDERTRAUMA – HYPEREXTENSION

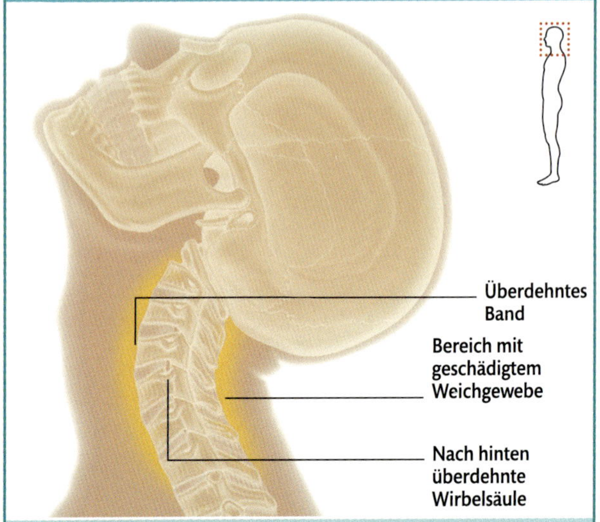

Ein Autounfall, bei dem der Aufprall von hinten kommt, reißt den Kopf heftig vor und zurück und verursacht überdehnte und/oder gerissene Bänder. Oft sind auch die Bandscheiben, Muskeln und Facettengelenke im Nacken verletzt.

SCHLEUDERTRAUMA – HYPERFLEXION

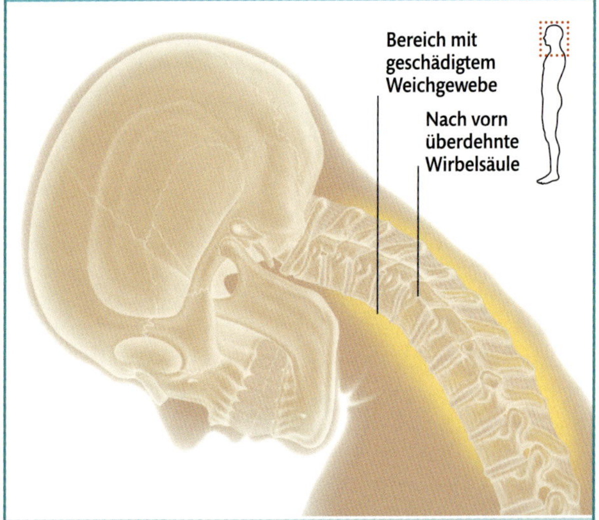

Da die Muskeln den Stoß nicht abfangen, werden die Gelenke aufs Äußerste belastet und die Bänder müssen abfedern. Eine Röntgenaufnahme macht die Überdehnung der Bänder nicht sichtbar und auch langsame, innere Blutungen nicht.

SPINALE STENOSE UND DEGENERATION

Der allgemeine Verschleiß der Facettengelenke wird auch Arthrose genannt. Wenn die Bandscheiben dünn werden und Osteophyten - knöcherne Neubildungen - sich um die Wirbel bilden, nennt man das Spondylose. Wenn Osteophyten in den Wirbelkanal vordringen, spricht man von Spinaler Stenose oder Wirbelkanal-Stenose.

URSACHEN

Einige Menschen, die an Spinaler Stenose leiden, haben von Geburt an einen sehr engen Wirbelkanal. Für die meisten beginnen die Probleme ab 50 aufwärts, wenn die Wirbelsäulendegeneration allmählich fortschreitet. Wenn sich knöcherne Neubildungen an den Wirbeln absetzen und in den Wirbelkanal vordringen, können sie auf Nerven drücken, die Blutzufuhr mindern und Schmerz verursachen. Arthrose und Spondylose sind oft stille Alterungsprozesse, die durch eine Verletzung in Gang kommen oder beschleunigt werden. Übertriebene körperliche Arbeit ist dann meist mit Schmerz verbunden.

SYMPTOME UND DIAGNOSE

Bei einer Spinalen Stenose hat der Betroffene meist Schmerzen im Rücken, im Gesäß und in einem oder beiden Beinen nach längerem Stehen oder Gehen. Auch »Stiche«, Taubheit oder Schwäche in den Beinen kommen vor. Der mit Stenose verbundene Schmerz tritt eher im unteren Rücken und in den Beinen auf, da der Wirbelkanal im Nackenbereich weiter und deshalb weniger anfällig ist. Der Arzt braucht für die Diagnose außer der Untersuchung vielleicht noch eine Magnetresonanztomographie. Bei Arthrose und Spondylose spürt man meist Rückenschmerzen und Steifheit beim Aufwachen. Üblich ist eine Diagnose mittels Röntgenaufnahme: Diese Diagnose klärt nicht unbedingt die Ursache der Schmerzen, da die meisten über 60 diese Phänomene haben, ohne darunter zu leiden.

RISIKEN UND HEILUNGSDAUER

Bei einem von Geburt an engen Wirbelkanal besteht die Gefahr von dauerhaften Rückenproblemen und Ischiasschmerzen, weil die Nerven der Wirbelsäule zusammengepresst werden. Das Hauptrisiko bei Arthrose und Spondylose ist Unbeweglichkeit.

SPINALE STENOSE

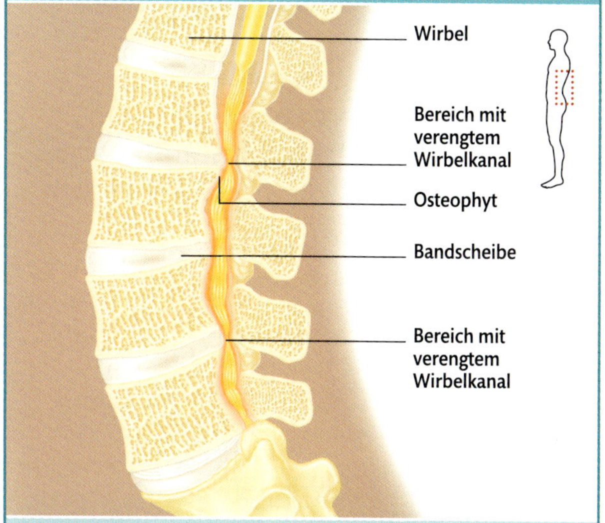

Bei Spinaler Stenose führen knöcherne Neubildungen, genannt Osteophyten, zu einer Verengung des Wirbelkanals. Das verursacht starke Schmerzen.

ARTHROSE UND SPONDYLOSE

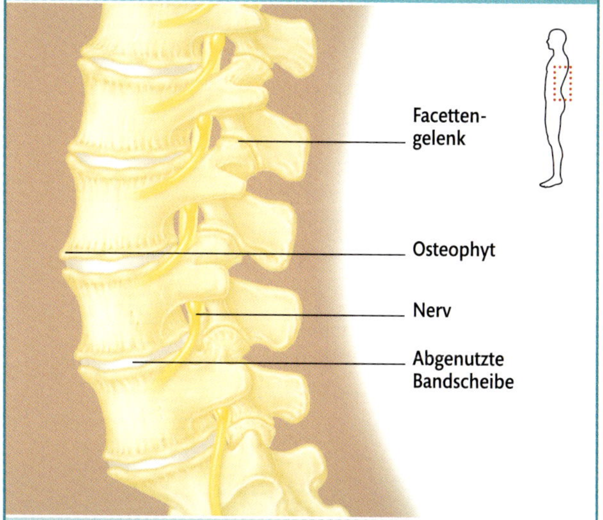

Mit dem Alter trocknen die Bandscheiben aus und werden dünner. Oft verursachen knöcherne Neubildungen (Osteophyten) um die Zwischenwirbel- und Facettengelenke Steifheit. Eher selten drückt ein Osteophyt auf einen Nerv und verursacht Schmerzen.

SKOLIOSE

Skoliose, die Verkrümmung der Wirbelsäule zu einer Seite, ist eine Fehlbildung während des Wachstums. Sie kann so leicht sein, dass man sie kaum bemerkt und wenige oder gar keine Symptome auftauchen. Sie kann aber auch, obwohl selten mit Schmerz verbunden, zu einer stark deformierten Haltung führen. In ernsten Fällen kommt es zu Atem- und Gehstörungen.

URSACHEN

Wenn die Beinlänge eines Menschen leicht unterschiedlich ist – bei 10 Prozent der Bevölkerung ist das der Fall mit einem Unterschied von etwa 1 cm –, dann verbiegt sich die Wirbelsäule zur Kompensation seitwärts; meistens so geringfügig, dass es ohne Folgen bleibt. Strukturelle Skoliose beginnt entweder in der Kindheit und kann sehr ernst sein oder in der frühen Jugend, wo sie sich vor allem während Wachstumsschüben ausprägt.

SYMPTOME UND DIAGNOSE

Wenn der Rücken Ihres Kindes im Stehen oder bei einer leicht vorgeneigten Seitbeuge schief wirkt oder wenn ein Schulterblatt mehr hervorsteht als das andere, ist eine körperliche Untersuchung bei einem Arzt anzuraten. Eventuell wird ein Wirbelsäulenkorsett oder eine andere Stütze verschrieben, um einer extremen Fehlbildung während des Wachstums vorzubeugen. Wenn das nicht hilft, könnte eine Operation zur Begradigung des Rückens notwendig werden. Eine Verkrümmung der Wirbelsäule bringt eventuell mit sich, dass die umliegenden Muskeln mehr beansprucht werden, was wiederum zu leichten Haltungsschmerzen führt.

RISIKEN UND HEILUNGSDAUER

Wenn die Fehlbildung während des Wachstums des Kindes nicht erkannt wird, kann ihr Fortschreiten nicht verhindert werden und der optimale Zeitpunkt für einen korrigierenden Eingriff wird verpasst. Auf lange Sicht führt die ungleiche Belastung der Rückens, wie es selbst bei einer leichten Skoliose der Fall ist, in späteren Jahren meist zu Schmerzen im Rücken, in den Schultern und im Nacken. Menschen mit einer Skoliose der Lendenwirbelsäule leiden später häufig an einer schmerzhaften Degeneration der Zwischenwirbelgelenke.

SKOLIOSE

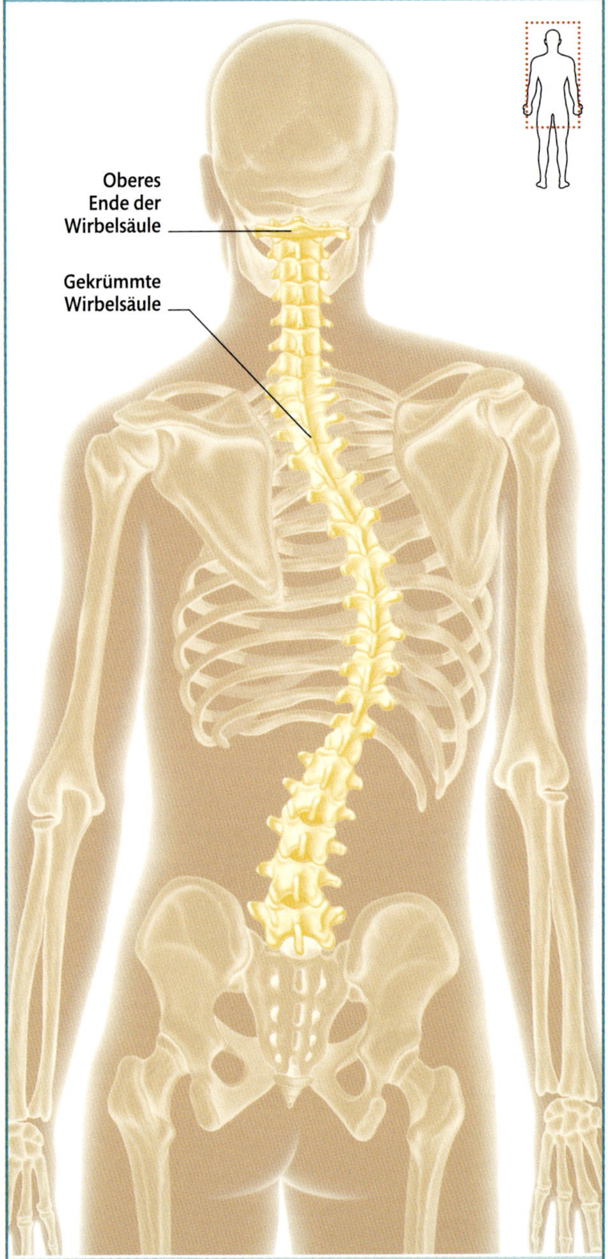

Skoliose führt zu einer seitlichen Krümmung der Wirbelsäule anstatt der normalen s-förmigen Kurve. Meist ist die Brust-, seltener die Lendenwirbelsäule betroffen. Eine skoliotische Wirbelsäule kann eine oder, was häufiger vorkommt, zwei Krümmungen haben.

SCHMERZEN IM STEISSBEIN

SCHMERZEN IM STEISSBEIN

Das Steißbein ist der Knochen am untersten Ende der Wirbelsäule. Es befindet sich genau über der Gesäßfalte und ist zur Körpervorderseite hin gebogen.

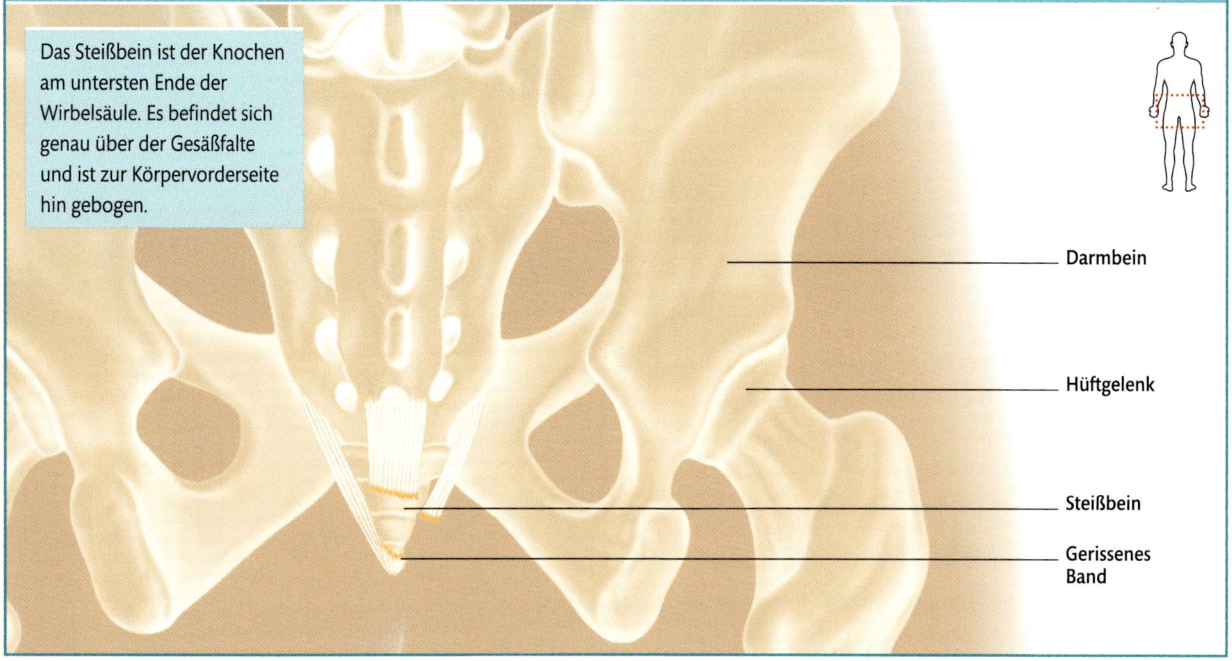

Beschwerden oder Überempfindlichkeit im oder um das Steißbein – den drei bis fünf verschmolzenen Wirbeln am Ende der Wirbelsäule – können unspezifischer Natur sein, aber auch anfallartige, scharfe, nagende Schmerzen bedeuten. Häufig wird Steißbeinschmerz durch Sitzen hervorgerufen bzw. verschlimmert.

URSACHEN

Verschiedene Umstände scheinen Druckempfindlichkeit und Schmerzen in der Steißbeinregion auszulösen. Muskelkrämpfe aufgrund von dauernder Anspannung und Stress können ein Auslöser sein, aber auch ein geschädigtes Band, verursacht durch einen Sturz oder heftigen Schlag. In vielen Fällen kommen die Beschwerden von sehr langem Sitzen in quasi unveränderter Position. Viele Frauen haben nach einer Geburt Schmerzanfälle in der Steißbeingegend. Man sollte die Symptome unbedingt ärztlich untersuchen lassen.

SYMPTOME UND DIAGNOSE

Meist ist das Sitzen unbequem und äußerst schmerzhaft und je länger man im Sitzen verharrt, desto schlimmer wird es. Manchmal ist die Steißbeinregion auch leicht entzündet oder geprellt. Gelegentlich ist der Stuhlgang schmerzhaft. Auch Sex kann, besonders für Frauen, unangenehm sein. Eine körperliche Untersuchung genügt dem Arzt meist zur Diagnose. Bei Verdacht auf Knochenbruch wird er eine Röntgenaufnahme veranlassen.

RISIKEN UND HEILUNGSDAUER

Steißbeinschmerzen sind nicht leicht zu behandeln. Deshalb empfiehlt sich ein erfahrener Facharzt, der sämtliche Symptome kennt. Denn das größte Risiko ist eine falsche Behandlung. Wenn die Schmerzen mehrere Monate anhalten und so stark sind, dass sie den Alltag beeinträchtigen, kann eine lokale Cortisoninjektion die Entzündung hemmen und Erleichterung verschaffen. In extremen Fällen, wenn das Steißbein gebrochen ist, wird eventuell eine Operation nötig. Lose Knochenstücke und möglicherweise die untersten Teile des Steißbeins werden dabei entfernt, aber das ist der letzte Ausweg.

PIRIFORMISSYNDROM

Der birnenförmige Muskel (M. piriformis) gehört zu den Muskeln, die die Hüfte auswärts drehen und die aufrechte Körperhaltung stabilisieren. Es gibt zwei davon. Sie verlaufen jeweils über eine Seite des Kreuzbeins bis zum oberen Ende des Oberschenkelknochens. Das Piriformissyndrom tritt auf, wenn einer dieser Muskeln sich verspannt und den Ischiasnerv irritiert.

URSACHEN

Die birnenförmigen Muskeln ziehen über den Ischiasnerv und können auf ihn drücken, wenn sie aufgrund von Belastung oder Überanstrengung verspannt oder verkrampft sind. Das verursacht Schmerzen. Bei manchen Menschen verläuft der Ischiasnerv direkt durch den Piriformismuskel. Das macht sie besonders anfällig für das Piriformissyndrom.

SYMPTOME UND DIAGNOSE

Typisch ist ein dumpfer, zerrender Schmerz im Gesäß, der meist ins Bein ausstrahlt und oft von Taubheitsgefühlen und »Kribbeln« begleitet wird. Beim Sitzen, Treppensteigen und Aufwärtsgehen wird er in der Regel schlimmer. Auch Gehen kann schwerfallen. Für manche Betroffene ist Geschlechtsverkehr schmerzhaft, andere spüren beim Stuhlgang Schmerzen im Mastdarm. Ein Facharzt kann seine Diagnose vermutlich aufgrund von Symptombeschreibung und körperlicher Untersuchung stellen, aber vielleicht veranlasst er auch eine Magnetresonanztomographie, um andere Ursachen auszuschließen.

RISIKEN UND HEILUNGSDAUER

Mit einer geeigneten Physiotheraphie und Übungen dauert die Genesung bei den meisten zwischen vier bis acht Wochen. Alle Aktivitäten, die mit einer anstrengenden, wiederholten Vorwärtsbewegung der Beine verbunden sind, belasten den Piriformismuskel besonders, so dass dabei große Vorsicht angebracht ist. Wenn die Symptome sehr schwer sind und keine der anderen Behandlungsmethoden angesprochen hat, kommt eventuell eine Botulinumtoxininjektion in Betracht.

PIRIFORMISSYNDROM

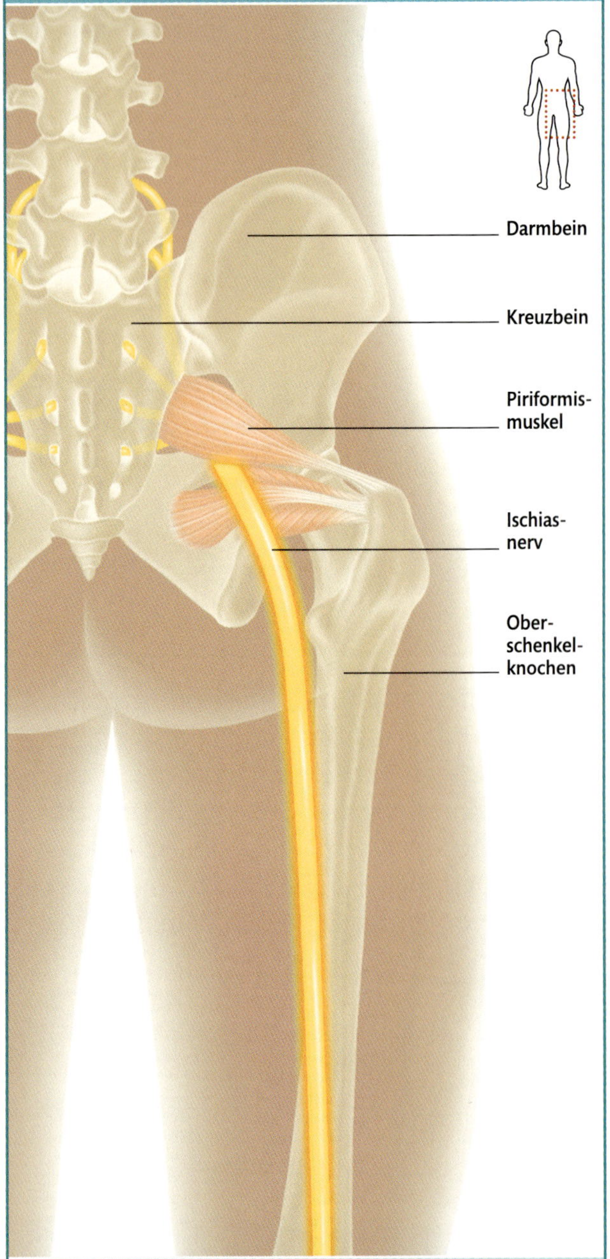

Der Piriformismuskel gehört zu den kleinen Muskeln tief im Gesäßinneren. Er verläuft vom Kreuzbein bis zum Oberschenkelknochen (Femur). Unweit dieses kleinen Muskels befindet sich der Ischiasnerv.

GESÄSSMUSKEL-DYSFUNKTION

GLUTEUS MEDIUS DYSFUNCTION

Ein Riss oder die Überdehnung des mittleren Gesäßmuskels kann zu Steifheit und Bewegungseinschränkungen führen.

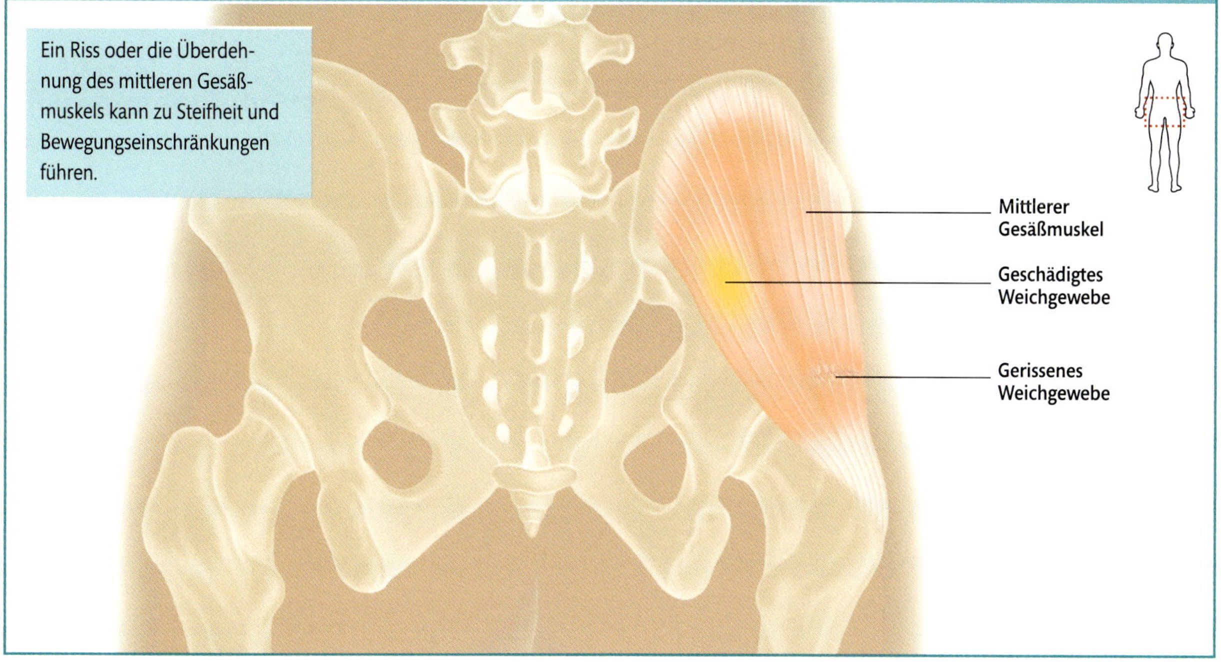

Der mittlere Gesäßmuskel, lateinisch »Musculus gluteus medius«, stabilisiert in erster Linie das Becken und gibt ihm Halt beim Stehen, Gehen und Laufen. Auch an der Seitwärtsbewegung des Beines ist er beteiligt. Bei falscher Beanspruchung wird der mittlere Gesäßmuskel schmerzempfindlich, verspannt und in seiner Funktion eingeschränkt.

URSACHEN

Intensive Belastung oder Anspannung, die über einen langen Zeitraum andauert, kann den mittleren Gesäßmuskel verhärten. Abgesehen von den Schmerzen wird der Muskel dabei meist verkürzt und unflexibel. Ähnlich kann sich auch Schmerz auswirken, der von der Wirbelsäule oder der Hüfte ausstrahlt. Die Hauptgründe für Verletzungen dieses Muskels sind jedoch Beanspruchung oder Dehnung über das normale Maß hinaus. Besonders oft sind Leichtathleten wie Läufer, Hürdenläufer und Weitspringer betroffen, vor allem, wenn sie sich nicht angemessen aufgewärmt haben, speziell bei kaltem Wetter. Eher selten kommen Verletzungen durch plötzliche Einwirkung vor, wie zum Beispiel ein Sturz aufs Gesäß. Meist wird dabei der Schleimbeutel (ein mit schützender Flüssigkeit gefüllter Beutel) unterhalb des Muskels gequetscht und irritiert.

SYMPTOME UND DIAGNOSE

Typisch für die Dysfunkton im mittleren Gesäßmuskel sind ein- oder beidseitige Schmerzen im Gesäß und in den Hüften, eventuell auch in den Beinen. Meist fühlt man sich steif, leicht instabil beim Stehen und Bewegungen in der Hüfte sind äußerst unangenehm. Eine körperliche Untersuchung genügt dem Arzt in der Regel für die Diagnose.

RISIKEN UND HEILUNGSDAUER

Kleinere Verletzungen heilen innerhalb von ein paar Wochen von selbst. Wenn verspannte oder überdehnte Muskeln allerdings zu spät fachkundig behandelt werden, erholen sie sich langsamer. Muskeln, die zu lange verspannt waren, gewinnen selten ihre frühere Funktionsfähigkeit zurück.

ÄRZTLICHEN RAT EINHOLEN

Wenn Ihre Rückenschmerzen zum ersten Mal auftreten, sollten Sie Ihren Arzt aufsuchen. Auch wenn sie selten ein Notfall sind, brauchen Sie eine Diagnose und fachlichen Rat, damit Sie sich zukünftig richtig verhalten.

Ihr Arzt wird Ihnen wahrscheinlich Fragen stellen wie:

- Ist der Schmerz plötzlich oder allmählich aufgetreten?
- Wo spüren Sie den Schmerz und wohin strahlt er aus?
- Ist der Schmerz scharf, dumpf, stark oder brennend?
- Welche Haltungen oder Bewegungen machen den Schmerz erträglicher und welche verstärken ihn?
- Ist der Schmerz dauerhaft vorhanden?
- Fühlen Sie irgendwo Taubheit oder stechenden Schmerz?
- Hatten Sie schon einmal ähnliche Schmerzen?
- Welche Tätigkeit üben Sie aus?

DEN SCHMERZ BESCHREIBEN

Es gibt viele Adjektive, um die Art und Intensität von Schmerz auszudrücken. Einige beschreiben die körperliche Empfindung, z. B. »scharf«, »bohrend«, »pochend«; manche beziehen sich auf die Wahrnehmung des Schmerzes, z. B. »nagend«, »brennend« oder »stechend«; und andere auf die Intensität, z. B. »leicht«, »mäßig« oder »stark«. Da die Art des Schmerzes vom betroffenen Gewebe abhängt und auf seine Ursache schließen lässt, hilft eine genaue Beschreibung Ihrem Arzt.

Ein allgemeiner, dumpfer Schmerz tritt häufig bei verspannten Muskeln oder Reizungen in den Wirbelgelenken auf. Ein scharfer, bohrender Schmerz stammt oft von einem eingeklemmten Nerv, wie bei Ischias. Man spürt ihn nicht direkt an der Ursprungsstelle. Wenn der Schmerz diffus und brennend ist, liegt die Ursache wahrscheinlich beim sympathischen Nervensystem (» **S.12–13**), das die unwillkürlichen Prozesse wie die Verdauung und den Blutkreislauf steuert.

DIAGNOSE UND BEHANDLUNG

Nach der Untersuchung (» **siehe unten**) sollte Ihr Arzt eine vorläufige Diagnose stellen können. 94 Prozent der Rückenschmerzen haben eine rein mechanische Ursache, 5 Prozent rühren von Nervenschmerzen her, und nur einem Prozent liegt eine ernste Erkrankung zugrunde, die einen Spezialisten erfordert. Wahrscheinlich kann Ihnen also Ihr Hausarzt helfen.

ÄRZTLICHE UNTERSUCHUNG

Nachdem Sie die Fragen Ihres Arztes beantwortet haben, wird er Sie untersuchen. Wahrscheinlich bittet er Sie, den Oberkörper frei zu machen, damit er Ihren Rücken begutachten kann. Vermutlich tastet er auch Ihre Wirbelsäule nach Problembereichen ab.

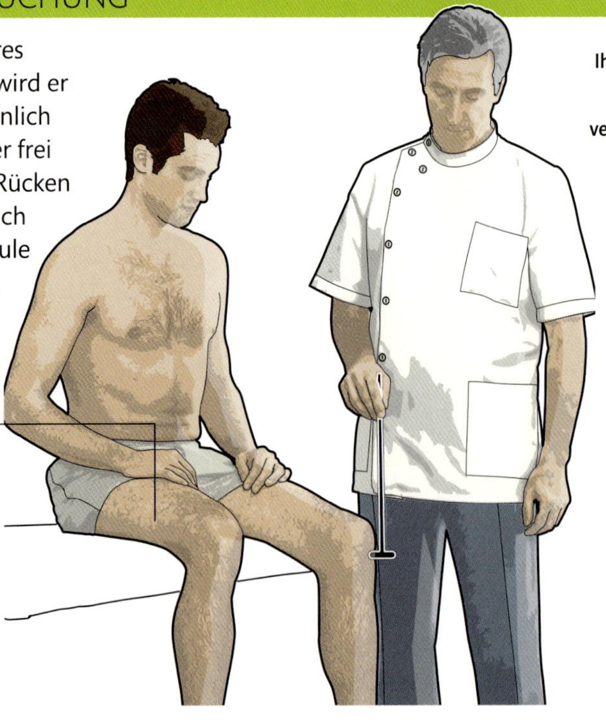

Setzen Sie sich aufrecht hin mit locker hängenden Beinen.

Reflextests

Ihr Arzt untersucht eventuell die Reflexe der Knie, Fußknöchel und Füße. Für den Kniereflex schlägt er mit einem kleinen Hammer auf die Patellasehne. Der Unterschenkel sollte dabei nach oben schnellen.

Ihr Arzt tastet die Wirbelsäule nach verschobenen Wirbeln ab.

Mit sanftem Druck ermittelt Ihr Arzt schmerzhafte Bereiche.

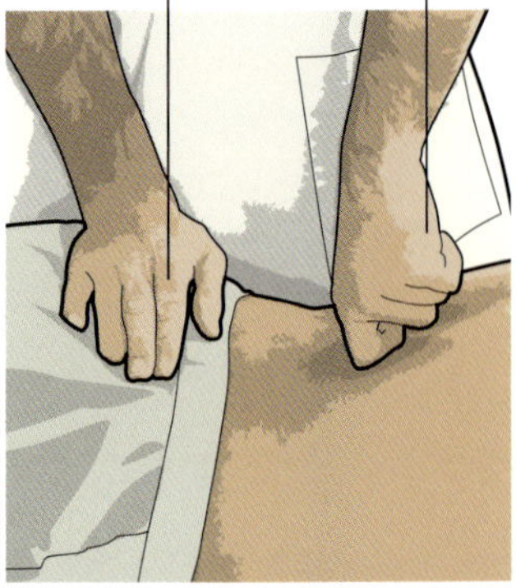

Sensible Bereiche ermitteln

Ihr Arzt untersucht die empfindlichen Bereiche, indem er behutsam auf die Wirbelsäule und die umgebende Muskulatur drückt.

Er wird Ihnen für eine Zeitlang Schmerzmittel oder entzündungshemmende Medikamente geben, Ihnen zu Ruhe und Schonung raten und danach zu einer behutsamen Steigerung der Aktivität. Vermutlich empfiehlt er Ihnen, nichts zu übertreiben, aber trotzdem in Bewegung zu bleiben und sich wegen der Schmerzen nicht zu große Sorgen zu machen. Denken Sie daran, dass Schmerz nicht unbedingt gleich Schädigung bedeutet. Wenn Sie unsicher sind, wie weit Sie mit Ihrer Aktivität gehen können, fragen Sie Ihren Arzt oder einen anderen geeigneten Therapeuten um Rat.

Bei heftigen Schmerzen brauchen Sie wahrscheinlich ein starkes Schmerzmittel. Zögern Sie nicht, notfalls um stärkere Mittel zu bitten, und sprechen Sie mit Ihrem Arzt, wenn Sie wegen eventueller Abhängigkeit besorgt sind.

Leiden Sie wiederholt an Rückenschmerzen und müssen im Beruf schwer heben, bitten Sie Ihren Arzt, mit Ihrem Arbeitgeber zu sprechen, sodass Sie Ihre Arbeit schrittweise wieder aufnehmen können oder leichtere Aufgaben bekommen.

WEITERE UNTERSUCHUNGEN

Wenn die Schmerzen sehr stark sind oder lange andauern, schlägt Ihr Arzt eventuell weitere Untersuchungen vor. Zunächst überweist er Sie vielleicht in ein Krankenhaus zu einem Bluttest und zu Röntgenaufnahmen. Falls seine Arztpraxis entsprechend ausgerüstet ist, kann er diesen Service selbst anbieten. Alles Weitere hängt von den Ergebnissen ab.

Bluttests

Blutuntersuchungen können einen Infekt, eine Entzündung oder sogar einen Tumor zutage bringen. Man kann feststellen, ob Sie an einer Anämie (Blutarmut) leiden, und nach der möglichen Ursache dafür forschen.

Röntgenaufnahmen

Weichteilgewebe wie Muskeln, Bänder, Bandscheiben und Knorpel sind bei einer Röntgenaufnahme nicht sichtbar. Da Probleme damit jedoch der häufigste Grund für Rückenschmerzen sind, dient das Röntgen nur dazu, bestimmte Ursachen auszuschließen, z. B. Knochenkrankheiten, Tumore und fortgeschrittenen Morbus Bechterew.

Durch Röntgen können auch degenerative Veränderungen sichtbar werden, wie sie oft bei Menschen über Dreißig vorkommen. Dazu gehören knöcherne Neubildungen und die Abnutzung der Bandscheiben bzw. Verengung der Zwischenwirbellöcher. Allerdings müssen Entdeckungen dieser Art nicht in Zusammenhang mit Ihren akuten Schmerzen stehen.

ÜBERWEISUNG ZU EINEM SPEZIALISTEN

Wenn sich Ihre Beschwerden nach 6–8 Wochen hausärztlicher Behandlung nicht gebessert haben, ist eine Überweisung zum Orthopäden ratsam – falls Ihr Zustand sich verschlechtert oder neue Symptome auftreten, auch schon früher. Insbesondere wenn eine Operation erforderlich ist, werden weitere Untersuchungen vorgenommen, beispielsweise:

CT-Aufnahme

CT (Computertomographie)-Geräte senden Röntgenstrahlen aus verschiedenen Winkeln aus. Dadurch entsteht ein genaueres Bild als bei der herkömmlichen Röntgenaufnahme. Verkalkungen in Weichteilgewebe und Knochenschäden sind auf CT-Aufnahmen deutlicher sichtbar als bei der Magnetresonanztomographie (MRT, siehe unten). Der Patient muss bis zu 40 Minuten in einer Röhre liegen (wie bei MRT) und ist Röntgenstrahlung ausgesetzt.

Knochenszintigraphie

Bei diesem Verfahren wird radioaktives Material in eine Vene gespritzt und von den Knochen absorbiert. Der Spezialist kann so das Gewebe in und um die Wirbelsäule herum – Bandscheiben, Nerven und Rückenmark – genauer sehen, anders als auf einer Röntgenaufnahme. Während der Aufnahme ist der Patient von mehreren großen Magneten umgeben und das entstandene Bild zeigt einen Querschnitt durch den Körper. Durch Zusammensetzen dieser Querschnitte kann der Computer die Anatomie des Patienten detailliert darstellen und Muskeln, Bänder, Organe und Blutgefäße deutlich zeigen.

Magnetresonanztomographie (MRT)

Die MRT hat mit ihrer detaillierten Abbildung der inneren Strukturen die Untersuchung der Wirbelsäule und des Muskel-Skelett-Apparats revolutioniert. Während der Untersuchung ist der Patient von starken Magneten umgeben, die Querschnittsbilder des Körpers anfertigen. Diese werden vom Computer zu einer detaillierten Darstellung der Anatomie mit Muskeln, Bändern, Organen und Blutgefäßen zusammengesetzt.

Diskographie

Dieses Verfahren ortet den Ursprung von Bandscheibenschmerzen. Nach einer örtlichen Betäubung wird eine Nadel in eine oder mehrere Bandscheiben eingeführt und Kontrastmittel in den Kern gespritzt. Unter Röntgen soll der Patient auftretende Symptome beschreiben. Breitet sich das Kontrastmittel in der Bandscheibe aus und treten Schmerzen auf, wurde die erkrankte Bandscheibe geortet.

Elektromyographie

Hier wird die elektrische Aktivität eine Muskels oder Muskelbündels in Bewegung und in Ruhe gemessen, um geschädigte Nerven ausfindig zu machen. Dazu werden sehr feine Nadeln, die an einen Monitor angeschlossen sind, in die untersuchte Bein, Fuß- oder Wadenmuskulatur eingeführt.

EINEN PHYSIOTHERAPEUTEN KONSULTIEREN

Bei Ihrem ersten Termin wird der Physiotherapeut Sie genau untersuchen, Ihre Krankheitsgeschichte und Ihren allgemeinen Gesundheitszustand erfragen und sich erkundigen, welche Medikamente Sie einnehmen.

Der Physiotherapeut wird Sie bitten, verschiedene alltägliche Bewegungen auszuführen, wie Gehen, Stehen und Sitzen. Um das Gleichgewicht zu testen und Haltungsprobleme zu identifizieren, lässt er Sie auf einem Bein stehen oder bestimmte Haltungen einnehmen. Weiterhin üblich sind Tests zur Muskelflexibilität und -stärke sowie neurologische und neuromuskuläre Tests. Dann werden Sie auf Beweglichkeit der Gelenke und Muskeln sowie auf Probleme wie Krämpfe, Schwellungen oder Veränderungen der Gewebetemperatur untersucht. Auf diesen Erkenntnissen fußt Ihr Behandlungsplan, der aus folgenden Methoden bestehen kann.

SPINALE MOBILISATION UND MANIPULATION

Diese Techniken setzt man ein, um Schmerzen zu verringern und die Beweglichkeit der Gelenke zu erhöhen. Parallel werden oft mit Übungen korrekte Bewegungsweisen eingeübt. Bei der spinalen Mobilisation führt der Therapeut eine Reihe von Bewegungen aus, bei denen der Patient einen passiven oder einen aktiven Part einnimmt. Die spinale Manipulation justiert ein Gelenk – im Rahmen seiner anatomischen Grenzen – mittels spezieller Handgriffe, sodass es seine Einschränkung überwindet.

DIE MCKENZIE-METHODE

Physiotherapeuten benutzen diesen umfassenden Ansatz, um tief liegende Störungen aufzudecken. Während der Patient Bewegungen und Haltungen wiederholt ausführt, wird analysiert, wie sein Körper auf Schmerz reagiert und wie er aktiv damit umgehen kann. Bei der McKenzie-Methode soll der

UNTERSUCHUNG DURCH EINEN PHYSIOTHERAPEUTEN

Ihr Physiotherapeut wird Ihr Körpergefühl sowie genetische und altersbedingte Faktoren untersuchen, er wird Ihre alltäglichen Bewegungen bewerten und Ihnen Tipps geben, was Sie gegen eine Verschlimmerung der Schmerzen tun können. Das beinhaltet eine Analyse des Zustands und des Zusammenspiels Ihrer Muskeln.

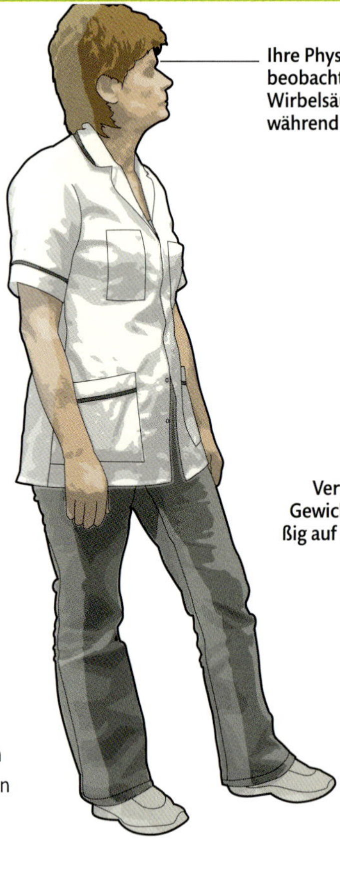
Ihre Physiotherapeutin beobachtet die Rücken- und Wirbelsäulenmuskulatur, während Sie sich beugen.

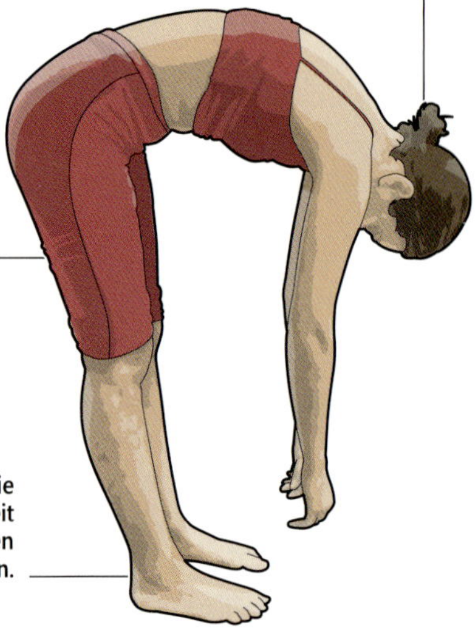
Entspannen Sie sich beim Beugen und lassen Sie Kopf und Arme hängen.
Verteilen Sie Ihr Gewicht gleichmäßig auf beide Beine.
Stehen Sie mit hüftbreit geöffneten Füßen.

Beweglichkeitstest
Der Physiotherapeut prüft eingehend Ihre Haltung im Stehen und Sitzen und lässt Sie verschiedene Alltagsbewegungen ausführen, um Ihre Beweglichkeit einzuschätzen. Eventuell müssen Sie sich auch nach vorne, nach hinten und zu den Seiten beugen.

Schmerz sich im unteren Rücken oder im Nacken »zentralisieren«, auch wenn er anfangs einen anderen Körperteil betraf. Ziel ist es, die Reichweite des Schmerzes zu reduzieren, bis er ganz verschwindet. Die neu erlernten Bewegungsmuster sollen das Rückfallrisiko minimieren.

WEICHTEIL-MOBILISATION

Die meisten Physiotherapeuten arbeiten zusätzlich mit verschiedenen Techniken zur Mobilisation der Weichteile – Sehnen, Bänder, Bindegewebe, Haut, Fasergewebe, Schleimhäute, Muskeln, Nerven und Blutgefäße.

MYOFASZIALE TRIGGERPUNKT-THERAPIE

Mit dieser manuellen Therapie lokalisiert und behandelt der Physiotherapeut die »Triggerpunkte«, d. h. die den Schmerz auslösenden, verspannten Stellen. Dabei wird ebenso mit festem Druck wie mit Tiefengewebetechniken gearbeitet, häufig kombiniert mit Muskel-Energie-Technik und Propriozeptiver Neuromuskulärer Fazilitation (» S. 46).

DIE SCHROTH-METHODE

Dieses System von therapeutischen Übungen, das Verkrümmungen der Wirbelsäule korrigiert, ist benannt nach der Physiotherapeutin Katharina Schroth (1894–1985). Ihre Tochter Christa Lehnert-Schroth entwickelte die Methode weiter. Sie wird in Deutschland seit 1921 angewandt und war bis etwa 1960 der Standard für die nicht-operative Skoliose-Behandlung. In Deutschland verschreiben Orthopäden Skoliose-Patienten in der Regel eine Behandlung nach Schroth. In anderen Ländern sind Physiotherapeuten, die diese Methode anbieten, noch rar; aufgrund der wachsenden Nachfrage werden es aber allmählich mehr.

Muskelkontrolle

Die Schroth-Methode basiert auf der Idee, die Rückenmuskeln durch Training so zu stärken, dass sie die Wirbelsäule wieder in die normale vertikale Ausrichtung zurückziehen können. Die Übungen werden individuell auf den Patienten zugeschnitten und zur Selbstkontrolle vor dem Spiegel ausgeführt. Mittels spezieller Atemübungen setzt man die Rippen als Hebel ein, um die gestärkten Muskeln zu unterstützen. Auch die Lungenkapazität wird dadurch erweitert.

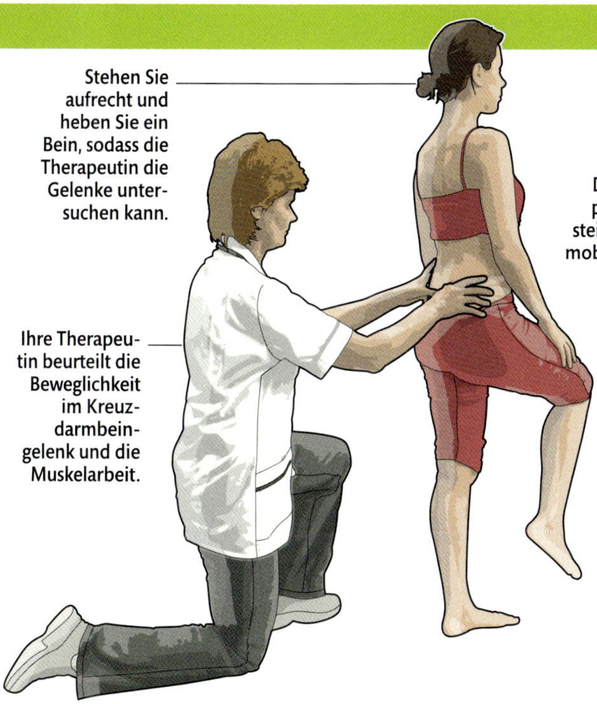

Abtasten

Der Physiotherapeut tastet Ihre Muskeln und Gelenke im Stehen, Sitzen oder Liegen ab, um Beweglichkeit, Muskelfunktion und Biegsamkeit zu beurteilen. Außerdem achtet er auf Probleme mit dem Gleichgewicht, mit der Haltung oder mit den Gelenken.

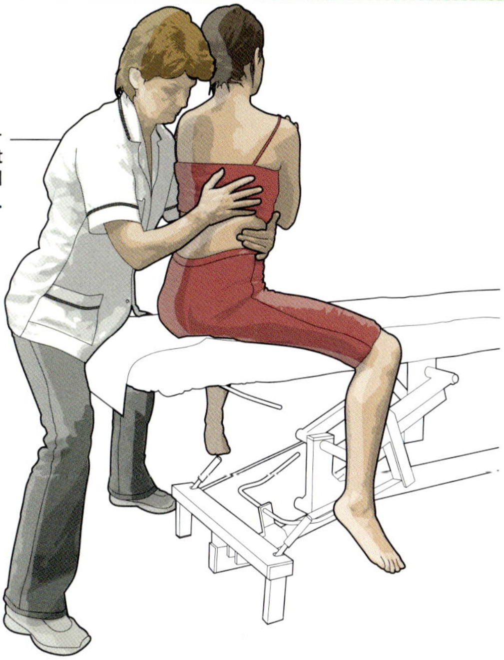

Abschnittsweise Untersuchung der Mobilität

Während Sie sich in verschiedene Richtungen drehen, ertastet der Physiotherapeut eventuelle Einschränkungen und den Umfang Ihrer Bewegungen. Dieses Vorgehen kann auch als Mobilisierungstechnik dienen, die die Bewegungsfähigkeit der Wirbelsäule verbessert.

MUSKEL-ENERGIE-TECHNIK

Diese Methode behandelt somatische Funktionsstörungen wie verminderte Beweglichkeit oder verkrampfte Muskeln. Der Patient führt Bewegungen gegen den Widerstand des Therapeuten aus, um seine volle Beweglichkeit wiederzugewinnen.

PROPRIOZEPTIVE NEUROMUSKULÄRE FAZILITATION

Bei dieser Methode verbessert der Therapeut mit aktiven und passiven Techniken die Flexibilität, Koordination, Stabilität und Beweglichkeit von Gelenken, Muskeln und Bindegewebe.

NEUROMOBILISATION

Bei Erkrankungen der Nerven wie Ischias kommt diese Technik in Frage. Sie strebt an, die betroffenen Nerven durch eine Kombination aus zielgerichteten Dehnübungen, Mobilisation und Bewegungskorrektur von Druck zu befreien.

THERAPEUTISCHER ULTRASCHALL

Ultraschall wird in der Physiotheraphie vielfältig eingesetzt. Er verbessert die Durchblutung, reduziert Muskelverspannungen und beschleunigt die Zellheilung.

FUNKTIONELLES TRAINING

Das Funktionelle Training arbeitet vor allem mit dem Heben von Gewichten und zielt auf die Muskeln in unterem Rücken und Bauch. Ein individuelles Trainingsprogramm verbessert Ihre Kraft und Beweglichkeit und senkt die Gefahr von Verletzungen.

SENSOMOTORISCHES TRAINING

Dieses Training befasst sich vorwiegend mit Gleichgewicht und Haltungskontrolle und behandelt chronische muskuloskelettale Schmerzen. Unter Anleitung des Physiotherapeuten praktizieren Sie statische, dynamische und funktionelle Übungen. Ziel ist es, die Kommunikation zwischen Gehirn und Muskeln über die Nervensignale wiederherzustellen bzw. zu verbessern.

NEURO-STIMULATION

Diese Therapie stimuliert die großen Nervenfasern, die die Übermittlung von Schmerzsignalen zum Gehirn blockieren, und verringert die Aktivität der kleinen Fasern, die Schmerzsignale eines Problembereichs an das Gehirn senden. Auch vermehrt sie Endorphine, schmerzsenkende Hormone, die in der Cerebrospinalflüssigkeit des Wirbelkanals vorkommen.

BEHANDLUNG

Der Physiotherapeut verfügt über verschiedene Geräte und Techniken, um in Verbindung mit manueller Therapie Ihre Rücken- und Nackenschmerzen zu behandeln.

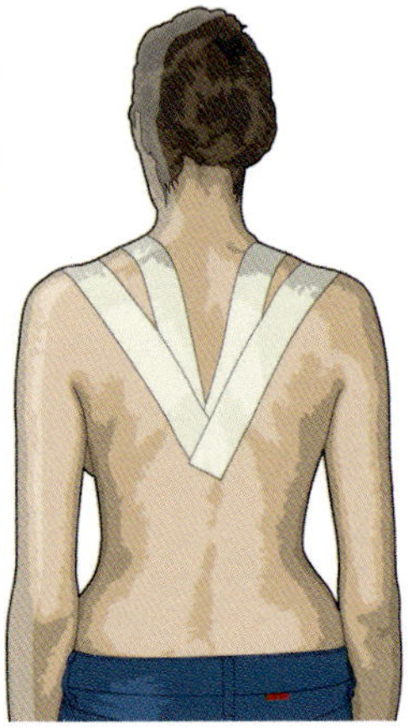

Taping-Techniken zur Haltungsverbesserung

Taping unterstützt die korrekte Haltung des oberen Rückens und Nackens. Im frühen Genesungsstadium angewandt, hilft es den Nacken und Rücken zu schützen.

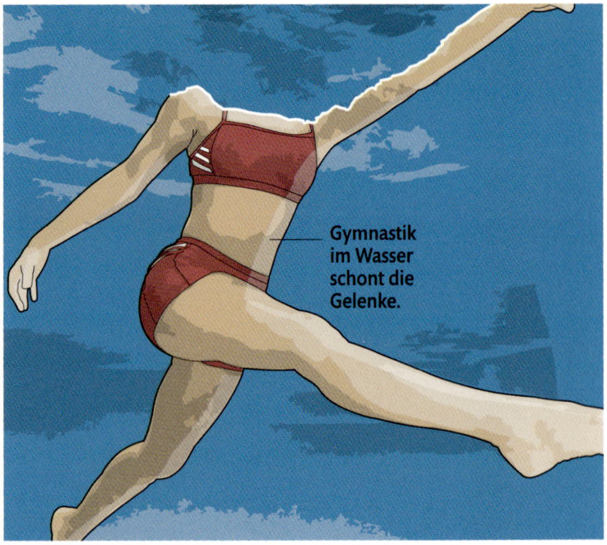

Wassergymnastik

Bei Muskel-Skelett-Beschwerden kann Körpertraining helfen, aber nur, wenn man kein weiteres Verletzungsrisiko eingeht. Übungen im Wasser sind ideal, weil es das Körpergewicht trägt, sodass die Gefahr von Überlastung oder Überdehnung gering ist.

EINEN OSTEOPATHEN KONSULTIEREN

Osteopathen haben einen ganzheitlichen Ansatz und berücksichtigen bei ihrer Behandlung nicht nur den Schmerz in Rücken und Nacken, sondern den gesamten Gesundheitszustand.

Der Osteopath arbeitet mit verschiedenen manuellen Techniken, die er zum Teil auch kombiniert. Alle sind darauf ausgerichtet, die Probleme mit Ihren Muskeln und Gelenken zu korrigieren, die er als die Ursache Ihrer Schmerzen ansieht. Ihr Osteopath kann Ihnen auch Tipps zur Ernährung geben und ein Übungsprogramm zusammenstellen, mit dem Sie Ihre Körperhaltung verbessern.

Bei der Behandlung der Wirbelsäule konzentriert sich der Osteopath im Wesentlichen darauf, unnatürliche Bewegungen der Gelenke, die auf eine Verletzung oder ein anderes Problem zurückgehen, zu korrigieren. Die manuelle Therapie hat eher zum Ziel, fehl stehende Gelenke zu lösen und zu befreien, als sie korrekt auszurichten. Dazu gehört eine rhythmische Mobilisierung, die den optimalen Bewegungsumfang der Gelenke wiederherstellt. Oft wird der schmerzhafte Bereich zunächst massiert, damit die Muskeln vor der weiteren manuellen Behandlung entspannt sind.

DIAGNOSE UND BEHANDLUNG

Zunächst nimmt der Osteopath Ihre Krankheitsgeschichte auf, bespricht die Symptome, analysiert Ihre Haltung und führt eine gründliche körperliche Untersuchung durch. Er wird Sie bitten, sich nach vorne, nach hinten und zu den Seiten zu beugen und auftretenden Schmerz oder Unbehagen zu beschreiben.

Nachdem er festgestellt hat, welche Bewegungen Ihnen Schmerz bereiten, kann der Osteopath sagen, welcher Bereich Ihres Rückens geschädigt ist. Er wird nun ein Behandlungsprogramm entwickeln, das Ihre volle Beweglichkeit wiederherstellt. Wahrscheinlich benötigen Sie dafür mehrere Sitzungen, unterstützt durch therapeutische Übungen, die Sie zu Hause ausführen.

EINEN CHIROPRAKTIKER KONSULTIEREN

Chiropraktik ist eine manuelle Therapie für die unterschiedlichsten Wirbelsäulenbeschwerden, mit dem Ziel, den Schmerz zu lindern.

Chiropraktiker gehen von der Theorie aus, dass mechanische Störungen im Muskel-Skelett-System, insbesondere in der Wirbelsäule, die Nervenfunktionen beeinträchtigen und zu unterschiedlichen Gesundheitsproblemen führen. Die Nerven, die von der Wirbelsäule abzweigen, erstrecken sich in jeden Teil Ihres Körpers und übermitteln Botschaften vom Gehirn, die alle Bewegungen und Körperfunktionen kontrollieren und koordinieren. Wenn Ihre Wirbel aus irgendeinem Grund schief stehen, können die daneben liegenden Nervenwurzeln eingeklemmt werden, sodass sie und die mit ihnen verbundenen Körperteile in ihrer Funktion beeinträchtigt sind.

Chiropraktiker arbeiten mit ähnlichen Techniken wie Osteopathen. Sie betrachten Rückenschmerzen als symptomatisch für Probleme mit dem gesamten muskuloskelettalen System. Anders als Osteopathen korrigieren sie jedoch Wirbelfehlstellungen und nehmen den Druck auf die Nervenwurzeln. Die Behandlung ist nicht schmerzhaft, sie kann nur manchmal etwas unangenehm sein.

DIAGNOSE UND BEHANDLUNG

Jeder Chiropraktiker hat seinen eigenen Ansatz, aber ein qualifizierter Therapeut wird zunächst immer Ihre Krankheitsgeschichte und den bisherigen Behandlungsweg aufnehmen. Er wird Ihren Blutdruck, Ihre Muskelreflexe und die Beweglichkeit Ihrer Wirbelsäule prüfen, Sie bitten, sich nach vorne und hinten zu beugen und nach links und rechts zu drehen. Teilen Sie ihm jeden Schmerz, den Sie dabei spüren, mit. Eventuell wird der Chiropraktiker auch Ihren Rücken röntgen, um Wirbelfehlstellungen oder andere strukturelle Probleme zu sehen.

Ihr Chiropraktiker zeigt Ihnen eventuell Übungen für zu Hause und gibt Ihnen Ratschläge für eine gesunde Rückenhaltung. Vielleicht spüren Sie bereits nach der ersten Sitzung Besserung. Ein langfristiger Erfolg erfordert jedoch mindestens 2–3 Behandlungen. Wenn dann keine Besserung eintritt, ist Chiropraktik möglicherweise für Sie nicht die geeignete Methode.

WEITERE BEHANDLUNGSMETHODEN

Es gibt weitere Methoden, die bei Rückenschmerzen Besserung verschaffen können. Diese reichen von der Alexander-Technik über Akupunktur und verschiedene Entspannungstechniken bis zu weniger orthodoxen Therapien wie Aromatherapie und Fußreflexzonenmassage.

Rücken- oder Nackenschmerzen, egal welcher Ursache, wirken sich meistens auch auf die Psyche aus, vor allem wenn sie chronisch sind. Es gibt zwar Strategien, die man erlernen kann, um damit umzugehen, aber viele Betroffene empfinden das Gespräch mit einem Therapeuten als hilfreich.

Zu den sogenannten Gesprächstherapien gehören Psychoanalyse, psychologische Beratung und Kognitive Verhaltenstherapie. Letztere erfreut sich zunehmender Beliebtheit. Sie stellt den Menschen in den Mittelpunkt und ist praktisch orientiert. Der Therapeut arbeitet mit dem Klienten daran, negative Denkmuster und irrationale Ängste aufzudecken, und hilft ihm, davon loszukommen. Im Mittelpunkt steht, den Umgang mit den Ängsten zu erlernen und Strategien dafür zu entwickeln. Der Patient lernt, gegenwärtige Einschränkungen zu akzeptieren und innerhalb ihrer Grenzen zu arbeiten – und so allmählich wieder die Kontrolle über seinen Körper und auch die Schmerzen zu gewinnen.

Wenn Sie sich für eine komplementäre oder alternative Behandlung entscheiden, sollten Sie auf jeden Fall zuvor Ihren Arzt konsultieren, insbesondere, wenn eine Vorerkrankung oder eine Schwangerschaft vorliegt. In diesen Fällen müssen Sie einen Therapeuten finden, der sich auf Ihre speziellen Bedürfnisse einstellt. Prüfen Sie, ob der Therapeut Ihrer Wahl eine staatliche Zulassung hat und seinem Berufsverband angehört. Für manche Therapien gibt es jedoch keine offiziellen Zulassungs- und Ausübungsvorschriften. Ein guter Therapeut sollte bereitwillig jede Frage zu seiner Qualifikation, seinen Methoden sowie seiner Berufserfahrung beantworten.

BEHANDLUNG	WARUM DIESE METHODE?	WIE FUNKTIONIERT SIE?
Massage	Eine Massage hilft sehr gut bei Rücken- und Nackenschmerzen, die durch Muskelverspannung ausgelöst werden. Sie entspannt die Muskeln und regt die Durchblutung an. Wenn ein verspannter Muskel massiert wird, schmiert die erhöhte Durchblutung die Muskelfasern und macht sie geschmeidig. Verhärtete Muskeln schädigen auf Dauer das Skelettsystem, weil sie benachbarte Knochen und Gelenke unter extreme Spannung setzen. Massage verlängert die Muskeln und verringert erhöhte Spannung.	Sie können einen professionellen Masseur aufsuchen, aber auch ein Freund, eine Freundin oder Ihr Partner kann Ihnen eine wohltuende Massage geben. Er oder sie sollte Ihren Rücken und Nacken mit festen, rhythmischen Bewegungen massieren, die Handgriffe sanft lösen und wieder ansetzen und sich auf die verspanntesten Muskelpartien konzentrieren. Wenn die Schmerzen in einem bestimmten Bereich sind, lassen Sie sich genau dort massieren. Man bearbeitet die Wirbelsäule immer von oben nach unten und geht mit langen, streichenden Bewegungen von den Schultern bis zum mittleren Rücken oder vom mittleren Rücken abwärts bis zum Gesäß vor.
Akupunktur	Akupunktur wird bei manchen Schmerzen im unteren Rücken wirksam eingesetzt. Sie basiert auf der Idee, dass Energie oder »Chi« durch sogenannte »Meridiane«, Kanäle im Körper, fließt. Sind diese Meridiane blockiert, kann das Chi nicht ungehindert fließen und man wird krank. Akupunkteure stellen durch die Behandlung den Fluss des Chi wieder her und heilen die Krankheit. In folgenden Fällen können Sie eine Akupunktur in Betracht ziehen: bei akuten Schmerzen; bei schmerzhafter Arthrose, bei chronischem Rücken- oder Ischiasschmerz. Haben sich chronische »Schmerzmuster« etabliert, kann Akupunktur helfen, den Zyklus zu durchbrechen.	Bei der Akupunktur werden Nadeln in bestimmte Punkte des Körpers, sogenannte Triggerpunkte, eingeführt. Das lindert häufig hartnäckige Schmerzen und verbessert die Beweglichkeit. Akupunktur hilft am besten, wenn man sie mit Physiotherapie kombiniert. Sie verringert die Schmerzen und macht es möglich, Ihr Problem mit weiteren Methoden zu behandeln. Eine Erfolgsgarantie für die Akupunktur gibt es nicht, aber Patienten mit einer positiven Einstellung erzielen wohl die besten Resultate. Ihr Akupunkteur sollte lizenziert und fachlich erfahren sein, eine medizinische Ausbildung haben und Mitglied bei einem anerkannten Verband sein.

BEHANDLUNG	WARUM DIESE METHODE?	WIE FUNKTIONIERT SIE?
Entspannungstechniken	Die Fähigkeit, sich unabhängig vom alltäglichen Stress zu entspannen, kann entscheidend zur dauerhaften Besserung Ihrer Rückenschmerzen beitragen. Es gibt verschiedene Techniken, darunter Meditation, Hypnotherapie und autogenes Training, die Ihnen helfen, Muskelverspannung wahrzunehmen und zu verringern, und die meisten sind einfach zu lernen. Manche Methoden können Sie auch ohne einen Therapeuten oder Lehrer erfolgreich erlernen. Vielleicht fällt es Ihnen leicht, sich mithilfe eines Buches einige Grundtechniken der Meditation anzueignen und sie zu Hause auszuprobieren. Wahrscheinlich meditieren Sie jedoch effektiver, wenn Sie sich von jemandem anleiten lassen, der bereits seit vielen Jahren Meditation praktiziert und lehrt. Hypnotherapie erlernt man am besten in mehreren Sitzungen bei einem erfahrenen medizinischen Hypnotherapeuten.	■ **Meditation** Sie zielt darauf ab, die Gedanken zu kontrollieren und zu fokussieren, sodass man sich von belastenden Ängsten befreit. Selbst Herzschlag und Atemrhythmus können sich dabei verlangsamen. Wenn Sie wiederholt leichte bis mäßige Rückenschmerzen haben, die zum Teil durch Muskelverspannungen verursacht sind, kann Meditation Ihnen helfen, sich geistig und körperlich zu entspannen. Bei starken Rückenschmerzen ist sie nicht die erste Wahl. ■ **Hypnotherapie** Hypnose kann Ihre Schmerzwahrnehmung beeinflussen. Unter Hypnose ist die Kontrolle über das Bewusstsein aufgehoben. Sie öffnen sich für einen neuen Umgang mit Gefühlen und Empfindungen, den der Hypnotherapeut Ihnen vorschlägt. Er kann Sie in einen tiefen Entspannungzustand versetzen, in dem der Schmerz ganz verschwinden kann. Hypnose wirkt am besten bei Menschen, die sich leicht entspannen und einem anderen Menschen anvertrauen. ■ **Autogenes Training** Bei dieser populären Technik sitzt oder liegt man in einer entspannten Haltung und wiederholt für sich vorgegebene Anweisungen, die das Loslassen visualisieren. Das bewirkt, dass Körper und Geist vom Alltag abschalten und sich beruhigen. Es tritt eine tiefe Entspannung ein, in der sich auch unbewusste Spannung löst.
Alexander-Technik	Die Alexander-Technik wirkt vorbeugend oder heilend bei einer Reihe von Beschwerden, indem sie die Körperhaltung verbessert. Sie basiert auf dem Prinzip der Muskelentspannung – insbesondere des Nackens und der Schultern – und lehrt den Patienten eine Haltung, die die Wirbelsäule am geringsten belastet. Ein Kurs kannn keine akuten Probleme wie einen Bandscheibenvorfall oder eine Dysfunktion der Facettengelenke heilen, aber »eingeklemmten Nerven« kann mehr Raum verschafft werden. Nach einem akuten Vorfall kann die Alexander-Technik einen Rückfall verhindern. Sie hilft insbesondere, Haltungsschmerzen zu vermeiden, und bei Älteren kann sie akuten Rückenschmerzen vorbeugen, indem sie eine gesunde Rückenhaltung lehrt.	Ein qualifizierter Alexander-Lehrer hilft Ihnen, sich negative Haltungsmuster abzugewöhnen, die Ihnen zur zweiten Natur geworden sind. Er zeigt Ihnen Techniken, die er speziell für Ihre Haltung ausgearbeitet hat und die Sie täglich üben sollten. Ihr Alexander-Lehrer hilft Ihnen, haltungsbedingte Schäden zu beseitigen. Er studiert, wie Sie sitzen, stehen und sich bewegen, und arbeitet speziell für Ihre Bedürfnisse ein Trainingsprogramm aus. Je nachdem, was er für notwendig erachtet, arbeitet er mit Ihnen im Sitzen, Stehen oder Liegen. Er wird Sie bitten sich vorzustellen, dass Sie an Ihrem Scheitel nach oben gezogen werden. Ein Kurs in Alexander-Technik kann nur wenige Wochen bis zu einem ganzen Jahr dauern.
Komplementäre Therapien	Die Behandlungsmöglichkeiten für Rückenschmerzen sind äußerst vielseitig. Dazu gehören Praktiken, die nicht nur körperliche, sondern auch psychologische Probleme behandeln. Sowohl Aromatherapie als auch Fußreflexzonenmassage werden zur Behandlung von Rückenschmerzen eingesetzt, auch wenn ihre Wirksamkeit kaum nachgewiesen ist.	■ **Aromatherapie** Diese Therapie arbeitet mit Ölessenzen, die entweder inhaliert oder in die Haut einmassiert werden; die Wirkung reicht von entspannend und beruhigend bis zu energetisierend und aufbauend. ■ **Reflexzonenmassage** Masseure wenden Druck und massageähnliche Techniken auf bestimmte Punkte, die sogenannten »Reflexpunkte«, an Händen und Füßen an, die verschiedenen Körperteilen entsprechen. Das hat wohltuende Wirkung auf die schmerzenden Bereiche.

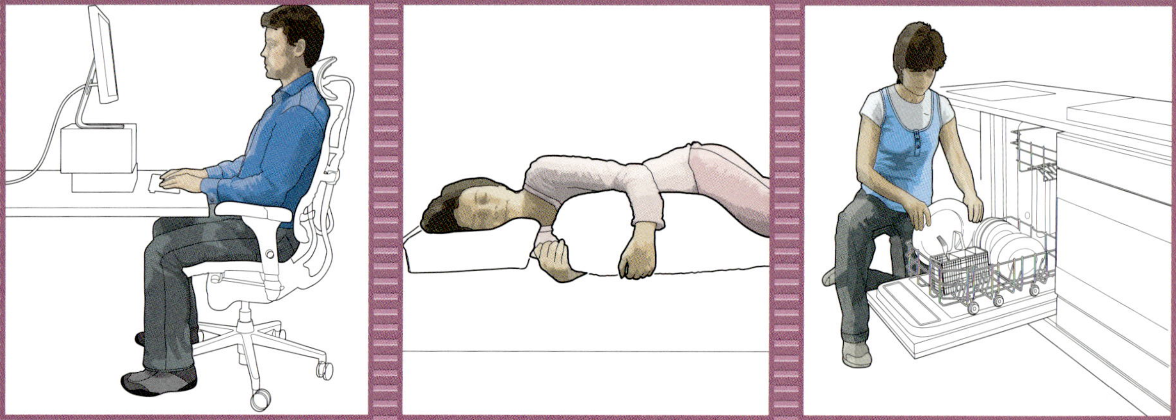

VORSORGE & VERHALTEN BEI BESCHWERDEN

Tagein, tagaus machen Sie unendlich viele Bewegungen, an denen Rücken und Nacken beteiligt sind, ohne dass Sie sich dessen bewusst werden. Mit der Zeit können eine schlechte Haltung oder falsch ausgeführte Bewegungen jedoch Rücken- und Nackenbeschwerden verursachen – in Form eines plötzlichen Schmerzes oder einer chronischen Gelenkerkrankung. Im folgenden Kapitel erfahren Sie, wie Sie häufige Aktivitäten am Arbeitsplatz und zu Hause rückenschonend durchführen können.

DIE HALTUNG VERBESSERN

Die ideale Körperhaltung gibt es nicht, denn jeder Mensch hat eine ganz individuelle Statur. Die ideale Haltung für Sie persönlich ist jene, die Ihren Rücken kaum belastet und bei der Ihre Wirbelsäule natürlich gekrümmt bleibt.

Egal ob Sie stehen oder sitzen – Ihre Rückenmuskulatur sollte entspannt, aber nicht schlaff sein. Idealerweise beschreibt Ihre Wirbelsäule eine sanfte S-Krümmung.

EINE GUTE HALTUNG IM STEHEN

Die Art, wie Sie stehen, welche Körperhaltung Sie einnehmen, beeinflusst, wie Sie aussehen und wie Sie sich fühlen. Achten Sie beim Stehen auf Ihre Körpersymmetrie (»**rechts**). Eine korrekte Haltung belastet die Wirbelsäule so wenig wie möglich und beugt ihrem Verschleiß vor.

Voraussetzung für eine gute Haltung ist körperliche Fitness: die Muskeln zu kräftigen und zu dehnen, den Unterkörper zu stabilisieren und sich die Körperhaltung in Ruhe und in Bewegung bewusst zu machen. Fit zu sein bedeutet aber auch, geistig und emotional ausgeglichen zu sein. Auch das verringert Verspannungen und verbessert die Haltung.

EINE SCHLECHTE HALTUNG IM STEHEN

Im Hinblick auf Rückenschmerzen ist eine Körperhaltung schlecht, wenn sie die Wirbelsäule belastet. Zwar versteht man darunter meist eine schlaffe Haltung, doch übermäßige Steifheit kann dem Rücken ebenso schaden (»**rechts**). Sie führt zu Muskelverspannungen und sogar zu einer eingeschränkten Atmung. Verspannungen machen den Körper anfälliger für Verletzungen und Rückenschmerzen, weil Rückenmuskulatur, Bänder, Bandscheiben und Wirbelgelenke übermäßig belastet werden.

EINE SCHLECHTE HALTUNG KORRIGIEREN

Sorgen Sie für Entspannung der Schulter- und Nackenmuskulatur, wenn Sie in diesem Bereich Schmerzen haben. So erhöht Übergewicht die Belastung der Wirbelsäule, weil dadurch das Becken meist in einer unnatürlichen Haltung nach vorne kippt und das Schwerkraftzentrum nach vorne verlagert wird. Infolgedessen verkrampfen die Rückenmuskeln und verstärken die Stauchung im unteren Rücken. Daher sollte man Übergewicht reduzieren und die Muskeln im Unterleib kräftigen.

Wenn Ihnen Diäten nicht liegen, probieren Sie es mit Bewegung: Gehen Sie zu Fuß zur Arbeit oder fahren Sie mit dem Rad statt mit dem Auto. Je mehr Gewicht Sie verlieren, desto besser für Ihre Haltung. Tragen Sie auf keinen Fall ein Korsett – es ist kein Ersatz für körperliche Aktivität.

In der Schwangerschaft belastet das Gewicht des Babys die Wirbelsäule zusätzlich, weshalb eine gute Haltung jetzt noch wichtiger ist. Aktivieren Sie stets Ihre Bauchmuskeln, um kein Hohlkreuz zu machen, ebenso die Gesäßmuskeln, damit der Körperschwerpunkt über den Hüften liegt. Drücken Sie auch im Stehen die Knie nicht durch.

Eine schlechte Haltung kann ihre Ursache auch in Fehlstellungen des Fußes haben. Orthopädische Einlagen (»**rechts**) korrigieren. Hohe Absätze verstärken ein Hohlkreuz und verursachen Rückenschmerzen.

DIE HALTUNG IM STEHEN

Die Haltung wirkt sich direkt auf Gelenke und Muskeln aus: Mit einer guten Haltung leidet man seltener unter Rückenschmerzen. Sie stehen im Gleichgewicht, wenn sich Ihr Gewicht gleichmäßig auf Vorder- und Rückseite verteilt.

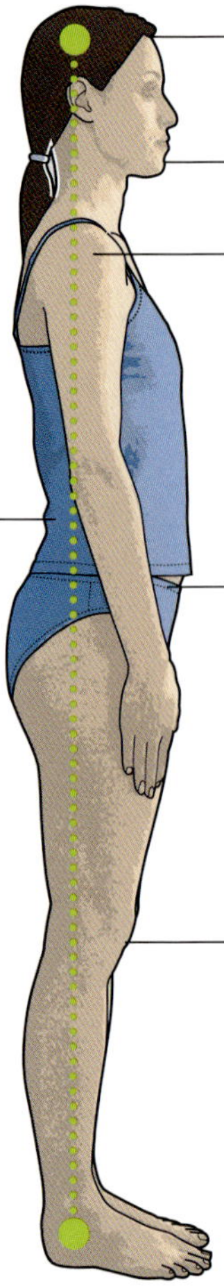

Beckenhaltung
Es kann eine Weile dauern, diese Haltung richtig hinzubekommen. Der Trick ist, dass man das Becken bewusst aufrichtet, indem man es leicht nach hinten kippt. Dabei bringen Sie Ihr Becken in die neutrale Position, sodass der untere Rücken eine natürliche leichte S-Krümmung aufweist. Ein Hohlkreuz dagegen belastet den Rücken stark.

ORTHOPÄDIE

Die Orthopädie hat unterschiedliche Hilfsmittel entwickelt, um angeborene oder erworbene Probleme in Gliedmaßen und Rumpf zu beheben und zu heilen. Orthopädische Hilfsmittel gibt es in verschiedenen Formen, z.B. als Rücken- oder Kniebandagen und als Einlagen für die Schuhe.

Ein häufiges Problem ist eine Pronation (dabei sind die Füße einwärts gedreht, was zu einer Fehlstellung in Knien und Hüften führt). Eine Pronation verursacht Schmerzen im unteren Rücken, dessen Muskeln diese Schwäche kompensieren. Eine individuell angepasste Einlage im Schuh kann helfen, die Gelenke korrekt auszurichten und Verspannungen im unteren Rücken zu lindern.

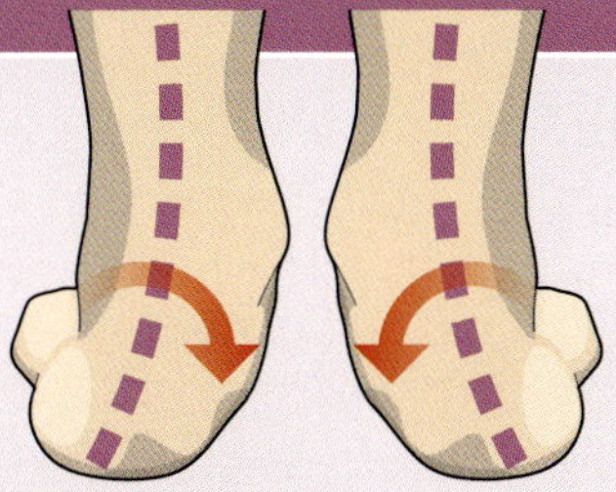

Überpronation
Durch das eingesunkene Fußgewölbe drehen sich die Füße ein und verursachen eine Fehlstellung von Bändern, Muskeln und Sehnen in Füßen, Beinen und Rücken. Unbehandelt kann die Pronation zunehmende Probleme in Füßen und Rücken verursachen.

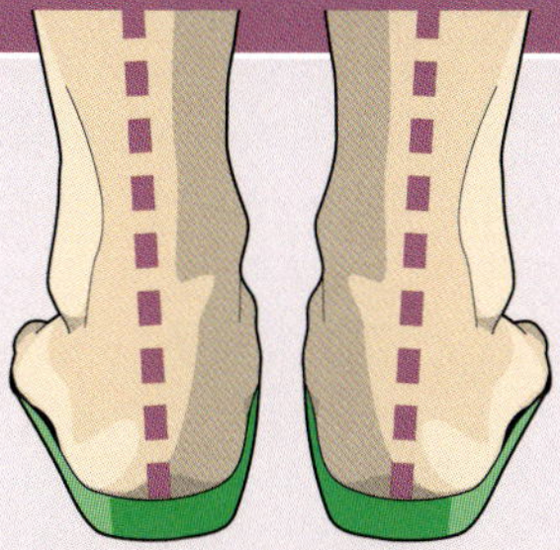

Korrigierte Pronation
Orthopädische Einlagen korrigieren die Fehlstellung und unterstützen die Füße. Gute Einlagen werden individuell angfertigt.

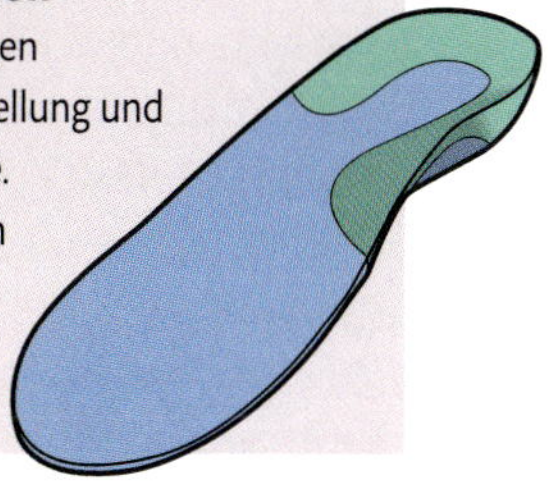

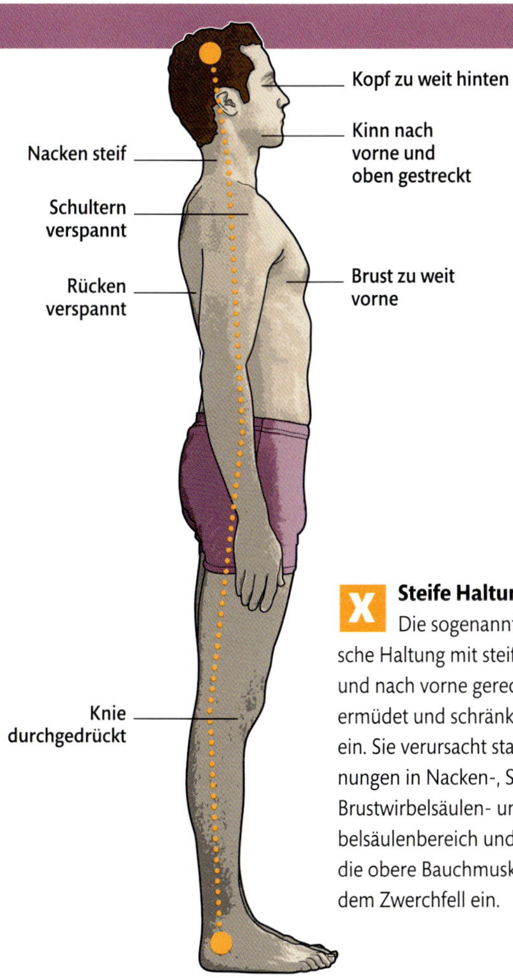

Steife Haltung
Die sogenannte militärische Haltung mit steifem Rücken und nach vorne gereckter Brust ermüdet und schränkt die Atmung ein. Sie verursacht starke Verspannungen in Nacken-, Schulter-, Brustwirbelsäulen- und Lendenwirbelsäulenbereich und engt zudem die obere Bauchmuskulatur mit dem Zwerchfell ein.

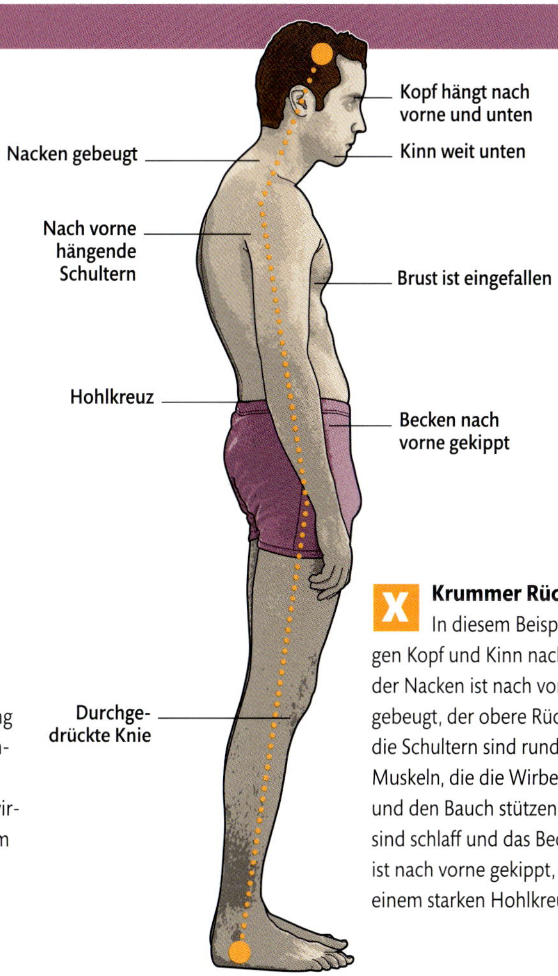

Krummer Rücken
In diesem Beispiel hängen Kopf und Kinn nach unten, der Nacken ist nach vorne gebeugt, der obere Rücken und die Schultern sind rund. Die Muskeln, die die Wirbelsäule und den Bauch stützen sollen, sind schlaff und das Becken ist nach vorne gekippt, was zu einem starken Hohlkreuz führt.

EINE GUTE SITZHALTUNG

Langes Sitzen kann Schmerzen im unteren Rücken verursachen. Der Grund: Beim Sitzen wird die Wirbelsäule stärker belastet als beim Stehen oder Gehen. Eine korrekte Sitzhaltung einzunehmen ist nicht schwierig, wenn man weiß, wie es geht – und sie vermindert den Druck, der auf Ihrem Rücken lastet.

IN EINEM STUHL ENTSPANNEN

Eine gute Sitzhaltung bedeutet nicht, lange aufrecht zu sitzen. Sie müssen entspannt bleiben, damit sich Ihre Muskeln nicht verkrampfen. Wer versucht, lange kerzengerade zu sitzen, wird allmählich schlaff zusammensinken.

Wenn Sie es sich zu Hause gemütlich machen, wählen Sie einen bequemen Stuhl, der Ihnen genug Platz bietet, um Ihre Sitzhaltung zu ändern. Damit sich Ihre Muskeln nicht verspannen, müssen Sie sich bewegen können, während Sie sitzen; Kissen im unteren Rücken unterstützen Ihre Wirbelsäule.

AM SCHREIBTISCH SITZEN

Wer im Büro arbeitet, ist oft an den Schreibtisch gefesselt und verbringt die meiste Zeit des Tages am Computer. Wer viele Stunden sitzt, braucht einen ergonomischen Stuhl, der das Risiko von Rücken-, Nacken- und Kopfschmerzen senkt (**»S. 62–65**), und sollte sich regelmäßig dehnen (**»S. 58–59**).

KOPF UND HALS RICHTIG HALTEN

Wenn Sie im Sitzen Ihre Schultern hängen lassen und den Kopf vorstrecken, ermüden die Muskeln in oberem Rücken, Schultern und Hals sehr schnell. Nacken- oder Kopfschmerzen sind die Folge. Bei verspanntem Nacken oder vorgerecktem Kopf und Kinn verringern Sie die Belastung in Ihrem Nacken, indem Sie Ihr Kinn nach hinten ziehen und Ihren Scheitel zum höchsten Punkt machen. Übungen, mit denen Sie den Nacken nach hinten ziehen (**»S. 96**) bringen das Gewicht des Kopfs senkrecht über die Wirbelsäule. Die Nackenmuskulatur lockert sich, wenn sie sich weniger anstrengen muss.

DIE HALTUNG IM SITZEN

Sitzen ist für den Rücken eine größere Belastung als Stehen. Am besten gewöhnt man sich frühzeitig eine gute Sitzhaltung an, um Rücken- und Nackenschmerzen zu vermeiden. Schnell wird die Sitzhaltung nachlässig. Versuchen Sie möglichst oft, sich selbst zu kontrollieren, und setzen Sie sich bewusst wieder aufrecht.

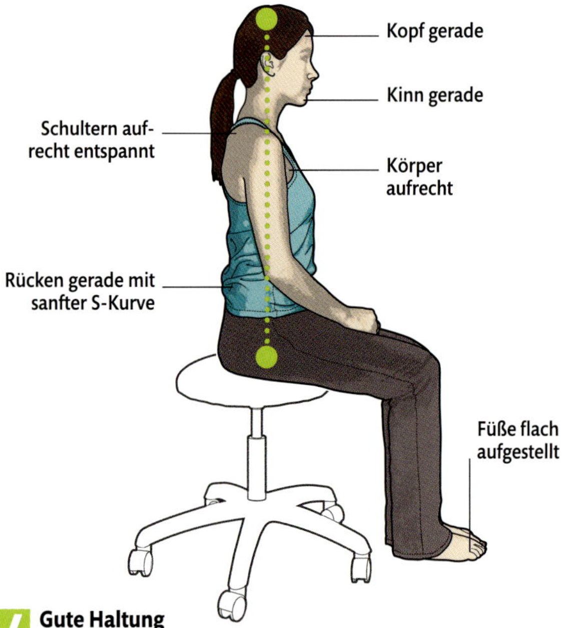

Gute Haltung In der richtigen Sitzhaltung sind Knochen und Gelenke korrekt ausgerichtet und die Belastung der Wirbelsäule ist relativ gering. Machen Sie sich Ihre Haltung bewusst, insbesondere wenn Sie längere Zeit sitzen.

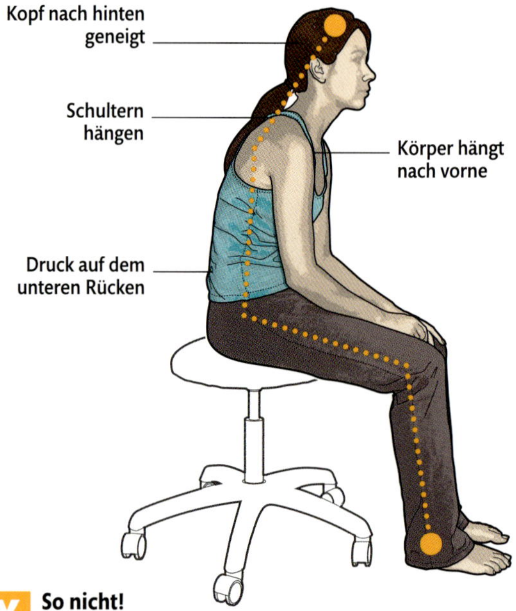

So nicht! Diese Sitzhaltung führt zu Schmerzen im Mukel-Skelett-Apparat sowie zu Rücken-, Gelenk- und spannungsbedingten Kopfschmerzen. Auch die Atmung ist eingeschränkt, weil das Zwerchfell gequetscht wird.

BELASTUNG DER WIRBELSÄULE

Diese Zeichnungen veranschaulichen, wie der Druck auf die Bandscheiben bei den unterschiedlichen Körperhaltungen variiert. Der Druck ist in Prozent im Vergleich zum Stand angegeben, bei dem der Druck 100 Prozent beträgt.

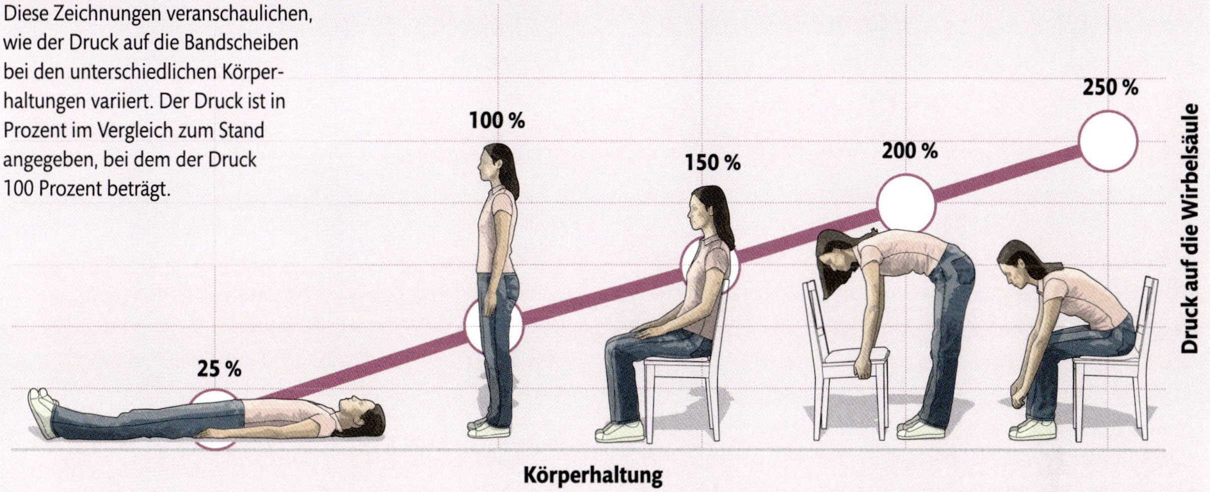

DIE ALEXANDER-TECHNIK

Mittels der Alexander-Technik können Beschwerden behandelt bzw. vorgebeugt werden, weil sie darauf abzielt die Körperhaltung zu verbessern. Sie basiert auf dem Prinzip der Muskelentspannung – besonders der des Nackens und der Schultern – indem die Haltung eingenommen wird, die die Wirbelsäule am wenigsten belastet.

Der Schauspieler F. Matthias Alexander (1869–1955) hat diese Technik entwickelt, nachdem seine Stimme während der Aufführungen zunehmend schwächer geworden war, ohne dass er dafür eine Erklärung gehabt hätte. Er fand heraus, dass er, bevor er auf der Bühne seinen Text sprach, seinen Kopf in einer Weise nach hinten und unten zog, die seine Stimme sozusagen »abschnitt«. Ihm wurde bewusst, dass die Körperhaltung die Physiologie und Psychologie beständig beeinflusst.

Ein qualifizierter Alexander-Lehrer hilft Ihnen dabei, Haltungsgewohnheiten loszuwerden, die Ihnen zur zweiten Natur geworden sind. Er wird Ihnen Techniken beibrigen, die er speziell für Sie und Ihre Haltungsprobleme entwickelt und die Sie jeden Tag üben sollten. Das Training kann wenige Wochen bis zu einem Jahr dauern.

Durch die Alexander-Technik werden zwar akute Probleme wie ein Bandscheibenvorfall oder eine Dysfunktion der Facettengelenke nicht behandelt, sie kann aber durchaus bei »eingeklemmten Nerven« helfen, indem sie den Nerven mehr Raum verschafft. Wenn ein akuter Bandscheibenvorfall beseitigt worden ist, kann mittels der Alexander-Technik ein Rückfall verhindert werden. Sie ist besonders nützlich, um haltungsbedingte Schmerzen zu vermeiden, und im fortgeschrittenen Alter kann sie akute Rückenschmerzen verhindern, indem man lernt, wie man seinen Rücken entlastet.

Die Technik in der Praxis

Der Alexander-Lehrer wird Ihre erworbenen Haltungsfehler – sowohl im Stehen als auch im Sitzen – analysieren, um sie gemeinsam mit Ihnen zu korrigieren. Anschließend passt er die Übungsstunde entsprechend an und übt mit Ihnen das Sitzen, Stehen oder Liegen, je nachdem, was er für erforderlich erachtet. Er wird Sie auffordern, sich vorzustellen, dass Sie am Scheitel nach oben gezogen werden.

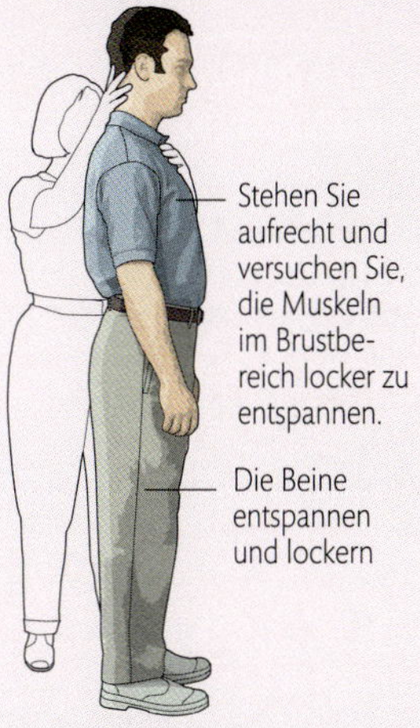

Stehende Haltung

Halten Sie die Wirbelsäule im Stand gerade. Achten Sie darauf, sich nicht nach vorne und den Kopf nach hinten zu lehnen.

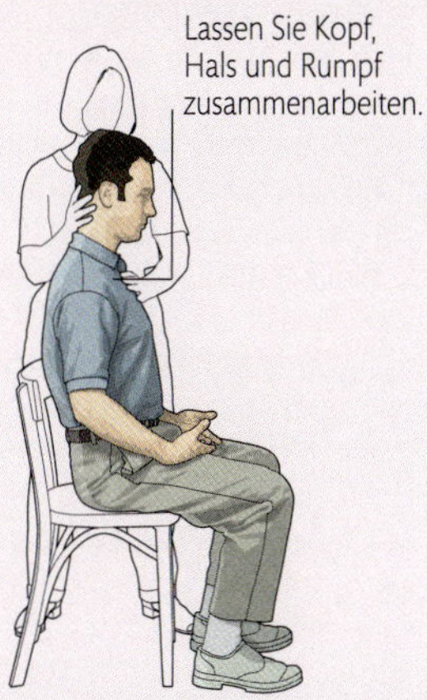

Sitzhaltung

Bei guter Sitzhaltung lassen Sie die korrekte Wirbelsäulenkrümmung in Nacken, mittlerem und unterem Rücken zu.

BEWEGUNG UND SPORT

Bewegung ist von zentraler Bedeutung für den gesunden Rücken. Regelmäßiger Sport hält die Gelenke geschmeidig und kräftigt die Muskeln, was Ihrem Rücken zugute kommt.

Es ist wissenschaftlich bewiesen, dass Menschen, die körperlich fit sind, auch gesünder und weniger anfällig für Rückenschmerzen und -verletzungen sind. Wer regelmäßig Dehn- und Kräftigungsübungen macht (**» S. 84–137**), verbessert nicht nur seine allgemeine Fitness, sondern auch die Kraft und Beweglichkeit seiner Muskeln. Eine gute Stabilität und funktionale Bewegung in der Bauchmuskulatur und im Unterkörper sind wesentliche Voraussetzung, um die Haltung zu verbessern. Regelmäßiger Sport bietet eine ganze Reihe von Vorteilen: Er verbessert Fitness, Ausdauer und Belastbarkeit, senkt Puls und Blutdruck, verbrennt Fett und reduziert Stress – alles Faktoren, die dazu beitragen, das Risiko von Nacken- und Rückenschmerzen zu senken.

DIE HÄUFIGSTEN VERLETZUNGSURSACHEN

Verletzungen lassen sich am sichersten vermeiden, indem Sie auf Ihren Körper hören und sich nicht überanstrengen. Folgende Faktoren sind die häufigsten Ursachen für Sportverletzungen:

- **Fehlendes Aufwärmtraining**: Kalte Muskeln reagieren langsamer und sind anfällig für Zerrungen.
- **Übermäßiges Training** erhöht das Risiko für chronische Verletzung, weil es Ihren Körper dauerhaft überlastet.
- **Übermäßige Belastung** setzt Ihre Muskeln, Gelenke und Ihren Bandapparat Kräften aus, auf die diese nicht vorbereitet sind.
- **Falsch ausgeführte Übungen** überlasten Gelenke, Muskeln und den Bandapparat – besonders bei häufigen Wiederholungen.
- **Missachtung von Sicherheitsvorkehrungen** oder Regeln der jeweiligen Sportart erhöht das Unfallrisiko.
- **Ein Sportunfall** ist häufig das Resultat einer Kollision oder eines Aufpralls und ereignet sich meist plötzlich.
- **Unzureichende Ausrüstung**: Sie bietet eventuell keinen ausreichenden Halt oder schützt Ihren Körper nicht gegen einen Aufprall.
- **Wiederholte Verletzung** kann den Körper schwächen und für weitere Verletzungen empfänglich machen.
- **Genetische Faktoren**: Diese können Sie nicht ändern, sie beeinflussen aber eventuell Ihr Verletzungsrisiko und Ihre Belastbarkeit.
- **Muskelschwäche und muskuläre Dysbalancen,** einschließlich geringe Stabilität des Unterkörpers, können zu Überlastung führen.
- **Mangelnde Beweglichkeit**, die Ihren Bewegungsradius einschränkt und Ihr körperliches Leistungsvermögen begrenzt.
- **Instabile Gelenke** (ein Zustand, dessen Sie sich bereits bewusst sein sollten, wenn Sie davon betroffen sind), die es Ihnen erschweren, Ihre Gelenke zu kontrollieren und zu stabilisieren.

WELCHE SPORTARTEN SIND GEEIGNET?

Die Sportarten, die Sie wählen, hängen von Ihren persönlichen Bedürfnissen und Vorlieben ab. Jeder Sport ist gut; damit man aber vom Training optimal profitiert, ist es ratsam, sanfte Sportarten mit solchen zu kombinieren, die Herz und Kreislauf trainieren. Anspruchsvolles Herz-Kreislauf-Training, z.B. Seilspringen und Joggen, kann die Gelenke stark belasten. Zu den moderaten Herz-Kreislauf-Trainings gehören strammes Gehen, Step-Aerobic und die Verwendung von Geräten wie Kugel- und Kurzhanteln. Schwimmen, Yoga und Pilates sind sanfte Sportarten und ideal zur Verbesserung der Gesundheit und der Rückenbeweglichkeit.

DIE RICHTIGE AUSRÜSTUNG WÄHLEN

Schlecht sitzende oder ungeeignete Kleidung erhöht das Verletzungsrisiko. Beherzigen Sie folgende Tipps vor dem Kauf:

- Die Schuhe müssen für den Sport Ihrer Wahl geeignet sein und Füßen und Fesseln ausreichend Halt und Polsterung bieten. Lassen Sie sich von einem Experten beraten und probieren Sie die Schuhe vor dem Kauf unbedingt an.
- Sportkleidung sollte immer bequem und atmungsaktiv sein und bei Kälte gut isolieren.
- Sportgeräte wie Schläger, Skier oder Fahrrad sollten stets an Ihre Körpergröße und Ihr Gewicht angepasst sein und Ihrem Leistungsniveau entsprechen.

WIE SIE VERLETZUNGEN VERMEIDEN

Stellen Sie sicher, dass Sie die richtigen Schuhe und geeignete Bekleidung und Ausrüstung besitzen (**» oben**), bevor Sie mit dem Training beginnen. Wenn Sie gut vorbereitet sind, fangen Sie mit einem 10-minütigen Aufwärmtraining an (**» rechts**). Es bereitet Ihren Körper mental und körperlich auf die folgende Anstrengung vor und ist wichtig, um steife Muskeln zu lockern. Manche Menschen lassen diesen wichtigen Teil des Trainingsprogramms weg, allerdings erhöht man so sein Verletzungsrisiko erheblich.

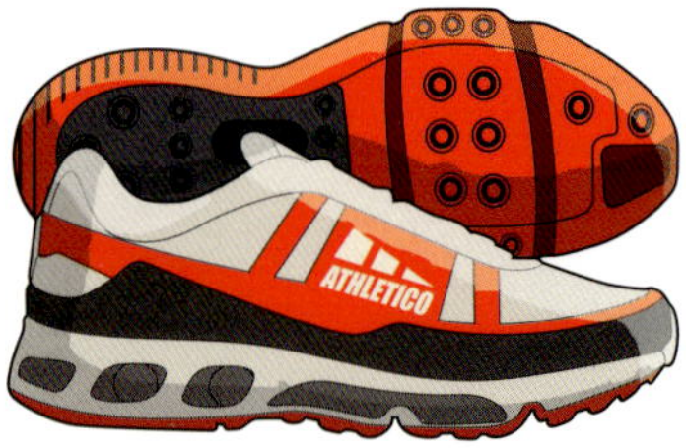

Sportschuhe sollten unbedingt auf die jeweilige Sportart abgestimmt sein, da sie, je nach den Anforderungen, die Füße ganz unterschiedlich stützen müssen.

WARM-UP-ÜBUNGEN

Beginnen Sie mit dem Aufwärmen. Spezielle Übungen bereiten den Körper auf das Training vor und senken das Verletzungsrisiko. Jedes Warm-up sollte folgende Elemente beinhalten:

- **Moderates Herz-Kreislauf-Training** mit Übungen, die den ganzen Körper trainieren (und nicht nur einen Körperteil): große Bewegungen, etwa aus dem Stand in die Hocke gehen und umgekehrt, und Bewegungen wie das Schwingen einer Kugel- oder Kurzhantel. Diese sanften, hochgradig wirkungsvollen Übungen steigern Puls und Durchblutung und erwärmen die Muskeln, ohne die Gelenke zu belasten. Veranschlagen Sie für das Aufwärmen etwa 10 Minuten.
- **Sanfte Lockerungsübungen** bringen Ihren Körper nach langem Sitzen in Schwung. Rotieren der Knöchel, Hüften, Handgelenke und Schultern und leichtes Laufen auf der Stelle gehören dazu. Dauer und Intensität der Übungen hängen von Ihrer Fitness ab, mindestens aber 5–10 Minuten, sodass Sie leicht ins Schwitzen kommen.
- **Dynamisches Dehnen** trainiert die Muskeln und verbessert die Beweglichkeit. Es ist am besten für fortgeschrittene Athleten geeignet und sollte erst durchgeführt werden, wenn Ihr Körper ein hohes Maß an Beweglichkeit besitzt.
- **Sportspezifische Übungen** bestehen aus Aktivitäten und Übungen, die zum Sport Ihrer Wahl passen. Sie können anspruchsvoller sein als die ersten Stufen Ihres Aufwärmprogramms.

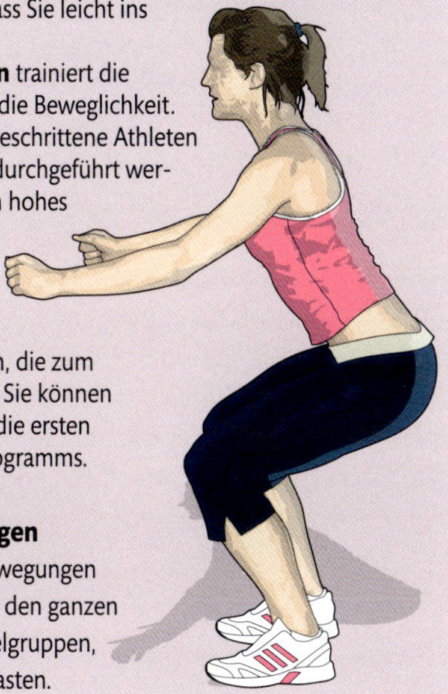

Ganzkörperbewegungen
Sanfte, sehr intensive Bewegungen wie die Hocke aktivieren den ganzen Körper und große Muskelgruppen, ohne die Gelenke zu belasten.

COOL-DOWN-ÜBUNGEN

Das Cool-down nach dem Training ist genauso wichtig wie das Aufwärmen zu Beginn. Es bringt den Körper kontrolliert in den Zustand vor dem Training zurück, hilft ihm, sich zu regenerieren, und kann Muskelkater verringern. Lassen Sie das Cool-down niemals aus. Es sollte folgende Elemente enthalten:

- **Langsames Gehen** (5–10 Minuten) nach dem Training verlangsamt den Puls und bringt ihn wieder in den Ruhezustand zurück, senkt die Körpertemperatur und unterstützt das Ausscheiden von Abbaustoffen (wie Milchsäure) aus den Muskeln.
- **Beim statischen Dehnen** begibt man sich langsam in eine angenehme Dehnung und hält diese Position anschließend. Das entspannt Ihre Muskeln und Sehnen und ermöglicht Ihnen, Ihren normalen Bewegungsradius wiederzuerlangen. Führen Sie nur eine oder zwei Dehnungen pro Muskelgruppe durch und halten Sie jede Position 20–30 Sekunden. Achten Sie darauf, Ihre Muskeln nicht zu überdehnen. Sie könnten sich sonst verletzen.

Statisches Dehnen
Statische Dehnübungen sollten nach dem Training durchgeführt werden. Dehnen Sie sich sowohl im Sitzen als auch im Stehen, um möglichst viele Muskelgruppen einzubeziehen.

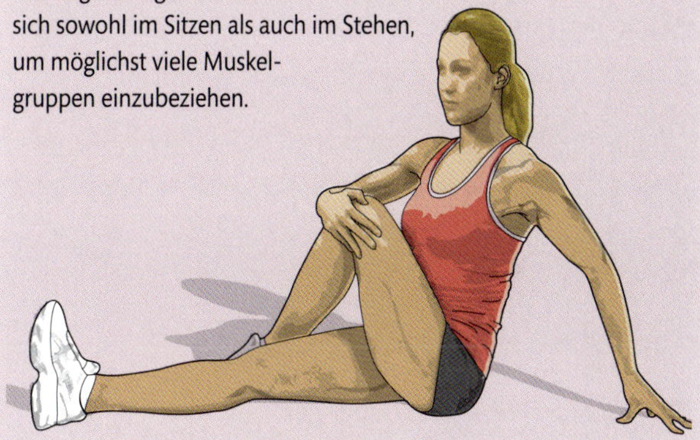

Wenn Sie länger keinen Sport getrieben haben, sollten Sie Ihren Arzt konsultieren, bevor Sie beginnen. Setzen Sie sich realistische Ziele und steigern Sie Dauer und Intensität Ihres Trainings langsam.

NACH EINER VERLETZUNG TRAINIEREN

Wenn Sie sich verletzt haben, wird Ihr Körper Sie das wissen lassen. Eine akute Verletzung wird meist von einem schneidenden Schmerz begleitet, während ein dumpfer Schmerz gewöhnlich auf eine chronische Verletzung hindeutet. Bei Schmerzen passen Sie Ihr Training an, um die Belastung zu verringern, oder pausieren Sie eine Weile. Suchen Sie einen Arzt auf, wenn der Schmerz zurückkehrt.

Werden Sie wieder aktiv, sobald die akuten Schmerzen vorüber sind. Rückentraining ist wichtig und kann chronische Schmerzen lindern. Nehmen Sie Ihr Training möglichst bald wieder auf. Lassen Sie sich nicht abschrecken, wenn die Glieder schmerzen und steif sind. Manche Übungen in diesem Buch helfen Ihnen bei speziellen Rückenproblemen, während andere der allgemeinen Gesunderhaltung des Rückens dienen (**»S. 84–137**). Trainieren Sie möglichst ein- oder zweimal täglich. Wenn das nicht geht, machen Sie mindestens einmal täglich ein paar Übungen. Sollten Sie unsicher sein, ob Sie eine Übung korrekt durchführen, lassen Sie sich von einem Physiotherapeuten oder einem qualifizierten Trainer beraten.

WOHLTUENDES DEHNEN

Regelmäßige, sanfte Dehnübungen können Rückenschmerzen vorbeugen. Dehnen Sie sich täglich und auch dann, wenn Sie noch andere gymnastische Übungen praktizieren.

Dehnen vergrößert den Bewegungsradius und verlängert und lockert die Muskeln. Dadurch werden sie beweglicher und belastbarer. Einfache Dehnübungen sollten ein- bis zweimal täglich durchgeführt werden (» **rechts**). Die Übungen beugen Rückenschmerzen vor, indem sie die Beweglichkeit der Wirbelsäule verbessern, ihre Steifheit reduzieren und den Druck auf Bandscheiben, Bänder und Facettengelenke vermindern. Entspannen Sie Ihren Körper und atmen Sie tief und gleichmäßig. Atmen Sie vor der Dehnung ein und in der Bewegung aus. Machen Sie dieselbe Anzahl Dehnungen auf beiden Seiten. Bei Schmerzen brechen Sie ab. Probieren Sie die Dehnung jedoch wenige Tage später erneut.

WANN DEHNEN?

Idealerweise dehnen Sie sich täglich. Sie können die Übungen in Ihr regelmäßiges Training integrieren oder isoliert ausführen. Wählen Sie dafür eine Tageszeit, die für Sie am besten funktioniert – etwa gleich als Erstes am Morgen oder wenn Sie abends nach Hause kommen. Machen Sie Ihre Dehnübungen möglichst zu einem festen Bestandteil Ihres Tagesablaufs: Gewöhnen Sie sich während langer Arbeitszeiten am Computer regelmäßige Dehnpausen an; oder nehmen Sie sich 5 Minuten, um sich nach einem Flug oder einer langen Autofahrt zu dehnen. Selbst kurze, intensive Dehnungen können sehr erfrischend und kräftigend sein.

WIE DER KÖRPER PROFITIERT

Ihr Körper profitiert von regelmäßigen Dehnübungen in vielerlei Hinsicht:

- Sie senken das Verletzungsrisiko, indem sie die Beweglichkeit und das Gleichgewicht verbessern.
- Sie gleichen die Muskellängen an, die wiederum für Körpersymmetrie sorgen und die Haltung korrigieren.
- Sie verbessern die Beweglichkeit, sodass Sitzen, Gehen und Stehen einfacher werden.
- Sie fördern die Entspannung und reduzieren Stress.
- Sie energetisieren Körper und Geist.

DEHNEN IN DER SCHWANGERSCHAFT

Sanftes Dehnen während und nach einer Schwangerschaft ist in der Regel risikofrei und wohltuend. Das Hormon Relaxin, das nun produziert wird, lockert die Bänder in Vorbereitung auf die Geburt und bewirkt, dass Sie dehnbarer sind als sonst. Sprechen Sie mit Ihrem Arzt oder Ihrer Hebamme, bevor Sie mit Dehnübungen beginnen.

STRETCHING FRAGEN UND ANTWORTEN

F | Warum sollte ich Dehnübungen machen?

A | Jeder weiß, dass regelmäßige Bewegung das Wohlbefinden fördert. Wenn Sie keine Zeit für einen kompletten Workout haben, machen Sie die einfachen Dehnübungen auf der rechten Seite. Sie werden meist zum Aufwärmen vor oder als Cool-down nach einer Trainingseinheit durchgeführt, können aber auch für sich allein stehen, wenn der Zeitpunkt richtig gewählt ist. Kontrolliertes Dehnen verbessert die Beweglichkeit, korrigiert eine schlechte Haltung, senkt das Verletzungsrisiko, verringert Schmerzen und verlangsamt den Alterungsprozess.

F | Ist Dehnen mit Pilates oder Yoga vergleichbar?

A | Viele Menschen denken an Yoga oder Pilates, wenn sie Dehnen bzw. Stretching hören. Yoga verbessert die Beweglichkeit für die Meditationshaltungen, während Pilates die Kraft und Kontrolle des Rumpfs verbessert. Stretching hat zum Ziel, den Körper symmetrisch auszurichten, die Haltung zu verbessern und die mechanische Bewegung der Gelenke zu verbessern, um den Verschleiß zu reduzieren.

F | Was passiert, wenn ich mich dehne?

A | Kräftige Muskeln, Sehnen, Knochen und Bänder sind wichtig für einen gesunden Körper. In der Dehnung spüren Sie den Zug Ihrer Muskeln an den Knochen. Sehnen verbinden Muskeln mit Knochen und der Zug beim Dehnen erhält ihre Elastizität und senkt die Verletzungsgefahr. Bänder verbinden Knochen mit Knochen und halten das Skelett zusammen. Dehnen verlängert die Muskeln und Sehnen, während die Bänder geschützt werden. Es richtet die Wirbelsäule auf und gleicht Muskelgruppen aus, die sich ansonsten durch Einwirkung der Schwerkraft mit der Zeit verkürzen.

F | Ist Dehnen für jeden gut?

A | Jeder, ob jung oder alt, Mann oder Frau und ohne Ansehen des Fitness-Niveaus profitiert vom Stretching. Dehnübungen trainieren verschiedene Muskelgruppen im Körper und stimulieren Geist, Körper und Seele. Stretching besteht aus einfachen Übungen, die fast überall durchgeführt werden können.

EINFACHES STRETCHING

Diese Dehnübungen trainieren die Muskulatur im oberen und unteren Rücken (Übungen 1–6 bzw. 7–12). Wenn Sie viele Stunden am Schreibtisch verbringen, werden Ihnen die ersten sechs Übungen eine willkommene Abwechslung bieten: Machen Sie sie fünf- bis sechsmal täglich. Die weiteren Übungen dehnen den unteren Rücken und sollten zweimal täglich, morgens und abends, ausgeführt werden.

OBERER RÜCKEN

1 **Nacken nach unten rollen und dehnen (»S. 100)**
Dehnt den gesamten Nacken und öffnet die Brust.

- 1 Set x 3 Wiederholungen (= Wh.)
- Position 15 Sekunden lang halten

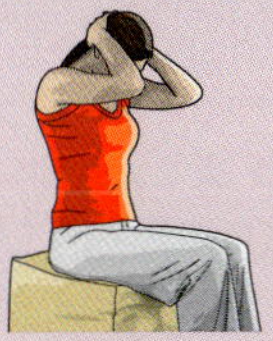

2 **Brust dehnen über Eck (»S. 100)**
Verbessert die Körperhaltung. Intensiv dehnen, wenn Brustkorb und Schultern sehr verspannt sind.

- 1 Set x 3 Wh.
- Position 15 Sekunden lang halten

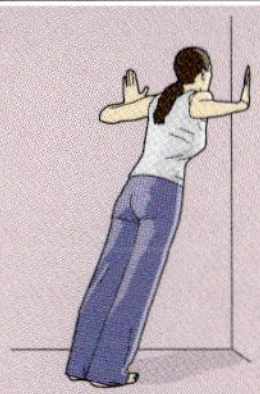

3 **Dehnen im Drehsitz (»S. 101)**
Spüren Sie die Dehnung zwischen und dicht unter Ihren Schulterblättern.

- 1 Set x 3 Wh., die Seiten wechseln
- Position 10 Sekunden lang halten

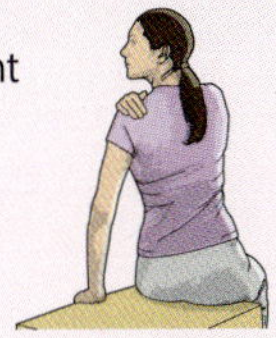

4 **Nacken passiv nach hinten ziehen (»S. 96)**
Unterstützt einen normalen Bewegungsradius im Nackenbereich.

- 1 Set x 10 Wh.
- Position 3 Sekunden lang halten

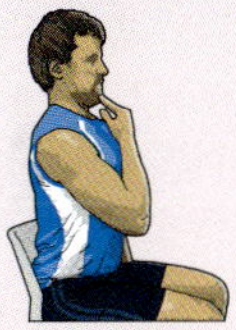

5 **Rücken dehnen im Sitzen (»S. 94)**
Spüren Sie die Dehnung in Schultern und oberem Rücken.

- 1 Set x 5 Wh.
- Position 5 Sekunden lang halten

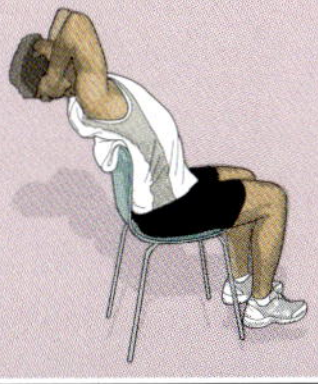

6 **Schultern kreisen (»S. 85)**
Fördert die Beweglichkeit steifer Schultergelenke und erwärmt den Trapezmuskel.

- 1 Set x 10 Wh.
- Langsame, fließende Bewegung

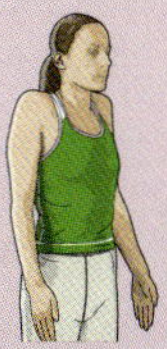

UNTERER RÜCKEN

7 **Rücken strecken im Stehen (»S. 126)**
Spüren Sie sofortige Erleichterung Ihrer Rückenschmerzen, während Sie sich in leichtem Bogen nach hinten dehnen.

- 1 Set x 10 Wh.
- Position 3 Sekunden lang halten

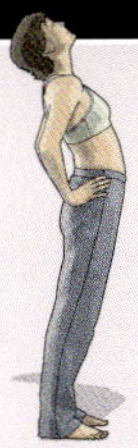

8 **Kobra (»S. 116)**
Lindert Schmerzen im unteren Rücken. Ideales Stretching für alle, die die meiste Zeit sitzen.

- 1 Set x 10 Wh.
- Position 3 Sekunden lang halten

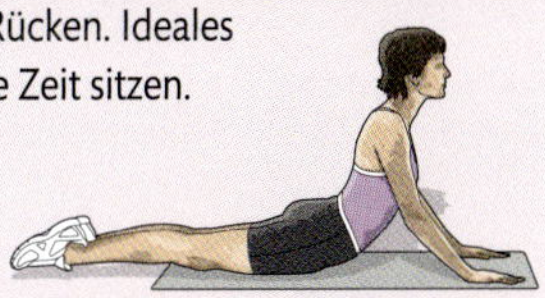

9 **Katzenbuckel (»S. 111)**
Macht die Wirbelsäule geschmeidig und mobilisiert die Bandscheiben.

- 1 Set x 2 Wh.
- Jede Position 3 Sekunden lang halten

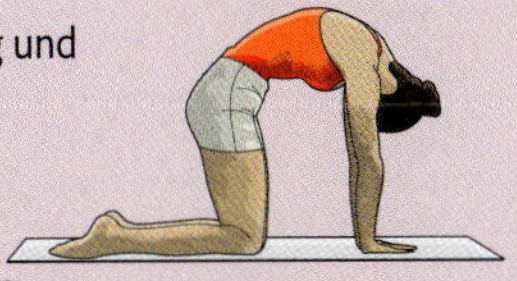

10 **Kind-Haltung (»S. 136)**
Dehnt Wirbelsäule, Hüften, Oberschenkel und Fußgelenke.

- 1 Set x 2 Wh.
- Position 20 Sekunden lang halten

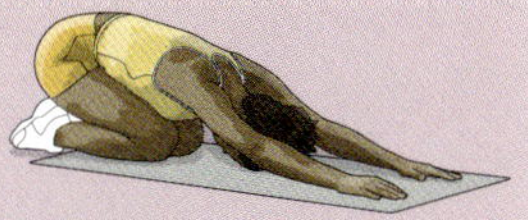

11 **Hüfte drehen im Liegen (»S. 108)**
Dehnt die schrägen Bauchmuskeln und verbessert die Stabilität der Körpermitte.

- 1 Set x 2 Wh., die Seiten wechseln
- Position 10 Sekunden lang halten

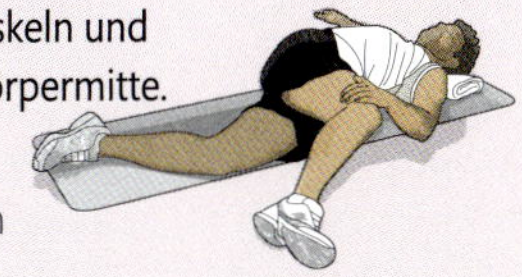

12 **Knie-zur-Brust-Dehnung (»S. 126)**
Lockert verspannte und schmerzhafte Muskeln rund um ein belastetes Facettengelenk.

- 1 Set x 2 Wh.
- Position 10 Sekunden lang halten

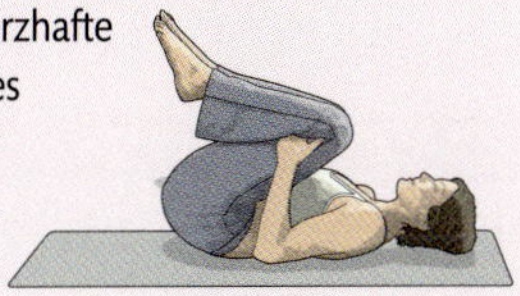

GESUNDE ERNÄHRUNG

Eine gesunde, ausgewogene Ernährung, ausreichende Wasserzufuhr, ein angemessenes Training in Bezug auf Intensität und Dauer – all diese Faktoren leisten einen Beitrag zur Gesundheit Ihres Rückens.

Wenn Sie Übergewicht haben, besteht die Gefahr, dass Sie Ihre Wirbelsäule zu stark belasten. Überdenken Sie in diesem Fall unbedingt Ihre Essgewohnheiten und streichen Sie ungesunde Lebensmittel von Ihrem Speiseplan. In Verbindung mit regelmäßiger körperlicher Bewegung verringern Sie so die Last auf Ihren Rücken.

ERNÄHRUNG, KALORIEN UND KÖRPERGEWICHT

Ihr Körpergewicht ist die Summe des Gewichts von Skelett, Organen, Muskeln, Fett und Wasser. Muskelmasse, Körperfett, Knochendichte und der Wasseranteil im Körper können jeweils durch Ernährung und körperliche Aktivität verändert werden.

Die Fakten, die zu Gewichtszunahme bzw. -verlust führen, sind eindeutig und bekannt: Sie nehmen zu, wenn Sie mehr Kalorien zu sich nehmen, als Sie verbrennen, und Sie nehmen ab, wenn Sie weniger Kalorien essen, als Sie für Ihre grundlegenden Körperfunktionen und Lebensgewohnheiten brauchen. Es ist eine unbestreitbare Tatsache, dass Übergewicht die Gelenke belastet – und natürlich auch die Gelenke der Wirbelsäule, die einem unnatürlichen Druck standhalten müssen. Manche Nahrungsmittel enthalten pro definierter Gewichtsmenge viele Kalorien und haben deshalb eine hohe »Energiedichte« – siehe Tabelle (**» unten**)–, während andere Bestandteile der Nahrung wie Ballaststoffe, Mineralien und Vitamine wenige oder keine Kalorien enthalten.

KALORIEN PRO PORTION ERRECHNEN

Bei den meisten Lebensmittelprodukten ist die Kalorienmenge je 100 g angegeben. Um die Kalorienzufuhr für die Nahrungsmittelmenge zu ermitteln, die Sie zu sich nehmen, multiplizieren Sie die Kalorienzahl je 100 g mit dem Prozentanteil oder

ENERGIEDICHTE

Fett	▶ 9 Kalorien pro Gramm
Kohlenhydrate	▶ 4 Kalorien pro Gramm
Protein	▶ 4 Kalorien pro Gramm
Wasser, Vitamine und Mineralien	▶ 0 Kalorien

WIE HOCH SOLLTE DER KÖRPERFETTANTEIL SEIN?

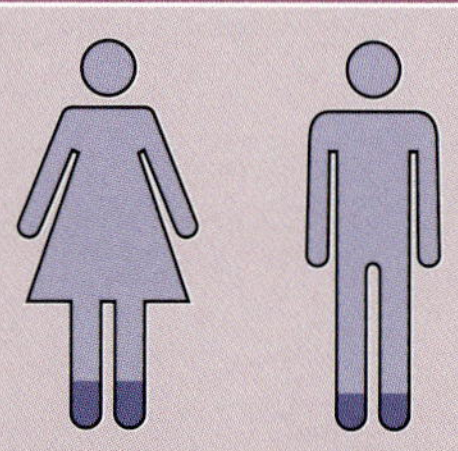

10-12 % Fett **8-10 % Fett**

Athletisch
Aktive Athleten, insbesondere Profis, zeichnen sich durch ausgesprochen wenig Körperfett aus: etwa 8–10 Prozent bei Männern und 10–12 Prozent bei Frauen. Ein hoher relativer Fettanteil bedeutet für die meisten Athleten einen Nachteil, insbesondere bei Disziplinen, bei denen »Gewichtmachen« für eine spezielle Wettbewerbsklasse Priorität hat.

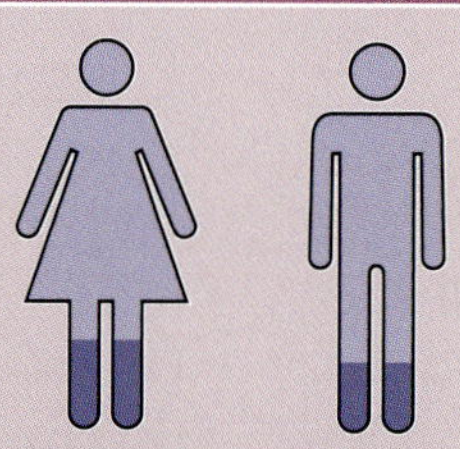

Unter 23 % Fett **Unter 18 % Fett**

Durchschnittlich
Generell gilt, dass Männer unter 18 Prozent und Frauen unter 23 Prozent Körperfettanteil am Gesamtgewicht haben sollten. Ein gewisser Körperfettanteil ist notwendig für die Gesundheit. Vieles deutet darauf hin, dass weniger als 5 Prozent Körperfett das Immunsystem schwächt und anfällig für Krankheiten und Infektionen macht.

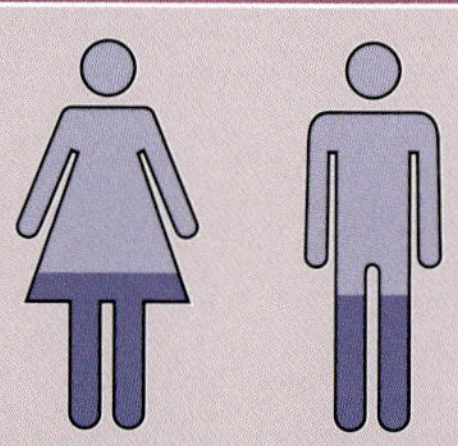

40 % Fett **35 % Fett**

Gefährdet
Über dem durchschnittlichen Körperfettanteil zu liegen, ist nicht ungesund. Ab 35 Prozent (Männer) bzw. 40 Prozent (Frauen) beginnt jedoch der riskante Bereich. Ab diesem Wert spricht man von Fettleibigkeit, die der Gesundheit schadet. Auch ein zu niedriger Körperfettanteil birgt Risiken, denn Fett ist ein wichtiger Energiespeicher für aerobe Aktivitäten.

der verzehrten Menge in Gramm. Wenn Sie z.B. 150 g essen, multiplizieren Sie die Kalorienmenge für 100 g mit 150 Prozent.

EMPFOHLENE TÄGLICHE NÄHRSTOFFZUFUHR

Es gibt keine universell gültige »korrekte« Zahlenangabe für die tägliche Nährstoffzufuhr. Der proportionale Anteil der Hauptnährstoffe, die Sie brauchen, hängt von Ihren individuellen Eigenschaften und Ihrem Lebensstil ab. Grob geschätzt sollten Sie folgende Nährstoffmengen zu sich nehmen:

- 60 Prozent Kohlenhydrate. Diese sind die wichtigste Energiequelle. Lieferanten sind Obst und Gemüse, Brot, Nudeln, Reis und Vollkornnahrungsmittel.
- 25 Prozent Fett. In Maßen konsumiert, eine gute Energiequelle. Ungesättigte Fettsäuren senken den Cholesterinspiegel. Lieferanten sind fetter Fisch, Nüsse, Sprossen und Keime.
- 15 Prozent Proteine. Sie sind wichtig für das Wachstum und die Reparatur von Muskel- und anderem Gewebe. Lieferanten sind Fleisch, Geflügel, Fisch, Eier, Käse, Nüsse und Getreide.

IHR KÖRPERFETTANTEIL

Der Body Mass Index (BMI) ist ein Maß dafür, ob Ihr Gewicht im Verhältnis zu Ihrer Körpergröße gesund ist. Er dient der Bestimmung von Fettleibigkeit bei erwachsenen Frauen und Männern und kann mithilfe folgender Gleichung ermittelt werden:

$$\text{BMI} = \frac{\text{Gewicht in Kilogramm}}{\text{Größe in Metern x Größe in Metern}}$$

Das Ergebnis wird wie folgt interpretiert:
Untergewicht: 18,5 oder niedriger
Normalgewicht: 18,6–24,9
Übergewicht: 25–29,9
Fettleibigkeit: 30–39,9
Klinische Fettleibigkeit: 40 oder höher

Diese Zahlen sind zwar sehr genau, der BMI unterscheidet jedoch nicht zwischen dem Muskel- und dem Körperfettgewicht. Wenn Sie also überdurchschnittlich muskulös sind (Muskeln wiegen mehr als Fett), ist das Ergebnis nicht präzise und Sie werden vielleicht als übergewichtig eingestuft. Während der BMI ein nützliches Messinstrument für die große Masse ist, muss er bei Personen mit großer Muskelmasse mit Vorsicht interpretiert werden.

IHR GRUNDUMSATZ

Der Grundumsatz ist die Energiemenge, die Ihr Körper im Ruhezustand benötigt, um die lebenserhaltenden Funktionen aufrecht zu erhalten, wie Atmung und Kreislauf. Außerdem benötigen Sie Energie für die Erhaltung Ihres Lebensstils und Ihr tägliches Arbeits- und Aktivitätspensum. Hier spielt eine Rolle, welche Art von Arbeit Sie verrichten: Wenn Sie stark körperlich arbeiten, benötigen Sie mehr Energie als jemand, der den ganzen Tag am Schreibtisch sitzt. Mithilfe der Tabelle unten können Sie Ihren täglichen Energiebedarf in etwa errechnen. Ihr Ergebnis steht in Verbindung mit der Anzahl von Kalorien, die Sie täglich zu sich nehmen müssen, um Ihr aktuelles Körpergewicht zu erhalten.

BERECHNEN SIE IHREN ENERGIEBEDARF

Finden Sie Ihre Altersgruppe und tragen Sie Ihr Gewicht in die dazugehörige Gleichung ein, um Ihren Grundumsatz zu berechnen. Multiplizieren Sie diese Zahl mit dem Faktor, der Ihrer Lebensweise zugeordnet ist – sitzend, moderat aktiv oder sehr aktiv. Das Ergebnis beziffert die Kalorienmenge, die Sie zur Aufrechterhaltung Ihres Körpergewichts benötigen. Wenn Sie mehr zu sich nehmen als Sie für Ihren täglichen Gesamtenergieumsatz benötigen (Grundumsatz zuzüglich Aktivitäten), nehmen Sie zu. Nehmen Sie weniger Kalorien zu sich, nehmen Sie ab.

Mann		
▸ 10–17 Jahre	▸ 17,5 x Gewicht in kg	▸ + 651
▸ 18–29 Jahre	▸ 15,3 x Gewicht in kg	▸ + 679
▸ 30–59 Jahre	▸ 11,6 x Gewicht in kg	▸ + 879
▸ 60+ Jahre	▸ 13,5 x Gewicht in kg	▸ + 487
Frau		
▸ 10–17 Jahre	▸ 12,2 x Gewicht in kg	▸ + 746
▸ 18–29 Jahre	▸ 14,7 x Gewicht in kg	▸ + 496
▸ 30–59 Jahre	▸ 8,7 x Gewicht in kg	▸ + 829
▸ 60+ Jahre	▸ 10,5 x Gewicht in kg	▸ + 596

Sitzender Lebensstil mit 1,5 multiplizieren
Mäßig aktiver Lebensstil mit 1,6 multiplizieren
Sehr aktiver Lebensstil mit 1,7 multiplizieren

SCHREIBTISCHARBEIT

Wer bei der Arbeit täglich am Computer sitzt, braucht einen optimal eingerichteten Arbeitsplatz, damit der Rücken bestmöglich unterstützt wird. Eine gute Haltung ist wesentlich, um Hals, Schultern und Rücken zu schonen und Verspannungen und Kopfschmerzen zu vermeiden.

Sitzen belastet die Wirbelsäule stärker als Stehen oder Gehen. Ein ergonomischer Stuhl ist wichtig, wenn Sie lang am Schreibtisch sitzen. Neigen Sie zu Schmerzen im unteren Rücken, prüfen Sie, ob die Stuhlhöhe an Ihre Beinlänge angepasst ist – Ihre Füße sollten flach stehen. Stellen Sie die Sitzfläche waagerecht, und setzen Sie sich so nah an den Schreibtisch, dass Sie die Tastatur bei angewinkelten Ellbogen bedienen können. Schultern und Nacken sind bei der optimalen Schreibtischhöhe locker, und die Unterarme liegen etwas unterhalb der Horizontalen, wenn die Finger die Tastatur berühren. Die Unterarme können auf dem Schreibtisch liegen, aber ohne dass Sie sich aufstützen. Verändern Sie Ihre Haltung regelmäßig und stehen Sie öfter mal auf.

KOPF UND HALS RICHTIG HALTEN

Wenn Sie sich mit hängenden Schultern über den Schreibtisch beugen und den Kopf vorstrecken, ermüden die Muskeln in oberem Rücken, Schultern und Nacken – eine mögliche Ursache für Nacken- oder Kopfschmerzen. Chronische

ERGONOMISCH SITZEN

Stellen Sie Ihre Sitzhöhe so ein, dass Ihre Füße flach auf dem Boden stehen, und justieren Sie die Lordosenstütze so, dass Ihre Lendenwirbelsäule gestützt ist, auch wenn Sie sich nach vorne lehnen. Der Stuhl sollte sich zum Entspannen auch nach hinten neigen lassen. Der Sitz sollte geneigt sein, sodass die Hüften etwas höher stehen als die Knie.

Unterstützen der Lendenwirbelsäule
Der Stuhl sollte möglichst viel Unterstützung bieten, insbesondere für die Lendenwirbelsäule, die im Sitzen die größte Last trägt.

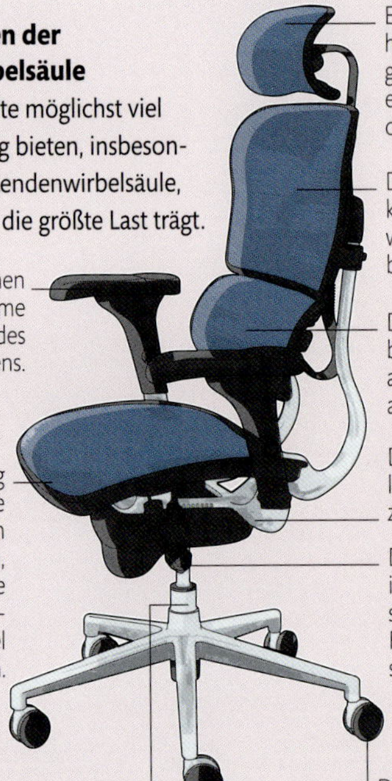
Eine Kopfstütze hält den Kopf gerade und in einer Linie über der Wirbelsäule.
Die Rückenlehne kann festgestellt werden oder beweglich sein.
Armlehnen stützen die Arme während des Tippens.
Die Lendenwirbelstütze kann an Ihren Rücken angepasst werden.
Die Rückenlehne lässt sich vor und zurück neigen.
Die Neigung der Sitzfläche lässt sich verstellen, damit sich die Beine im richtigen Winkel beugen.
Die Sitzhöhe ist verstellbar, sodass Sie Ihre Füße flach aufstellen können.
Eine Federung fängt beim Hinsetzen und Aufstehen den Stoß auf Ihren Rücken etwas ab.
Durch Räder ist der Stuhl in alle Richtungen frei beweglich.

AM COMPUTER ARBEITEN

Auch wenn Schreibtisch, Stuhl, Tastatur und Bildschirm optimal an Ihre Körpermaße angepasst sind, müssen Sie bewusst sitzen. Bei einer gesunden Körperhaltung wird der Rücken gestützt und die Wirbelsäule ist gerade. So beugen Sie Schmerzen in Rücken, Schultern und Nacken vor, die zu Kopfschmerzen führen können.

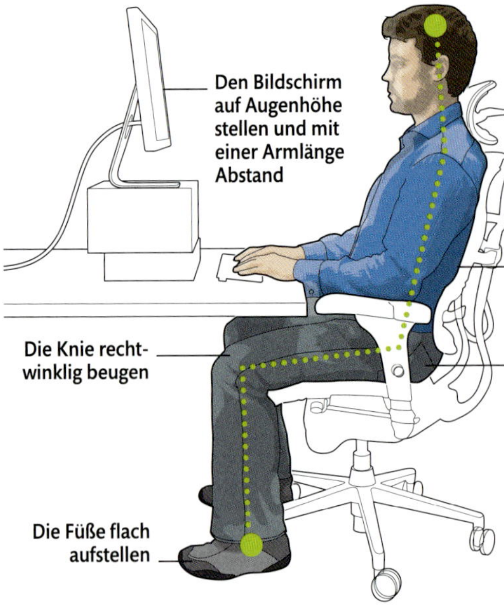

Gute Körperhaltung
Wird die Wirbelsäule von einem ergonomischen Stuhl unterstützt, sind Rücken, Schultern und Nacken gerade. Ihr Körper ist wach und bereit für die Arbeit, gleichzeitig locker und frei von Verspannungen.

Nackenverspannungen können auch Migräne verursachen. Wann immer Ihr Nacken steif ist oder Sie Kopf und Kinn nach vorne strecken, richten Sie Ihren Hals auf, indem Sie das Kinn nach hinten ziehen und Ihren Scheitel zum höchsten Punkt Ihres Körpers machen. Übungen zum Aufrichten des Nackens (**»S. 96**) reduzieren die Verspannung, indem sie das Gewicht des Kopfes senkrecht über die Wirbelsäule stellen, sodass die Nackenmuskulatur weniger beansprucht wird.

UNTER DEM SCHREIBTISCH

Stellen Sie Ihre Füße flach auf den Boden, die Knie sollten etwas tiefer sein als die Hüften. Zwischen der Rückseite Ihrer Knie sollten etwa drei Fingerbreit Abstand zur Stuhlkante Ihren Beinen freie Beweglichkeit bieten. Schlagen Sie niemals die Beine übereinander, da so die Hüften schräg gestellt wird.

AM COMPUTER ARBEITEN

Mit folgenden einfachen Regeln können Sie einige häufige Probleme, die Computerarbeit mit sich bringt, vermeiden:

- Stellen Sie Bildschirm und Tastatur direkt vor sich.
- Unterstützen Sie die Handgelenke mit einem Stützkissen.
- Stellen Sie Ihren Bildschirm in einer Armlänge Abstand vor sich, sodass die Leiste am oberen Rand auf Augenhöhe ist.
- Benutzen Sie einen Dokumentenhalter.
- Beugen Sie sich nicht zum Bildschirm, wenn Sie den Text nicht lesen können, sondern vergrößern Sie die Darstellung – und lassen Ihre Sehkraft untersuchen.
- Halten Sie die Maus so, dass Sie sie frei bewegen können.
- Schauen Sie beim Tippen nicht auf die Tastatur.
- Halten Sie Ihre Ellbogen direkt unter den Schultern und nah am Körper, oder legen Sie sie auf die Armlehnen Ihres Stuhls.

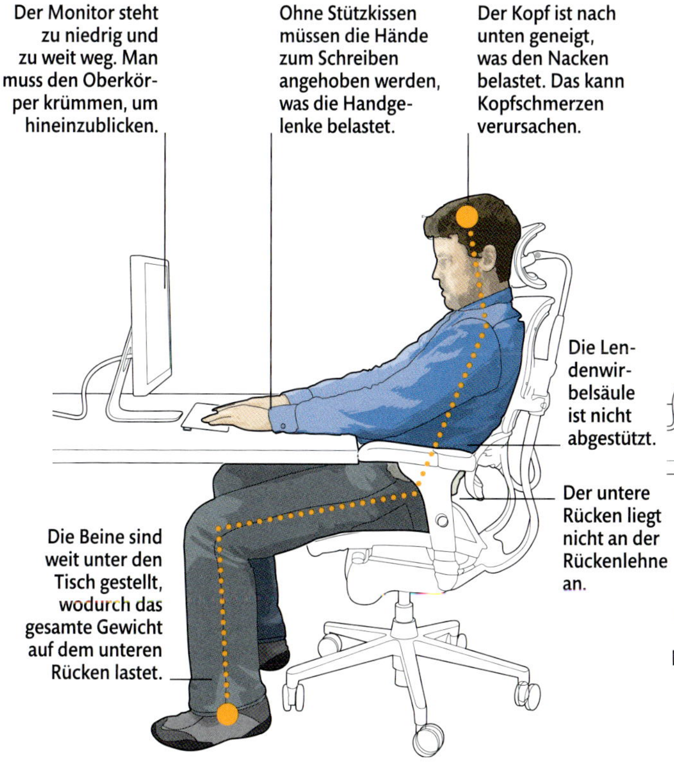
Der Monitor steht zu niedrig und zu weit weg. Man muss den Oberkörper krümmen, um hineinzublicken.
Ohne Stützkissen müssen die Hände zum Schreiben angehoben werden, was die Handgelenke belastet.
Der Kopf ist nach unten geneigt, was den Nacken belastet. Das kann Kopfschmerzen verursachen.
Die Lendenwirbelsäule ist nicht abgestützt.
Der untere Rücken liegt nicht an der Rückenlehne an.
Die Beine sind weit unter den Tisch gestellt, wodurch das gesamte Gewicht auf dem unteren Rücken lastet.

X Schlechte Haltung – nach hinten geneigt
Bei stundenlanger Schreibtischarbeit wird die Haltung leicht nachlässig. Hier fallen die Schultern nach vorne und der Kopf ist nach vorne geneigt. Beides kann Schmerzen im oberen Rücken verursachen.

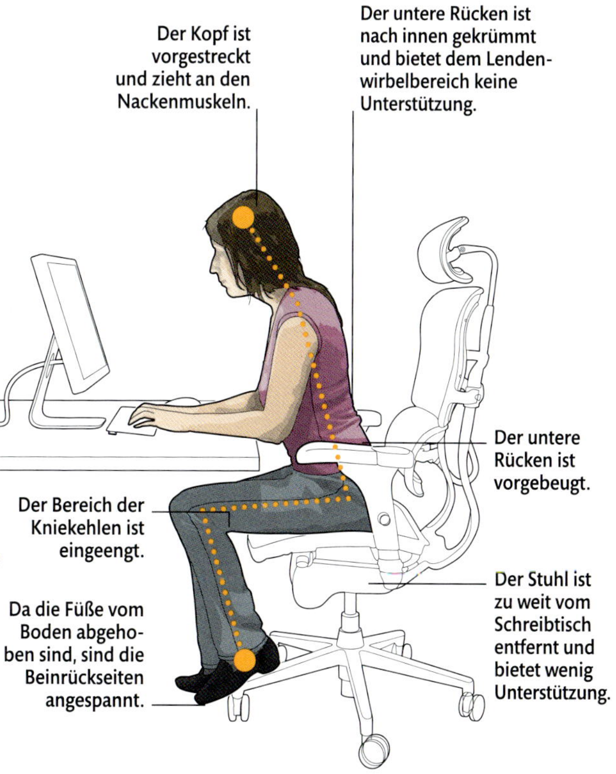

X Schlechte Haltung – nach vorne gebeugt
Wenn Sie sich zum Bildschirm vorbeugen, werden Hals und Rücken nicht unterstützt, die Beinmuskulatur wird angespannt. Auch die Lendenwirbelsäule wird nicht unterstützt und die Knie werden belastet.

AM LAPTOP ARBEITEN

Viele Menschen arbeiten zu Hause viele Stunden lang am Laptop. Diese Geräte sind in erster Linie leicht zu tragen, verführen aber dazu, sie in wenig rückenschonenden Positionen zu verwenden. Meist liegt man mit dem Laptop auf dem Sofa oder arbeitet in krummer Haltung mit vorgerecktem Hals. Daher sollten Sie sich, auch wenn Sie mit einem Laptop arbeiten, einen ergonomischen Arbeitsplatz einrichten.

Sie brauchen einen Bürostuhl, der Ihren Körper stützt – am besten einen ergonomischen, verstellbaren – und einen Tisch, der die richtige Höhe für Ihre Körpergröße hat. Befolgen Sie die Ratschläge zum richtigen Sitzen im Büro (**»S. 62–63**). Beugen Sie sich nicht über den Laptop, lassen Sie Ihre Schultern nicht hängen und strecken Sie den Hals nicht vor, da dies unweigerlich zu Verspannungen in Nacken, Hals und Schultern und schließlich zu Schmerzen im oberen Rücken führt. Denken Sie daran, alle 45 Minuten eine Pause zu machen.

Den Laptop richtig aufstellen

Wenn Sie Ihren Laptop so aufstellen, dass der Bildschirm die richtige Höhe hat, ist die Tastatur falsch positioniert und umgekehrt. Der Bildschirm sollte sich eine Armlänge von Ihnen entfernt und auf Augenhöhe befinden, die Arme dagegen beim Bedienen der Tastatur einen rechten Winkel zum Körper beschreiben. Die Lösung ist: je eine separate Tastatur und Maus. Ihre Verwendung verbessert die Arbeitshaltung. Für dauerhaftes Arbeiten ist ein Desktop-Computer in der Regel sinnvoller. Dennoch, Laptop-Ständer sind – in

ARBEITEN AM LAPTOP UND MIT ANDEREN MOBILEN GERÄTEN

Netbooks und Tablets sind kompakt und transportabel. Da sie nicht verstellbar sind, riskieren Sie Rückenprobleme, wenn Sie keine Maßnahmen ergreifen, um sich eine gesunde Körperhaltung zu ermöglichen. Idealerweise stellen Sie Ihren Laptop auf einen Schreibtisch und benutzen einen speziellen Ständer – alternativ eine Kiste oder Bücher –, um das Gerät auf die korrekte Höhe zu bringen, sowie eine separate Tastatur und eine Maus. Mit einem Laptop-Kissen beugen Sie auch fernab des Schreibtischs Haltungs- und Rückenschäden vor.

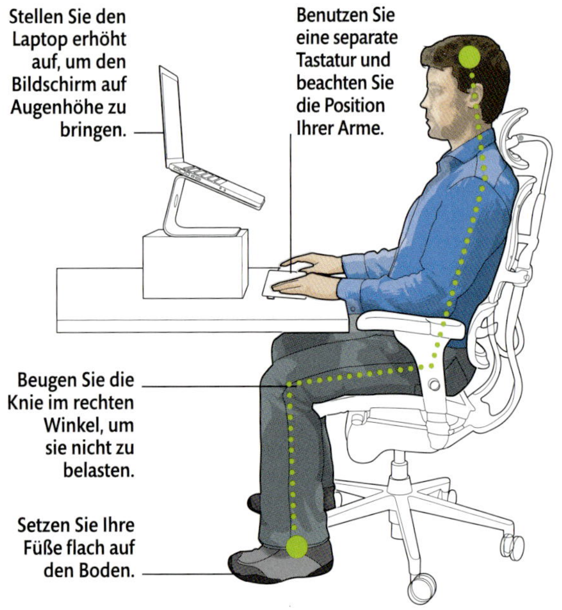

Gute Haltung
Kopf und Hals bilden eine Linie, der Rücken ist gerade. Das Gesicht zeigt nach vorne, die Ellbogen sind im richtigen Winkel gebeugt, während Sie die Tastatur benutzen. Die Wirbelsäule wird gestützt, indem sich der Rücken an die Stuhllehne anlehnt.

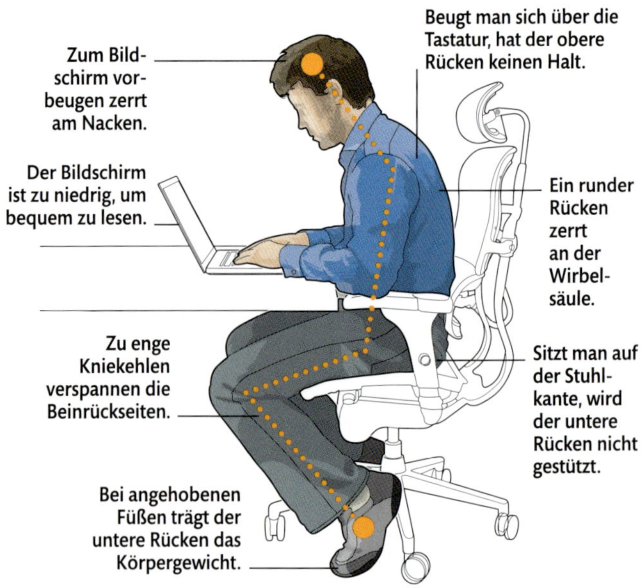
Zum Bildschirm vorbeugen zerrt am Nacken.
Beugt man sich über die Tastatur, hat der obere Rücken keinen Halt.
Der Bildschirm ist zu niedrig, um bequem zu lesen.
Ein runder Rücken zerrt an der Wirbelsäule.
Zu enge Kniekehlen verspannen die Beinrückseiten.
Sitzt man auf der Stuhlkante, wird der untere Rücken nicht gestützt.
Bei angehobenen Füßen trägt der untere Rücken das Körpergewicht.

Schlechte Haltung
Ohne Laptop-Ständer, Maus und separate Tastatur kann man vor dem Laptop kaum aufrecht sitzen. Der Kopf neigt sich nach unten und nimmt Hals- und Schultermuskulatur mit. Die Tastatur zu bedienen, fühlt sich verkrampft an, da Zug auf die Schultern und den oberen Rücken wirkt.

Verbindung mit separater Maus und Tastatur – ein sinnvoller Kompromiss. Manche Ständer lassen sich bequem aufbauen und sind transportabel, andere sind als dauerhafte Einrichtung auf dem Schreibtisch gedacht.

Mit dem Laptop auf dem Sofa

Laptops werden aber auch in der Freizeit genutzt – nicht nur zum Arbeiten am Schreibtisch. Um den Rücken zu schonen, gilt hier: Laptop-Kissen sind eine bequeme und stabile Unterlage und erleichtern die Bedienung, während man aufrecht auf dem Sofa sitzt. Stellen Sie Ihre Füße flach auf den Boden und lehnen Sie sich mit dem Rücken an die Sofalehne. Stützen Sie Ihren Rücken mit Kissen ab.

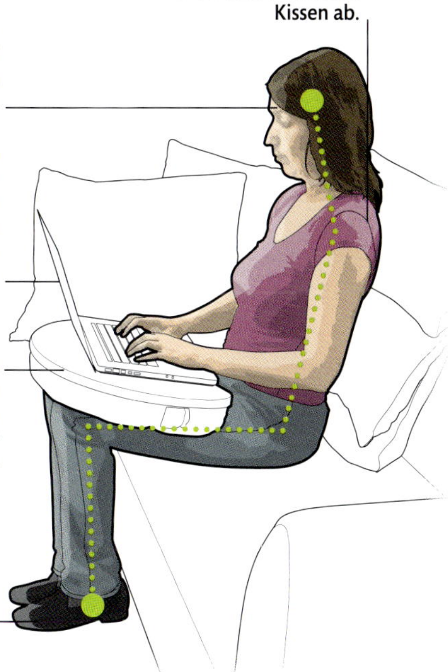

Einen Laptop-Arbeitsplatz improvisieren

Am Tisch zu arbeiten, ist am besten. Wenn Sie dennoch auf dem Sofa sitzen, stützen Sie Ihren Rücken mit Kissen und stellen Sie den Computer auf ein Laptop-Kissen vor sich. Sitzen Sie aufrecht, mit den Ellbogen unter den Schultern. Nicht nach vorne oder zur Seite neigen.

IN DER RICHTIGEN HALTUNG TELEFONIEREN

Wenn Sie telefonieren, während Sie am Computer arbeiten, ist es verlockend, den Hörer zwischen Ohr und Schulter zu klemmen. Das kann jedoch zu Verspannungen in Schulter, Nacken und oberem Rücken führen. Beherzigen Sie folgende Tipps, um das zu vermeiden:

- Benutzen Sie ein Headset anstelle eines Hörers. Damit sind Ihre Hände frei und Sie können weiterarbeiten.
- Setzen Sie sich beim Sprechen gerade vor Schreibtisch und Tastatur. Ein verdrehter Oberkörper belastet den Rücken unnötig stark.
- Die Tastatur muss gut erreichbar sein, sodass Sie sich nicht zu ihr hin strecken müssen. Vermeiden Sie Verrenkungen.

Gute Haltung

Telefonieren Sie mit Headset, während Sie am Computer arbeiten. Setzen Sie sich aufrecht und frontal vor den Computer und lehnen Sie den Rücken an die Stuhllehne, das entlastet die Wirbelsäule.

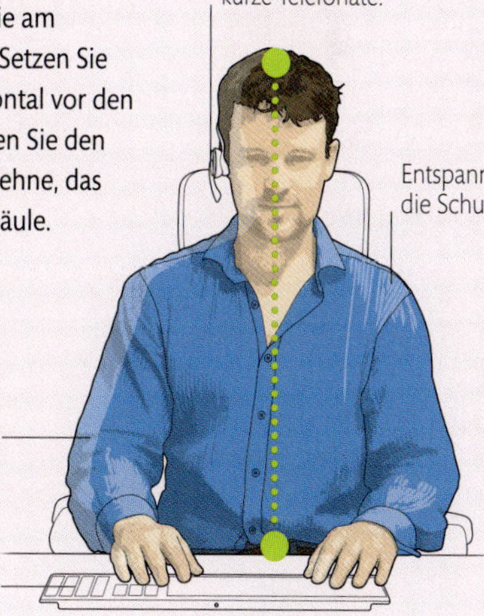

Schlechte Haltung

Den Telefonhörer während des Arbeitens am Computer zwischen Schulter und Ohr zu klemmen, ist eine sehr schädliche Angewohnheit, die zu Schmerzen in Nacken, Schultern und Rücken führen und Kopfschmerzen verursachen kann.

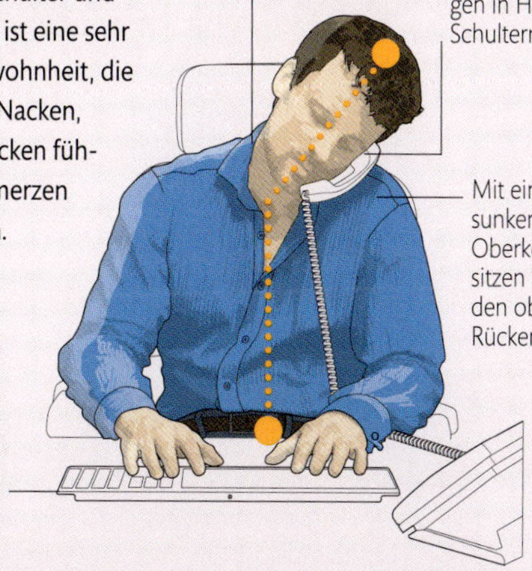
Ein geneigter Kopf kann Nackenschmerzen verursachen.
Das Telefon zwischen Ohr und Schulter zu klemmen, führt zu Verspannungen in Hals und Schultern.
Mit eingesunkenem Oberkörper zu sitzen belastet den oberen Rücken.
Wenn Sie die Arme ausstrecken müssen, um die Tastatur zu erreichen, verspannt sich der obere Rücken.

HEBEN UND TRAGEN

Beim Anheben von Lasten macht man oft den Rücken rund und hebt das Gewicht mit der Wirbelsäule. Sicherer ist es, stattdessen bei geradem Rücken die Arbeit von der kräftigen Muskulatur des Bauchs und der Beine verrichten zu lassen.

Wenn man beim Hochheben eines Gegenstands den Rücken vorbeugt – oder nach hinten neigt – und dabei die Hüften vorstreckt, überlastet man die Wirbelsäule. Beide Haltungen verlagern das Gewicht auf den unteren Rücken, was zu Rückenschmerzen führen kann. Strecken Sie stattdessen Ihren Rücken gegen den Zug der Last, lassen Sie die Hüften gebeugt und holen Sie die Kraft aus den Beinmuskeln.

Wenn Sie einen Gegenstand vor Ihrem Körper tragen, achten Sie darauf, kein Hohlkreuz zu machen und sich nicht nach hinten zu lehnen. Schieben Sie auch Ihre Hüften nicht vor. Ihre Bauch- und Rückenmuskulatur soll Ihren Rücken stützen, während die Beine das Gewicht tragen. Wenn Sie eine Last auf dem Rücken tragen, beugen Sie sich nicht vor, denn so verlagern Sie das Gewicht lediglich auf Ihre Wirbelsäule und nicht auf Ihre Muskeln.

Generell sollten Sie Ihren Rücken gerade halten und nichts heben, das zu schwer ist. Gewöhnen Sie sich an, die Muskulatur in Bauch und Beinen zu aktivieren. Prüfen Sie Ihre Haltung, wenn möglich, auch im Spiegel.

VORSICHT!

Heben Sie keinen Gegentand, der zu schwer für Ihre Verhältnisse ist. Wenn Sie das Gewicht nicht kennen, befolgen Sie Schritte 1 und 2 (**» unten**) und heben Sie den Gegenstand nur geringfügig an. Wenn die Last zu schwer ist, holen Sie sich Unterstützung.

ANHEBEN EINER KISTE

Schätzen Sie ihr Gewicht ein, bevor Sie eine Kiste anheben. Gehen Sie mit geradem Rücken in die Hocke. Aktivieren Sie Ihre Beinmuskeln und stehen Sie langsam auf. Halten Sie die Last beim Heben und Tragen stets nah am Körper.

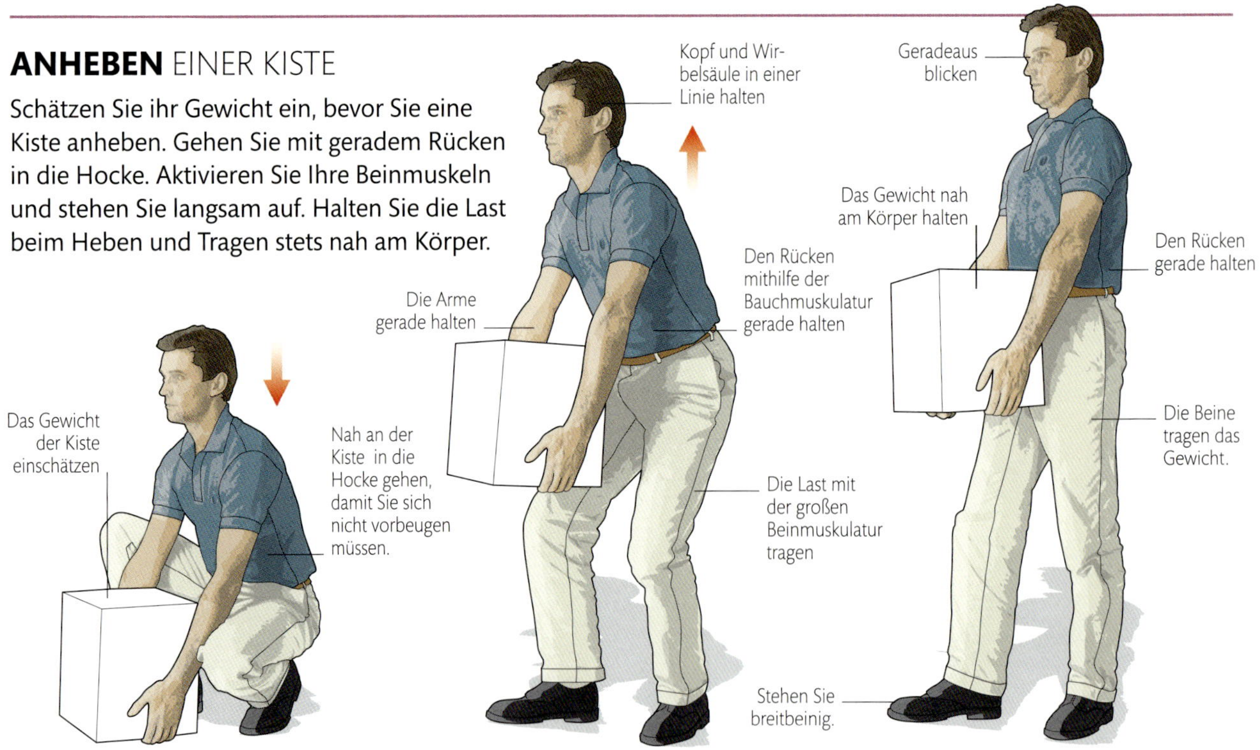

1 In die Hocke gehen, sodass die Last zwischen Ihren Knien steht. Prüfen Sie, ob die Last nicht zu groß, zu schwer oder ungünstig geformt bzw. schwer zu packen ist, bevor Sie sie anheben.

2 Bei geradem Rücken die Hände unter die Last schieben und von beiden Seiten greifen. Stehen Sie in einer langsamen Bewegung auf und halten Sie den Gegenstand nah am Körper.

3 Nicht den Rücken krümmen oder nach hinten lehnen. Unterstützen Sie Ihre Wirbelsäule mit der Bauchmuskulatur. Verteilen Sie das Gewicht gleichmäßig auf beide Beine.

TRAGEN VON TASCHEN

Verteilen Sie Ihre Einkäufe bzw. Lasten gleichmäßig auf mehrere – mindestens zwei – Taschen. Teilen Sie dann die Taschen so auf, dass Sie in jeder Hand in etwa dasselbe Gewicht tragen. Einen einzelnen schwereren Gegenstand wie einen Laptop oder einen Aktenordner tragen Sie am besten in einer Tasche mit breitem Trageriemen, der quer über Brust und Rücken verläuft, oder in einem Rucksack. Tragen Sie die Last nah am Körper. Wechseln Sie die Schulter, die das Gewicht trägt. Nutzen Sie beim Umhängen und Abnehmen der Tasche möglichst einen Tisch als Zwischenablage.

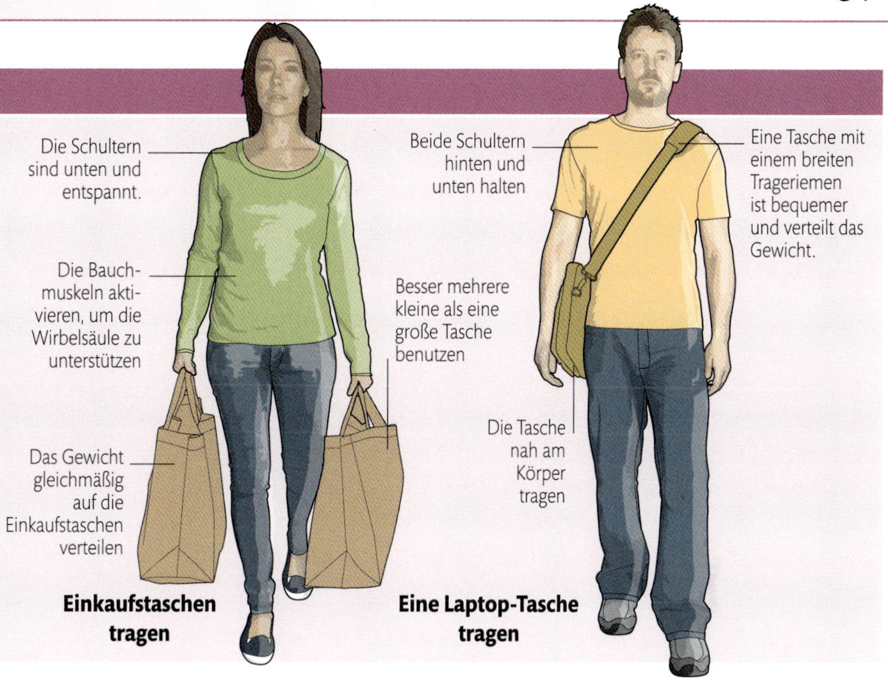

Einkaufstaschen tragen

Eine Laptop-Tasche tragen

ANHEBEN EINER LÄNGLICHEN LAST

Schätzen Sie zuerst das Gewicht ein. Wenn niemand Ihnen beim Tragen behilflich sein kann, müssen Sie beurteilen, ob Sie die Last gefahrlos allein tragen können. Wenn ja, hocken Sie sich mit geöffneten Beinen an das eine Ende der Last. Die Beine stehen entweder nebeneinander oder eins vor dem anderen. Beugen Sie sich nicht vor und halten Sie den Rücken stets gerade.

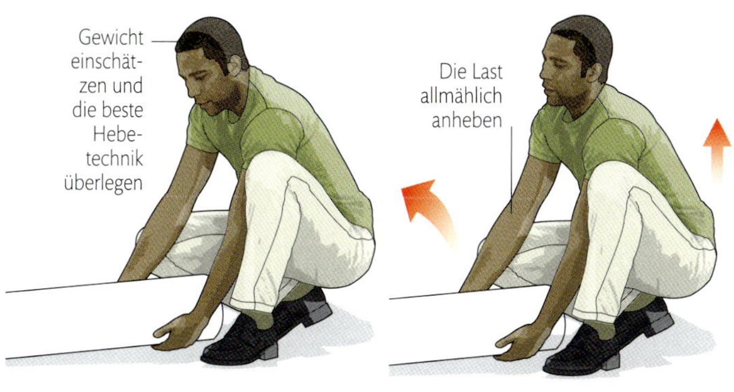

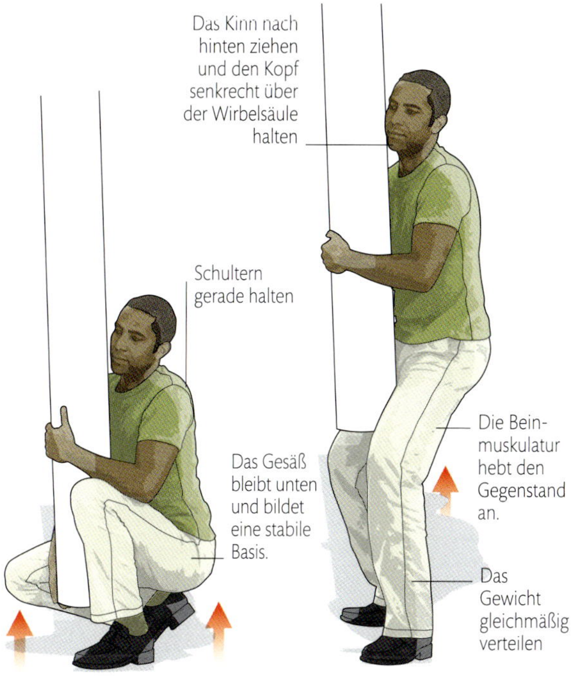

1 In die Hocke gehen, sodass ein Ende der Last zwischen den Füßen liegt. Beide Hände unter die Last legen und fest greifen.

2 Das nahe Ende anheben und vom Körper weg kippen, bis die Last senkrecht steht. Wenn nötig, einen Schritt nach vorne gehen.

3 Eine Hand unter das Ende der Last schieben. Den Gegenstand nah an den Körper heranziehen und mit der Schulter abstützen.

4 Die Last senkrecht halten und fest greifen, dann langsam aufstehen. Den Rücken dabei stets gerade halten.

HAUSARBEIT

Bei der Hausarbeit muss man sich häufig bücken und Dinge heben. Sie können die Belastung Ihres Rückens verringern, indem Sie neue Techniken lernen und Ihre Haltung ändern.

Als Fausregel gilt: Wenn eine Bewegung Schmerzen verursacht, müssen Sie Ihr Bewegungsmuster ändern, öfter Pausen einlegen und monotone Bewegungsabläufe vermeiden.

Achten Sie bei der Küchenarbeit auf Ihre Körperhaltung. Die Küchenarbeitsplatte sollte etwas tiefer als Ihr Ellbogen sein. Stehen Sie nah davor, damit Sie Ihre Arme nicht strecken müssen, und halten Sie den Rücken gerade. Meist ist es angenehm, in Schrittstellung zu stehen oder einen Fuß auf einen Tritt zu stellen. Auch beim Abspülen sollten Sie sich nicht hinunterbeugen müssen. Oft reicht es schon, eine Spülschüssel auf die Arbeitsplatte zu stellen, damit die Höhe stimmt.

Um auch höhere Schränke zu erreichen, kann ein Tritt gute Dienste leisten. Nehmen Sie die Gegenstände einzeln aus dem Schrank, damit Sie nicht das Gleichgewicht verlieren, wenn Sie sich danach strecken. Manchmal ist es sinnvoll, die Ordnung in den Schränken neu zu organisieren, sodass die am häufigsten gebrauchten Dinge am leichtesten erreichbar sind. Halten Sie Ihren Rücken gerade, wenn Sie sich zum Ofen oder zum Geschirrspüler hinunterbücken.

TÄTIGKEITEN IM HAUSHALT

Approaching everyday chores in a different way can help protect your back from strain. Prepare the area in advance so you have everything you need in position, and work slowly to avoid sudden twists or jolts to your back.

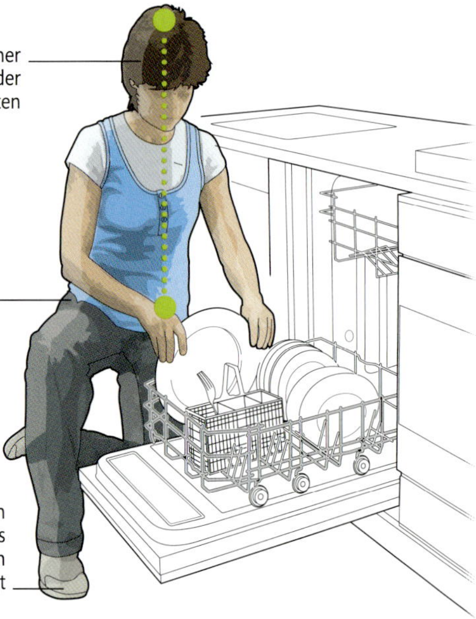

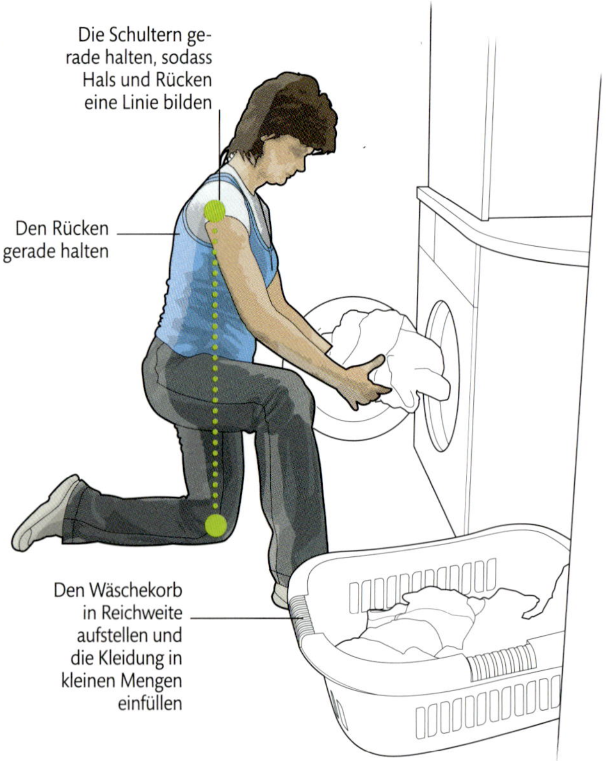
Die Schultern gerade halten, sodass Hals und Rücken eine Linie bilden
Den Rücken gerade halten
Den Wäschekorb in Reichweite aufstellen und die Kleidung in kleinen Mengen einfüllen

Die Spülmaschine befüllen

Stapeln Sie das schmutzige Geschirr gut erreichbar neben dem Geschirrspüler. Knien Sie sich auf ein Bein und stellen Sie das andere Bein angewinkelt auf. Halten Sie den Rücken gerade und stellen Sie das Geschirr einzeln in die Maschine. Lehnen Sie sich nicht zu weit vor und überstrecken Sie sich nicht. Alternativ gehen Sie neben dem Geschirrspüler in die Hocke. Die Knie dabei nicht über die Fußspitzen schieben.

Die Waschmaschine befüllen

Wenn Sie einen Frontlader haben, hocken, sitzen oder knien Sie mit einem Bein auf dem Boden, während Sie die Maschine befüllen oder leeren. Bei einem Toplader vermeiden Sie sie es möglichst, sich zu bücken oder zu drehen, und stellen Sie den Wäschekorb in gleicher Höhe neben die Maschine. Wenn Sie mit einem Arm in die Maschine greifen, heben Sie das entgegengesetzte Bein, um sich auszubalancieren.

DEN BODEN WISCHEN

Wenden Sie Ihren Körper dem Bereich zu, den Sie putzen, und drehen oder strecken Sie sich nicht zu stark. Bewegen Sie den Besen, den Schrubber oder das Saugrohr Ihres Bodenstaubsaugers und Ihren Körper gleichzeitig. Wenn Sie einen Handsauger benutzen, halten Sie ihn nah am Körper. Stehen Sie in Schrittstellung mit leicht gebeugten Beinen und verla- gern Sie Ihr Gewicht auf den Füßen vor und zurück, anstatt sich zu bücken. Ziehen Sie den Staubsauger nicht hinter sich her, sondern machen Sie kurze Bewegungen vor und zurück. Wenn Sie einen Bodenstaubsauger benutzen, ziehen Sie das Teleskoprohr maximal aus. Wenn Sie unter einem Tisch sauber machen wollen, dann beugen Sie sich in Hüften und Knien und halten den Rücken gerade.

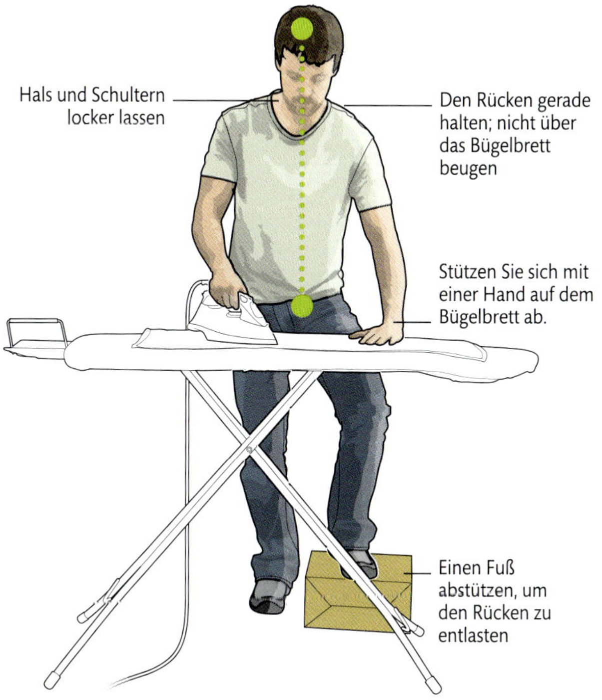

Bügeln

Stellen Sie das Bügelbrett auf Hüfthöhe ein, damit Sie sich nicht bücken müssen. Die Arme sollten sich frei bewegen können, ohne dass sich die Schultern anheben. Stehen Sie nah am Brett, ein Fuß zeigt nach vorne, der andere in dieselbe Richtung wie das Brett. Verlagern Sie Ihr Gewicht von einem Fuß auf den anderen. Sie entlasten Ihre Beine, wenn Sie sich auf die Armlehne eines Sofas oder Sessels setzen.

HAUSARBEIT FRAGEN UND ANTWORTEN

F | Welche Kleidung soll ich am besten tragen?

A | Tragen Sie bequeme Kleidung, mit der Sie volle Bewegungsfreiheit haben. Ideal sind alte Sachen, bei denen es egal ist, ob sie schmutzig oder nass werden.

F | Wie hole ich schwer erreichbare Sachen aus dem Kühlschrank?

A | Wenn Sie Ihren Kühlschrank einräumen, stellen Sie Dinge, die Sie regelmäßig benutzen, in das mittlere Fach, damit Sie sich nicht zu sehr strecken müssen. Statt sich zu bücken, gehen Sie besser in die Hocke oder beugen ein Knie und richten sich mit der Kraft Ihrer Beine wieder auf. Wenn Sie einen neuen Kühlschrank kaufen, nehmen Sie einen, bei dem sich die Gefrierfächer unten und die Kühlfächer oben befindet .

F | Gibt es eine gute Technik fürs Bettenmachen?

A | Hocken oder knien Sie sich neben das Bett, wenn Sie das Laken glatt ziehen. Kaufen Sie Spannbetttücher, um sich die Arbeit zu erleichtern. Montieren Sie leicht laufende, aber feststellbare Rollen, wenn Sie das Bett manchmal bewegen müssen.

F | Wie erleichtere ich mir allgemeine Putzarbeiten?

A | Benutzen Sie Geräte mit langem Stiel, damit Sie sich nicht bücken müssen. Knien Sie sich gegebenenfalls auf den Boden.

F | Wie hänge ich rückenschonend Wäsche auf?

A | Stellen Sie den Wäschekorb auf einen Stuhl neben sich, damit Sie sich nicht immer bis zum Boden hinunterbücken müssen. Kleine Sachen können in einen Netzbeutel gegeben werden, sodass man sie leichter zur Verfügung hat. Nasse Wäsche hat ein viel größeres Gewicht, nehmen Sie die Stücke deshalb einzeln aus der Waschmaschine. Spannen Sie die Wäscheleine in einer akzeptablen Höhe auf, sodass Sie sich nicht zu sehr strecken müssen, um sie zu erreichen.

F | Ich leide ständig unter Rückenschmerzen. Wie kann ich mir die Hausarbeit erleichtern?

A | Überlegen Sie, wo Sie Ihre Einrichtung optimieren können. Eine ergonomisch gestaltete Küche kann Abhilfe schaffen.

F | Wie verhalte ich mich beim Heimwerken rückenfreundlich?

A | Drehen Sie niemals Ihren Rumpf, während Sie etwas anheben. Lassen Sie andere Körperbereiche wie die Schultern, das Becken oder die Oberschenkel das Gewicht tragen. Vermeiden Sie unnötige Anstrengung - und kaufen Sie sich Geräte, die Ihnen die Arbeit erleichtern.

F | Was tun, wenn ich bestimmte Arbeiten im Haushalt einfach nicht ohne Beschwerden machen kann?

A | Bitten Sie Freunde, Familienangehörige oder Nachbarn um Hilfe, oder holen Sie sich eine professionelle Kraft ins Haus, die Ihnen diese Arbeiten abnehmen kann.

GARTENARBEIT

Bei Gartenarbeiten geht man oft in die Hocke, bückt sich oder hebt etwas an. Ihr Rücken wird am wenigsten belastet, wenn Sie in aufrechter Haltung arbeiten, die Regeln zum Heben beachten (»S. 66–67) und die Arbeiten variieren.

Nutzen Sie beim Heben und Tragen die Kraft Ihrer Beine, um Ihren Rücken zu entlasten. Wenn Sie in der Höhe arbeiten, etwa beim Obst pflücken, sollten Sie eine Leiter und langstielige Geräte nutzen, damit Sie sich nicht zu sehr recken müssen. Beim Rasenmähen blicken Sie in die Richtung, in die Sie laufen, aktivieren Sie die Bauchmuskeln, halten Sie den Rücken gerade und richten Sie den Kopf auf. Beim Pflanzen oder Unkraut zupfen knien Sie sich auf ein Polster oder setzen Sie sich auf einen niedrigen Hocker. Wenn Sie starke Rückenbeschwerden haben, können Sie Hochbeete anlegen oder Ihre Pflanzen in einem Gewächshaus züchten.

VORSICHT!

Betrachten Sie Gartenarbeit als sportliche Aktivität. Das bedeutet: Tragen Sie immer passende Kleidung, wärmen Sie sich mit einfachen Dehnübungen auf, legen Sie regelmäßige Pausen ein und trinken Sie ausreichend Wasser. Holen Sie sich Hilfe, wenn es erforderlich ist.

ERDE UMGRABEN

Diese Arbeit belastet Ihren Rücken, ob Sie unter Rückenschmerzen leiden oder nicht. Heben Sie keinesfalls zu viel Erde auf einmal hoch. Arbeiten Sie rhythmisch, und legen Sie eine Pause ein, sobald Sie Beschwerden spüren. Es gibt Spaten mit einer speziellen Hebelmechanik, die das Umgraben des Bodens erleichtern.

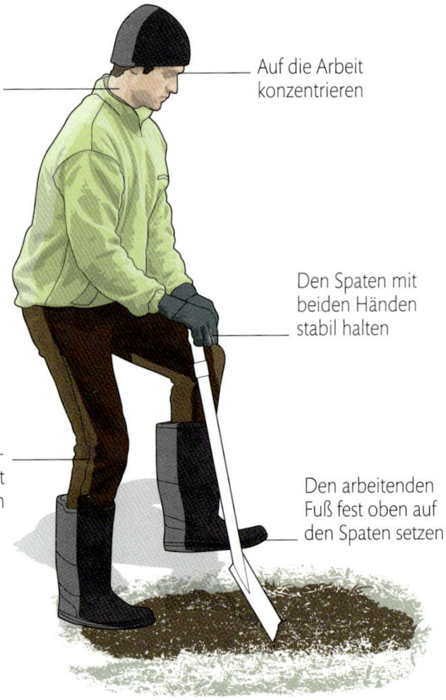

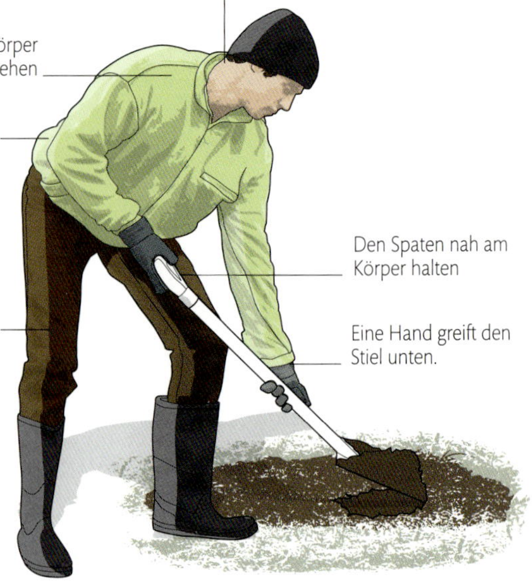
Den Nacken nicht verspannen
Den Körper nicht drehen
Den Rücken gerade halten
Den Spaten nah am Körper halten
Die Last aus den Beinen und nicht mit dem Rücken anheben
Eine Hand greift den Stiel unten.

1 Halten Sie den Rücken gerade. Treiben Sie den Spaten mithilfe Ihres Körpergewichts und nicht mit Muskelkraft in die Erde. Beugen Sie Knie und Hüften, nicht die Taille, und greifen Sie den Spaten fest. Bevor Sie die Erde anheben, stechen Sie die Kanten des gelockerten Bodens rundum aus.

2 Halten Sie den Griff und benutzen Sie den Spaten als Hebel, um die Erde zu lockern. Beim Heraushebeln der Erde greifen Sie den Spatenstiel fast ganz unten. Verändern Sie Ihre Fußstellung, um sich dorthin zu drehen, wo Sie die Erde abladen wollen: Verdrehen Sie Ihren Rücken dazu nicht.

PRAKTISCHE GARTENWERKZEUGE

Die richtigen Geräte erleichtern die Arbeit. Tragen Sie geeignetes Schuhwerk, um nicht auszurutschen oder zu stürzen, Gartenhandschuhe, um Ihre Hände zu schützen, und Knieschützer. Langstielige Geräte machen das Bücken überflüssig. Pflegen Sie Ihre Gartengeräte, sodass sie gut und effizient arbeiten.

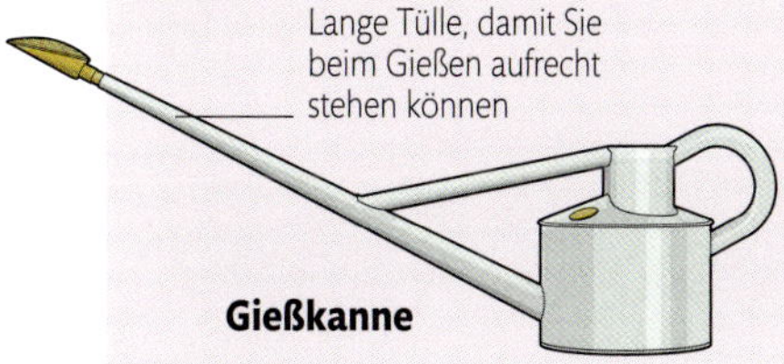

Gießkanne

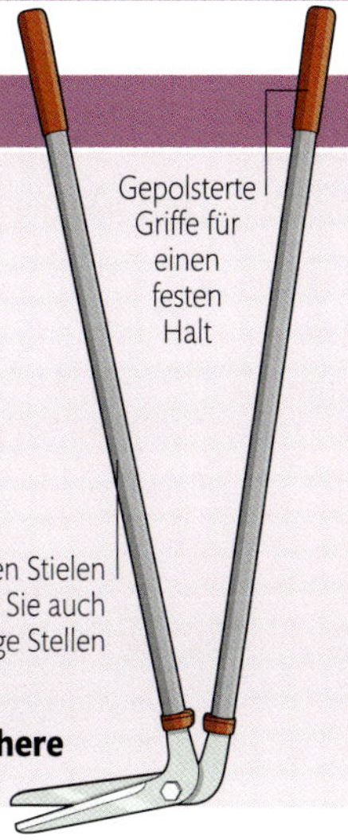

Schere

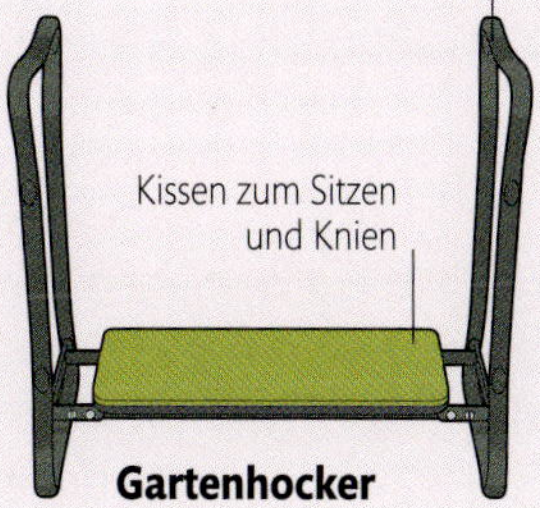

Gartenhocker

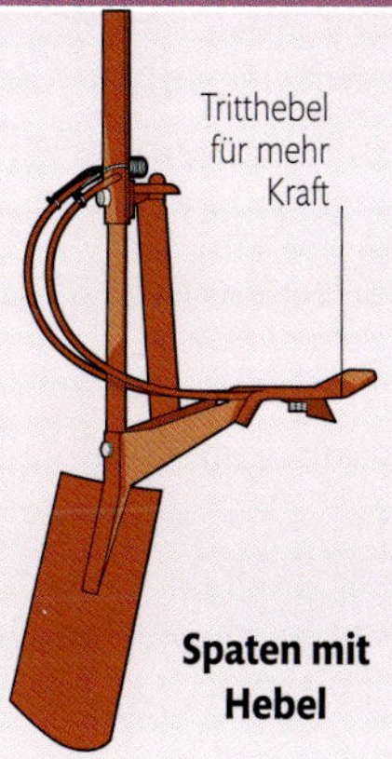

Spaten mit Hebel

ERDE SCHAUFELN

Die meisten Tipps zum Umgraben treffen auch auf das Schaufeln zu – mit dem Unterschied allerdings, dass sie in eine tiefe Hocke gehen und den Spaten flach ansetzen. Im Allgemeinen sollten Sie, wann immer möglich, auf die richtigen Bedingungen warten: Bearbeiten Sie den Boden nicht, wenn er nass und schwer oder trocken, hart und kompakt ist, da das Ihre Arbeit mühsamer macht und Ihren Rücken stärker strapaziert.

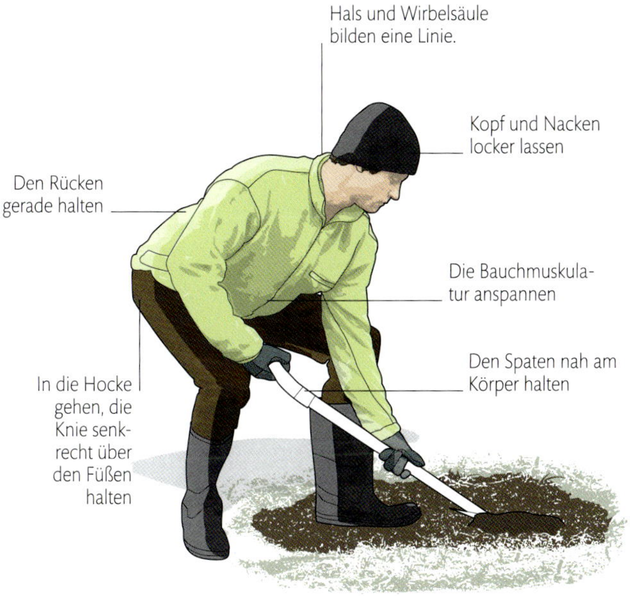
Hals und Wirbelsäule bilden eine Linie.
Kopf und Nacken locker lassen
Den Rücken gerade halten
Die Bauchmuskulatur anspannen
Den Spaten nah am Körper halten
In die Hocke gehen, die Knie senkrecht über den Füßen halten

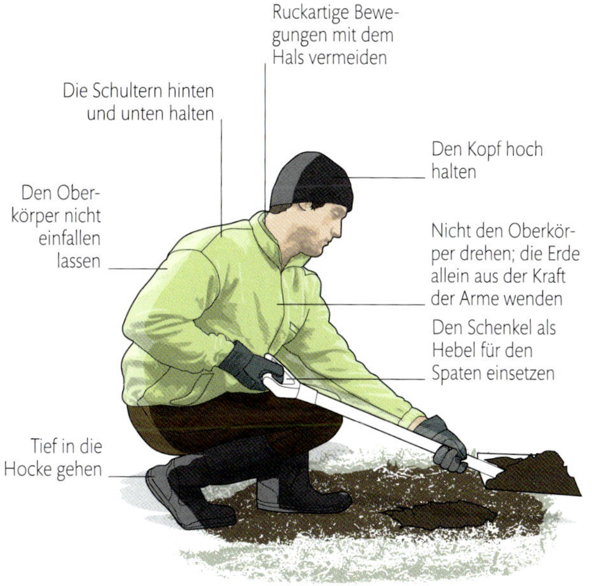
Ruckartige Bewegungen mit dem Hals vermeiden
Die Schultern hinten und unten halten
Den Kopf hoch halten
Den Oberkörper nicht einfallen lassen
Nicht den Oberkörper drehen; die Erde allein aus der Kraft der Arme wenden
Den Schenkel als Hebel für den Spaten einsetzen
Tief in die Hocke gehen

1 Gehen Sie in die Hocke, beugen Sie Knie und Hüften und halten Sie den Rücken gerade. Beugen Sie sich vor, aber halten Sie den Schwerpunkt tief und stabil. Schieben Sie die Schaufel über den Boden und legen Sie die hintere Hand innen an das Knie, um diesen Punkt als Hebel zu nutzen.

2 Hocken Sie sich dicht über den Boden und schieben Sie den Spaten nach vorne. Wenn der Spaten voll ist, heben Sie ihn nicht an, sondern werfen Sie die Erde in einer Bewegung zu einer Seite. Führen Sie die Bewegung aus den Armen aus und setzen Sie Ihren Oberkörper möglichst nicht mit ein.

AUTO FAHREN

Das Autofahren kann zur Qual werden, wenn man Rücken- oder Nackenprobleme hat, es sei denn, das Auto verfügt über einen guten Autositz und ergonomisch angeordnete Armaturen.

Auch wer normalerweise keine Rücken- oder Nackenschmerzen hat, kann diese bei längeren Autofahrten bekommen: zum einen, weil man konstanten Erschütterungen und ruckartigen Bewegungen ausgesetzt ist, zum anderen, weil man lange in ein und derselben Position verharren muss. Nehmen Sie daher eine Position ein, in der Ihre Arme und Beine entspannt sind und Ihr Körper, insbesondere der Rücken, gut gestützt wird. Prüfen Sie Ihre Sitzhaltung grundsätzlich vor jeder Autofahrt: Passen Sie gegebenenfalls die Sitzhöhe, den Winkel der Rückenlehne und den Abstand zum Lenkrad an. Sie sollten in Rück- und Seitenspiegel schauen können, ohne Ihren Hals verdrehen zu müssen.

DER FAHRERSITZ

Gewöhnen Sie sich an, Ihre Nacken- und Schultermuskulatur während des Fahrens bewusst zu entspannen. Prüfen Sie kritisch, ob Sie das Lenkrad nicht eventuell zu fest anpacken oder zu weit oben mit ausgestreckten Armen halten. Ziehen Sie Ihre Schultern hoch, beginnen Sie, entspannt und regelmäßig ein- und auszuatmen. Lockern Sie mit jedem Atemzug Ihre Muskeln etwas mehr und lassen Sie Ihre Schultern allmählich sinken. Bringen Sie Kopf und Nacken sanft in eine entspannte Position, indem Sie sich an die Kopfstütze anlehnen.

Bei langen Reisen ist es ratsam, häufiger kurze Pausen einzulegen. Halten Sie an und gehen Sie ein paar Minuten, machen Sie einfache Dehnübungen und lassen Sie Ihre Schultern in kleinen Bewegungen kreisen.

Achten Sie beim Kauf eines neuen Autos auf die Beschaffenheit der Sitze; sie sollten verstellbar und komfortabel sein.

AUS DEM AUTO AUSSTEIGEN

Aus dem Auto auszusteigen ist in der Regel schwieriger als einzusteigen, da der Körper nach einer langen Fahrt oft steif ist. Zum Einsteigen kehren Sie das unten beschriebene Schema einfach um; anders als beim Aussteigen drehen Sie sich vom Auto weg und stützen sich ab, indem Sie sich an der Tür festhalten, beugen die Knie und senken das Gesäß auf den Sitz. Nun setzen Sie erst das rechte, dann das linke Bein vorsichtig ins Auto.

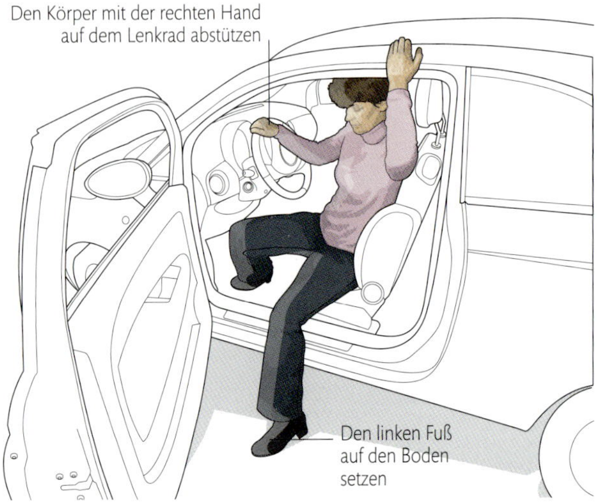
Den Körper mit der rechten Hand auf dem Lenkrad abstützen
Den linken Fuß auf den Boden setzen

1 Parken Sie nah am Bordstein und schieben Sie Ihren Sitz zurück, um sich Platz zu verschaffen. Öffnen Sie die Tür und setzen Sie eine Hand als Hebel ans Lenkrad, die andere an das Autodach. Drehen Sie Ihren Rumpf Richtung Tür.

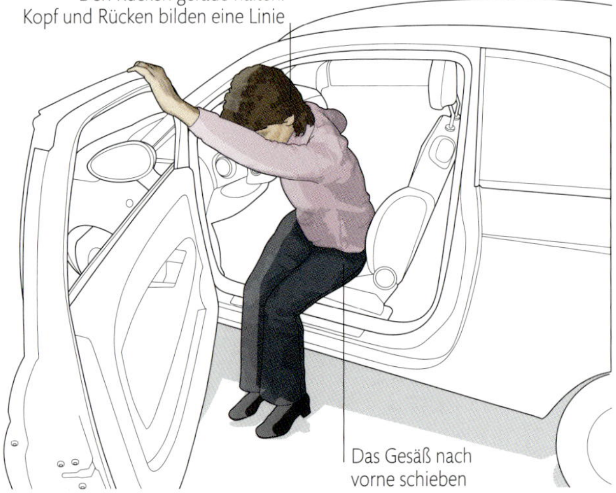
Den Rücken gerade halten. Kopf und Rücken bilden eine Linie
Das Gesäß nach vorne schieben

2 Stellen Sie Ihren rechten Fuß neben den linken auf den Boden. Wenn Sie der Tür zugewandt sind, schieben Sie Ihr Gesäß nach vorne auf die Sitzkante und legen Ihre linke Hand oben auf den Türrahmen. Die rechte bleibt auf dem Lenkrad.

DIE RICHTIGE HALTUNG BEIM AUTOFAHREN

Um sich beim Fahren keiner unnötigen Belastung auszusetzen, prüfen Sie vor Ihrer nächsten Autofahrt folgende Punkte:

- **Stellen Sie sicher,** dass sich die Sitzpolsterung nicht zur Mitte verschoben hat, da sonst zu viel Gewicht auf dem Becken, nicht aber auf den Schenkeln lastet. Der Sitz muss fest genug sein, um den indirekten Kräften, die beim Betätigen der Pedale wirken, Widerstand zu leisten. Ist er zu hart, überträgt er die Vibrationen des Motors auf die Wirbelsäule.
- **Die Rückenlehne** sollte den unteren Rücken gut stützen. Ideal ist eine integrierte Lordosenstütze. Als Ersatz können ein aufgerolltes Handtuch oder mit Gurten befestigte Kissen dienen. Stellen Sie den Winkel der Rückenlehne möglichst auf 5–10 Grad jenseits der Vertikalen ein.
- **Lehnen Sie Ihren Kopf** an die Kopfstütze, entspannen Sie Nacken und Schultern, während Sie geradeaus blicken. Die Kopfstütze sollte leicht gepolstert und nach oben, unten, vorne und hinten verstellbar sein. Die Oberkante der Kopfstütze sollte sich mindestens auf Stirnhöhe befinden, um die Belastungen bei Beschleunigung effektiv zu reduzieren.
- **Ihre Füße sollten** bequem auf den Pedalen liegen. Diese dürfen nicht schwergängig (vor allem die Kupplung) sein oder zu hoch, aber auch nicht zu weit seitlich liegen.

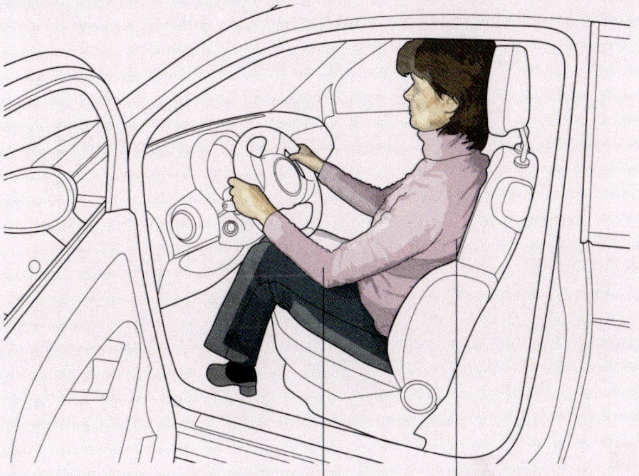

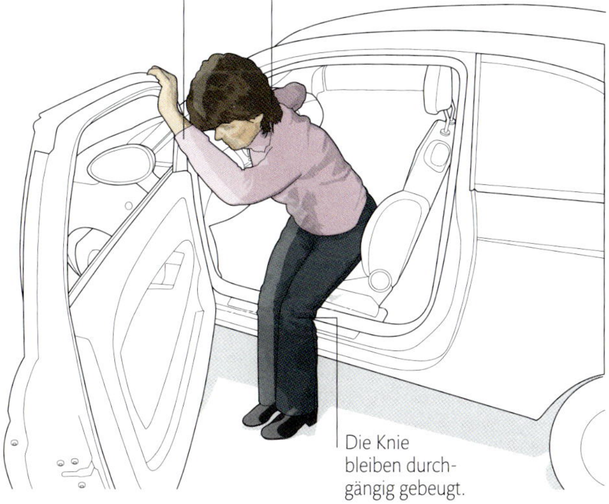
Den Arm als Hebel einsetzen, der einen Teil des Körpergewichts trägt. Nicht die Autotür zum Körper ziehen!
Langsam vorbeugen, den Rücken gerade und den Kopf in einer Linie mit dem Rücken halten
Die Knie bleiben durchgängig gebeugt.

3 Beugen Sie sich aus dem Auto und kontrollieren Sie die Bewegung mit Ihrem ausgestreckten Arm. Der Kopf bleibt angehoben, die Knie sind gebeugt. Die Bewegung geht von den Hüften aus, nicht vom unteren Rücken.

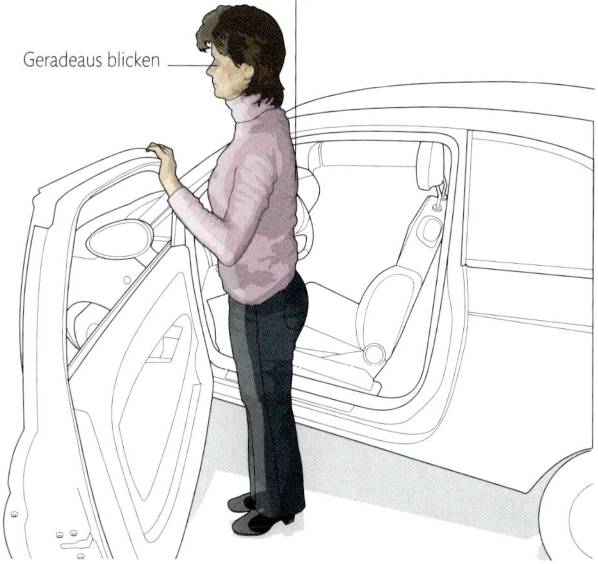

4 Stützen Sie Ihr Gewicht mit den Beinen, nicht mit dem Rücken. Richten Sie sich langsam aus den Knien auf. Das mag etwas länger dauern als gewohnt, es lohnt sich aber, mithilfe dieser Technik aus dem Auto auszusteigen.

LIEGEN UND SCHLAFEN

Vielleicht fühlen Sie sich im Liegen am wohlsten. Im Liegen wird die Wirbelsäule von einem Großteil des Drucks entlastet, den das Körpergewicht sonst auf sie ausübt. Sie müssen aber nicht flach auf dem Rücken liegen. Probieren Sie die Positionen (**» unten**) aus, bis Sie diejenige gefunden haben, die Ihnen am angenehmsten ist.

IHR BETT

Wenn Ihr Rücken morgens am schlimmsten oder überhaupt nur zu dieser Zeit schmerzt, benötigen Sie vielleicht eine neue Matratze.

Auch wenn Ihr Rücken seit dem Kauf und der Benutzung einer neuen Matratze schmerzt, sollten Sie erwägen, sie zu ersetzen. Allerdings können Schmerzen und Steifheit auch infolge von Bewegungsmangel auftreten. Ihre Matratze sollte fest sein, den Körper ausreichend unterstützen und mindestens 15 cm länger sein als Sie groß sind, damit Sie genug Bewegungsfreiheit haben.

Auch ein durchgelegener Lattenrost kann Ihrem Rücken schaden. Unterstützt Ihr Lattenrost Ihre Matratze ausreichend? Verstellbare Betten kosten heute übrigens kein Vermögen mehr und bieten erhöhten Liegekomfort. Kopf- oder Fußbereich lassen sich auf Knopfdruck in jeden beliebigen Winkel verstellen, sodass Sie Ihre Beine sogar in der Fowler-Position hochlegen können (**» unten**).

LIEGEPOSITIONEN

In Bauchlage verstärkt sich die Krümmung im unteren Rücken und Rückenschmerzen aufgrund von Problemen der Facettengelenke verschlimmern sich. Diese Position

SCHLAFHALTUNGEN

Manche Schlafpositionen sorgen bei Rückenschmerzen für einen besseren Schlaf. Kissen oder ein gefaltetes Handtuch können Erleichterung verschaffen. Finden Sie heraus, welche Position für Sie am angenehmsten ist.

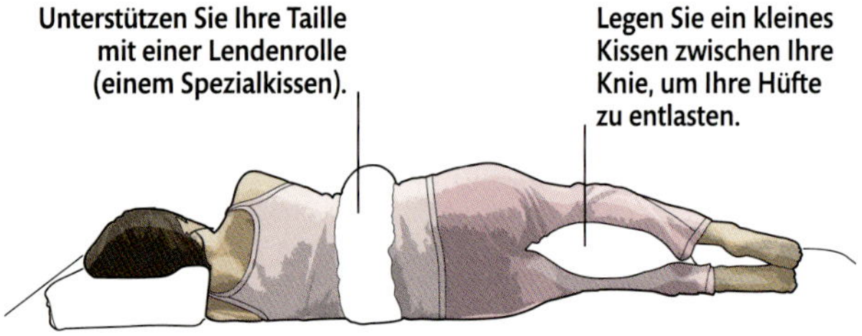

Auf der Seite liegen I
Legen Sie sich auf die Seite, unterstützen Sie Ihren Kopf durch ein Kissen und Ihre Taille durch eine Lendenrolle, damit Ihre Wirbelsäule gerade ist. Ein Kissen zwischen Ihren Knien sorgt für Körpersymmetrie.

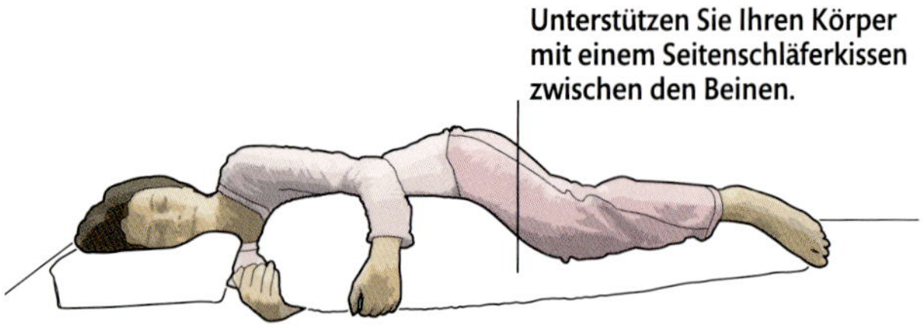

Auf der Seite liegen II
Unterstützen Sie Ihren Kopf mit einem Nackenstützkissen (**» rechts**), sodass Kopf und Wirbelsäule eine Linie bilden, und den Körper mit einem Seitenschläferkissen, das auch in der Schwangerschaft hilft.

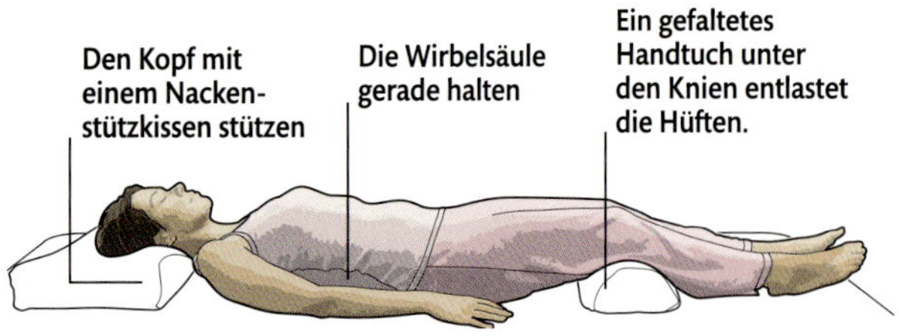

Auf dem Rücken liegen
Legen Sie sich auf Ihren Rücken und stützen Sie Ihren Kopf mit einem Nackenstützkissen ab, damit er nicht seitlich wegrollt. Eine Handtuchrolle unter den Knien lindert Schmerzen im unteren Rücken.

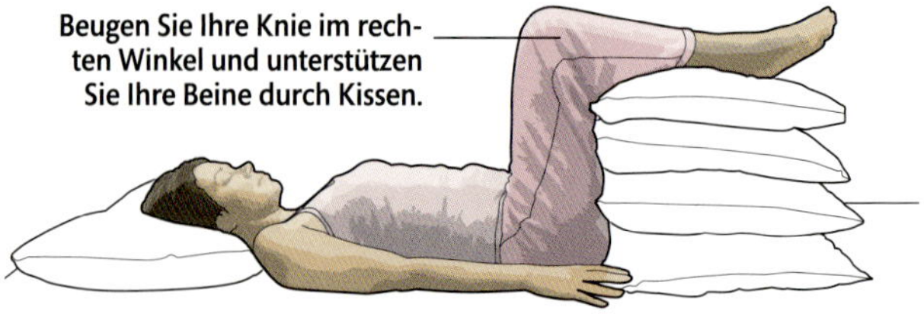
Beugen Sie Ihre Knie im rechten Winkel und unterstützen Sie Ihre Beine durch Kissen.

Die Fowler-Position
Legen Sie dazu Ihre Waden auf einen Stapel Kissen, sodass Ihre Knie im rechten Winkel gebeugt sind. So wird die Krümmung im unteren Rücken ausgeglichen und der Druck auf die Bandscheiben minimiert.

schadet Ihrem Rücken jedoch vermutlich nicht bei einem Bandscheibenvorfall. Die Krümmung im unteren Rücken verstärkt sich auch in Rückenlage mit ausgestreckten Beinen. In der Fowler-Position (» **links unten**) wird die Krümmung ausgeglichen und der große Lendenwirbelmuskel entspannt, der sich vom unteren Rücken bis zu den Schenkeln erstreckt. Bei akuten Rückenschmerzen sollten Sie sich mehrere Kissen unter die Knie legen, bei den meisten anderen Symptomen genügt eine Handtuchrolle.

Bei einem verstellbaren Bett können Sie Kopf- und Fußteil höherstellen, um schmerzende Glieder zu entlasten, oder auch halb aufgerichtet liegen, falls Sie Atem- oder Herzprobleme haben sollten.

Um den Nacken zu schonen, sollte der Kopf im Verhältnis zu den Schultern gerade sein. In Rückenlage benutzen Sie am besten nur ein Kissen; in Seitenlage bestimmt die Breite Ihrer Schultern, ob ein oder zwei Kissen nötig sind, um Ihren Kopf abzustützen.

UNTERSTÜTZUNG DURCH KISSEN

Ihr Kissen muss Sie stützen. Prüfen Sie dies, indem Sie es in der Horizontalen halten und mit der Handkante über seine Mitte streichen: Wenn sie gerade bleibt, ist das Kissen in Ordnung; wenn sie einsackt, sollten Sie es ersetzen. Wachen Sie mit steifem Nacken auf, könnte es helfen, das Kissen in Schmetterlingsform zu drehen oder eine Handtuchrolle in den Nacken zu legen. Eine Alternative ist ein Nackenstützkissen, das verhindert, dass Ihr Kopf seitlich wegrollt.

Richtig Nackenstützkissen bestehen aus Kaltschaum, der die Form des Körpers annimmt. Eine Schwelle an der Vorderseite bietet sowohl Nacken als auch Kopf festen Halt.

Ein Nackenstützkissen sorgt dafür, dass Hals und Nacken korrekt positioniert sind.

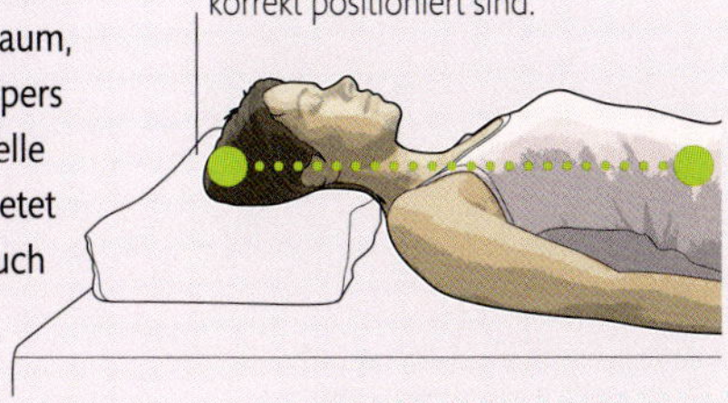

Falsch Wenn Sie mehr als ein Kissen benutzen, werden Kopf und Nacken übermäßig gebeugt. Auf die Wirbelsäule wird Druck ausgeübt, der Schmerzen verursacht oder verstärkt.

Die erhöhte Kopfposition übt schädlichen Druck auf Ihre Wirbelsäule aus.

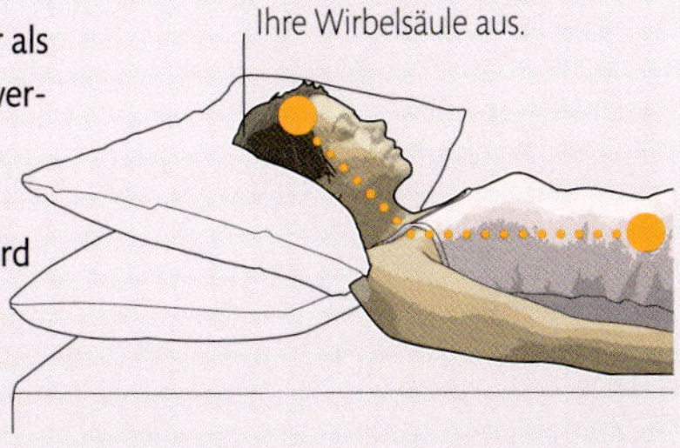

SEX UND RÜCKENSCHMERZEN FRAGEN & ANTWORTEN

F | Kann ich trotz Rückenschmerzen Sex haben?

A | Ja, aber eventuell müssen Sie Ihre bevorzugten Positionen mit Rücksicht auf Ihre Schmerzen abwandeln (» **unten**). Je nach Art Ihres Schmerzes können Sie sich durch ein Kissen oder eine Handtuchrolle unter Ihrem Becken abstützen. Auch ein heißes Bad oder eine sanfte Massage vor dem Sex können Ihre Muskeln entspannen und die Schmerzen lindern.

F | Was kann ich tun, wenn mein Partner unter Rückenschmerzen leidet?

A | Wenn ein Partner Rücken- oder Nackenprobleme hat, betrifft dies immer beide. Wenn Sex aufgrund der Schmerzen problematisch wird, kann das zu Enttäuschungen führen. Versuchen Sie, miteinander darüber zu reden, wie Sie sich fühlen. Trösten Sie Ihren Partner und geben Sie ihm zu verstehen, dass Sie gemeinsam einen Weg finden wollen, zu einem erfüllenden Sexleben zurückzufinden, das Ihnen beiden Freude bereitet.

F | Wie kann ich meinem Partner sagen, dass ich Schmerzen habe?

A | Rückenschmerzen können belasten und demoralisieren. Da sie unsichtbar sind, ist es für Ihren Partner vielleicht schwer zu verstehen, wie Sie leiden. Daher müssen Sie es ihm erklären und klarmachen, dass Sie sich immer noch zu ihm oder ihr hingezogen fühlen, die Schmerzen Ihnen aber zusetzen.

F | Wie können wir trotz Rückenschmerzen dennoch außergewöhnlichen Sex haben?

A | Nehmen Sie sich Zeit und ziehen Sie sich an einen angenehmen Ort zurück, an dem Sie ungestört sind. Seien Sie zärtlich und fühlen Sie sich in die Gefühle und Reaktionen Ihres Partners hinein: Ehrlichkeit, Unterstützung und Trost helfen dabei, Ihre sexuelle Beziehung wieder herzustellen. Probieren Sie andere Formen der Sinnlichkeit als Teil Ihres Sexlebens und verbringen Sie mehr Zeit mit Küssen und Streicheln. Es gibt viele Möglichkeiten, eine erfüllte körperliche Beziehung zu erleben. Nutzen Sie Ihre Kreativität und Fantasie und beschreiten Sie neue Wege, um Aktivitäten zu finden, die keine übermäßige Belastung für die schmerzenden Bereiche bedeuten.

F | Welche Stellungen beim Sex verusachen die geringsten Probleme bei Rückenschmerzen?

A | Eine der sanftesten Positionen ist die »Löffelposition«. Dabei liegt die Partnerin auf der Seite und ihr Partner in derselben Position direkt hinter ihr, sodass sich ihre Körper wie Löffel ineinander schmiegen. Die »Hündchenposition« kann bei Frauen mit Rückenschmerzen gut funktionien. Dabei kniet sie auf allen Vieren und der Partner befindet sich hinter ihr. Für Männer, die es als schmerzhaft empfinden, ihren Rücken zu strecken, funktioniert die Sitzposition gut, bei der er auf einem Stuhl oder der Bettkante sitzt und die Partnerin, ihm zugewandt, rittlings auf ihm sitzt.

SICH IM BETT UMDREHEN

Leiten Sie die Drehung mit dem oberen Arm und Ihrem Kopf ein – auf diese Weise drehen sich auch Babys und Kleinkinder instinktiv um. Ihr Arm löst die Bewegung Ihres Oberkörpers aus. Wenn Sie beginnen, sich auf Ihren Rücken zu rollen, bewegen Sie Ihren anderen Arm in dieselbe Richtung. Ihr Becken folgt den Bewegungen Ihrer Arme und des Oberkörpers, ohne dass Ihr Rücken belastet wird.

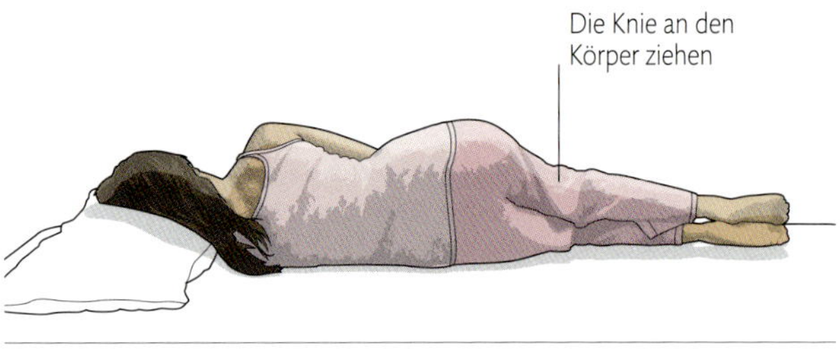

1 Wenn Sie auf der Seite liegen und sich auf den Rücken oder die andere Seite rollen wollen, ziehen Sie als Erstes Ihre Knie an Ihren Körper, bis sie im rechten Winkel sind.

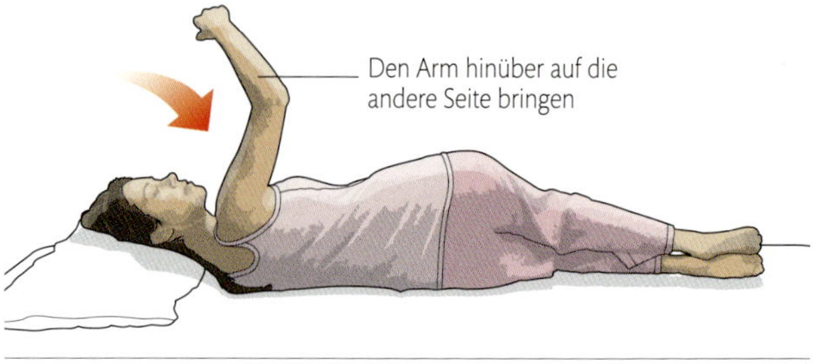

2 Um sich auf den Rücken zu rollen, bringen Sie Ihren Arm auf die Rückseite und drehen gleichzeitig Ihren Kopf.

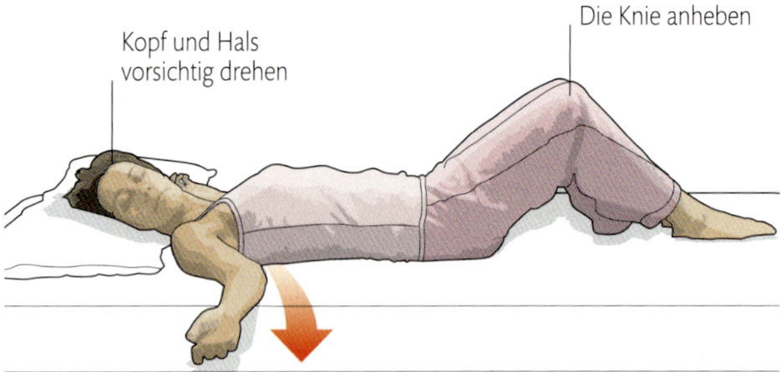

3 Stellen Sie Ihre Beine auf, sodass Füße und Rücken flach auf der Matratze sind. Der die Bewegung anführende Arm wird zu der Seite ausgestreckt, zu der Sie sich wenden.

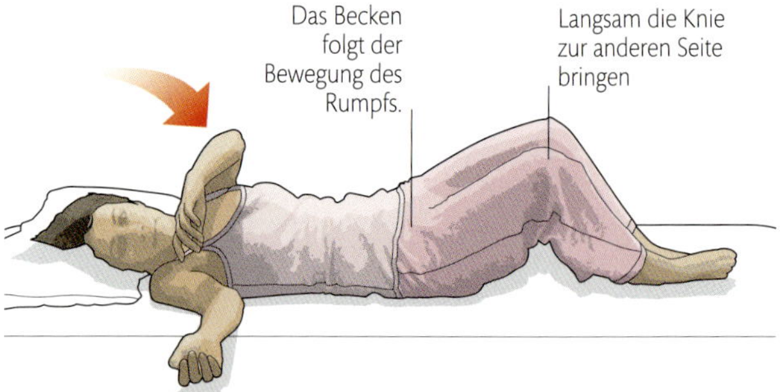

4 Bringen Sie nun den anderen Arm ebenfalls zur anderen Seite und lassen Sie Ihre Knie auf die Matratze sinken. Dabei drehen sich auch Ihr Kopf und Ihr Rumpf.

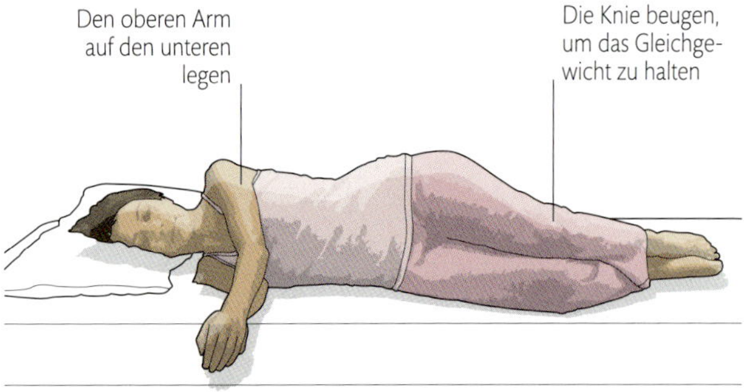

5 Legen Sie Ihren Arm nun auf den unteren Arm. Auch die Beine auf der Matratze liegen übereinander. Üben Sie diesen Bewegungsablauf, damit er zur Gewohnheit wird.

SCHLAFPROBLEME

Rückenschmerzen können Schlaflosigkeit verursachen. Befolgen Sie diese Punkte, um Ihren gewohnten Schlaf wiederherzustellen:

- Legen Sie sich nur zum Schlafen, wenn Sie müde sind.
- Begeben Sie sich nur zum Schlafen (und zum Sex) ins Bett.
- Wenn Sie 15 Minuten nach dem Hinlegen nicht eingeschlafen sind, stehen Sie wieder auf und verlassen Sie das Schlafzimmer. Gehen Sie erst wieder ins Bett, wenn Sie müde sind.
- Lassen Sie Ihren Wecker jeden Morgen um dieselbe Uhrzeit klingeln. Stehen Sie dann auf, egal, wie viel Schlaf Sie bekommen haben.
- Legen Sie sich während des Tages nicht hin.
- Reduzieren Sie Tee, Kaffee und andere Stimulanzien.
- Wenn Sie und Ihr Partner verschiedene Matratzen bevorzugen, kaufen Sie zwei separate Matratzen und legen Sie diese nebeneinander.

HINLEGEN UND AUFSTEHEN

Zum Hinlegen setzen Sie sich auf die Bettkante, die Arme hängen seitlich. Senken Sie den Oberkörper zur Seite, stützen Sie sich auf den Ellbogen und legen Sie Ihren Kopf auf das Kissen, während Sie Ihre Beine auf das Bett heben. Beim Aufstehen kehren Sie die Bewegung um: Legen Sie sich auf die Seite, heben Sie Ihren Kopf vom Kissen, stellen Sie die Füße auf den Boden und stemmen Sie sich mit den Armen in den Sitz.

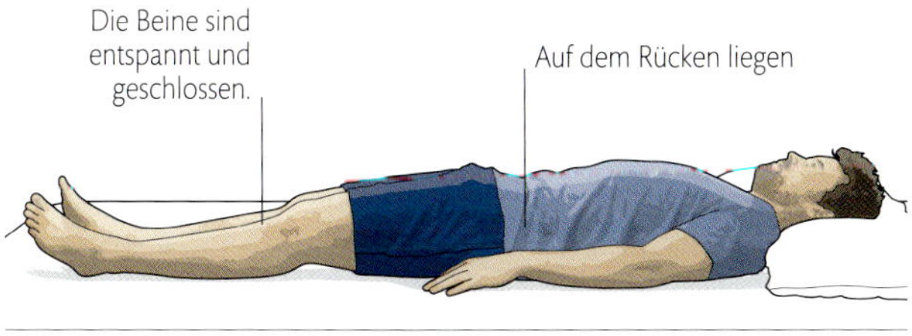

1 Wenn Sie normalerweise auf dem Bauch oder auf der Seite schlafen, drehen Sie sich auf den Rücken, legen Ihre Arme seitlich neben den Körper und schließen die Beine.

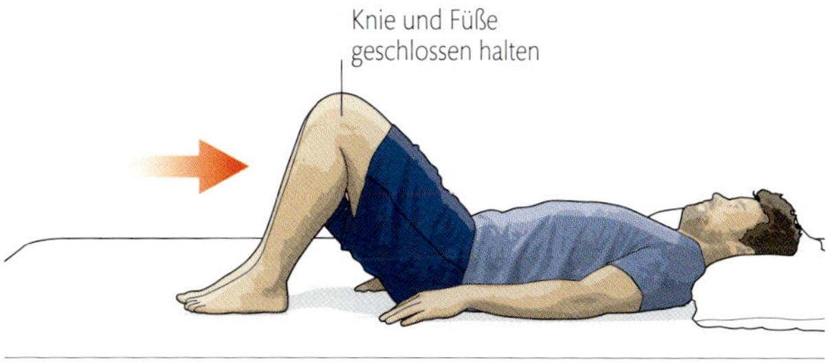

2 Ziehen Sie Ihre Füße Richtung Rumpf, sodass Ihre Knie einen rechten Winkel beschreiben.

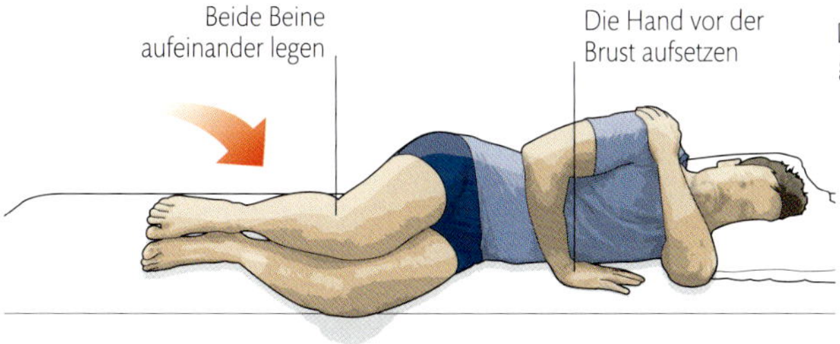

3 Senken Sie die angewinkelten Knie zur Bettkante. Stellen Sie die Hand des oberen Arms vor sich auf. Der Ellbogen des unteren Arms liegt auf der Matratze und die Hand berührt Ihre obere Schulter.

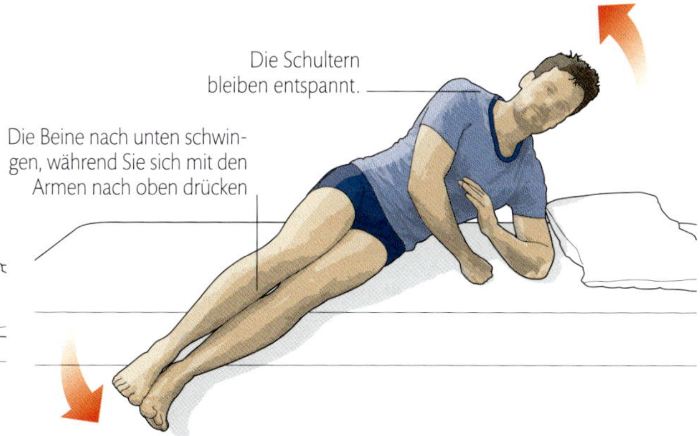

4 Heben Sie Ihren Kopf an, indem Sie Ihren Ellbogen und die aufgesetzte Hand gleichzeitig in die Matratze drücken, während Sie Ihre Füße über die Bettkante schwingen.

5 Legen Sie Ihren Unterarm auf die Matratze, um das zusätzliche Gewicht abzustützen, und drücken Sie sich weiter hoch, bis Sie aufrecht sitzen.

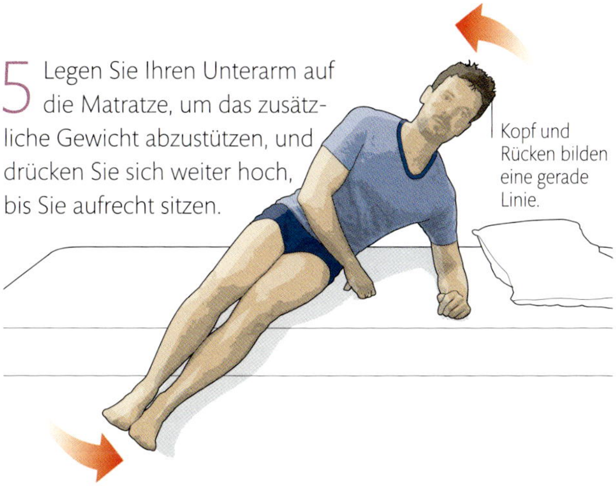

6 Bringen Sie Ihre Arme beiderseits neben den Körper. Stellen Sie Ihre Füße auf und erheben Sie sich wie von einem Stuhl.

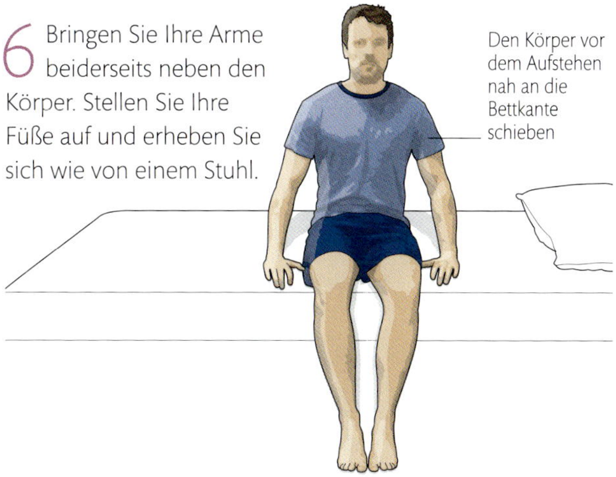

WASCHEN UND ANKLEIDEN

Optimieren Sie Ihre morgendliche Toilette, indem Sie einfache Bewegungsabläufe zu Ihrer täglichen Gewohnheit machen. Vermeiden Sie etwa, sich beim Waschen, Rasieren oder Zähneputzen über das Waschbecken zu beugen. Eine aufrechte Haltung ist immer die beste.

Wenn Sie länger am Waschbecken stehen, stützen Sie mit einer Hand Ihr Gewicht ab. Beugen Sie sich aus der Hüfte, nicht aus der Taille vor. Halten Sie die ganze Zeit Ihren Kopf aufrecht und Ihren Rücken gerade. Sie müssen sich weniger bücken, wenn Sie einen Waschlappen benutzen.

IN DUSCHE UND BADEWANNE

Es mag für Sie einfacher sein, in der Dusche zu stehen als in der Badewanne zu liegen. Legen Sie eine rutschfeste Matte in die Dusche. Bewahren Sie Ihre Toilettenartikel in einem Wandregal auf, damit Sie sich nicht danach bücken oder strecken müssen. Benutzen Sie einen Schwamm oder eine Bürste mit langem Stiel, um schwer erreichbare Körperteile zu waschen. Wenn Sie ein Bad nehmen, sollten Sie nicht zu lange mit rundem Rücken darin liegen, da das Aussteigen beschwerlich werden kann. Eine Handdusche erleichtert das Haarewaschen. Bei chronischen Rückenbeschwerden leistet ein Handgriff über der Badewanne beim Aussteigen nützliche Dienste. Es kann leichter sein, sich mit einem Frottee-Bademantel abzutrocknen als mit einem Handtuch.

DIE TOILETTE BENUTZEN

Ein höherer Sitz kann Ihnen den Toilettengang erleichtern, insbesondere, wenn Sie sehr groß sind. Setzen Sie sich vorsichtig auf den Toilettensitz, indem Sie langsam Ihre Knie beugen und sich mit einer Hand an der Wand oder der Tür vor Ihnen abstützen. Drehen oder strecken Sie sich nicht nach hinten, während Sie auf der Toilette sitzen.

TÄGLICHE MORGENTOILETTE

Gesichtswäsche und Zähneputzen gehören zur täglichen Hygiene. Bei Rückenschmerzen sollte man sich nicht über das Waschbecken beugen. Bleiben Sie aufrecht und beugen Sie sich nur aus Hüften und Knien. Alle Toilettenartikel sollten gut erreichbar sein, damit Sie sich nicht unnötig nach ihnen strecken müssen.

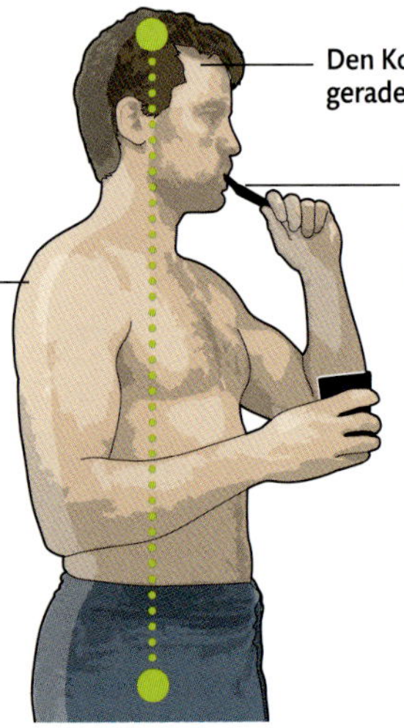

✓ Gute Haltung
Wenn Sie sich die Zähne putzen, stehen Sie aufrecht vor dem Waschbecken und bücken sich nicht hinunter. Benutzen Sie zum Ausspülen einen Becher. Beim Rasieren sollte sich der Spiegel direkt vor Ihnen befinden. Praktisch ist auch ein beweglicher Spiegel neben dem Waschbecken.

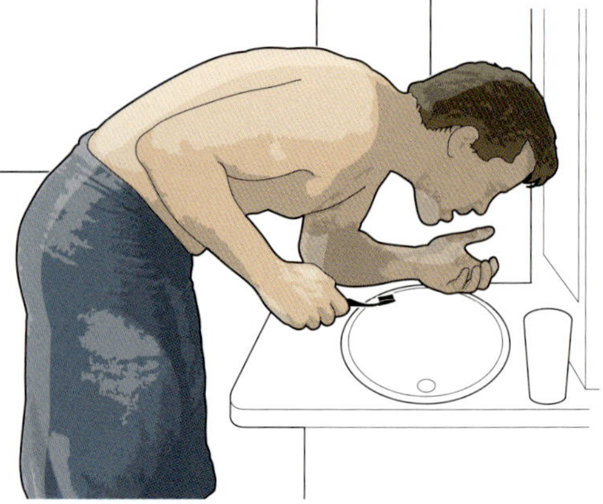
Der Rücken ist gekrümmt.
Kopf ist zu tief unten.
Nie aus der Taille abknicken, sondern aus der Hüfte beugen

X Schlechte Haltung
Beugen Sie sich nicht aus der Taille nach vorne, wenn Sie sich den Mund ausspülen, da dies eine Rückenverletzung verschlimmert, sondern aus der Hüfte. Beugen Sie auch die Knie, damit Ihr Rücken in neutraler Position ist und der Druck auf die Wirbelsäule gering ausfällt.

WASCHEN UND ANZIEHEN FRAGEN & ANTWORTEN

F | Ist Duschen besser oder Baden?

A | Bei akuten Schmerzen oder Bandscheibenproblemen sollten Sie besser duschen als baden. Das verhindert, dass Sie Ihren Rücken über längere Zeit hinweg krümmen und sich die Beschwerden verschlimmern. Geben Sie Acht, wenn Sie in die Dusche ein- und aussteigen – eine rutschfeste Matte hilft, Unfälle zu vermeiden.

F | Wie wasche ich den Rücken?

A | Alle Körperregionen, insbesondere den Rücken, zu erreichen, kann unter Umständen knifflig sein. Eine Bürste mit langem Stiel leistet hier gute Dienste.

F | Wie wasche ich meine Füße?

A | Stellen Sie sich neben der Dusche oder Badewanne auf eine Matte und setzen Sie einen Fuß auf den Rand. In der Wanne liegend, ziehen Sie den Fuß an den Körper.

F | Welche Kleidung trage ich am besten?

A | Lockere Kleidung, die sich leicht an- und ausziehen lässt und nicht einschränkt, ist immer eine gute Wahl. Aus demselben Grund sind Oberteile mit Reißverschluss oder Knöpfen empfehlenswert.

F | Welche Art von Schuhen sind empfehlenswert?

A | Slipper lassen sich leicht an- und ausziehen. Frauen sollten hohe Absätze vermeiden, da sie Schmerzen im unteren Rücken verursachen können. Bevorzugen Sie in Zweifelsfällen bequeme Schuhe, die den Körper nicht unnötig strapazieren.

F | Kann ich Stiefel tragen?

A | Sie sollten Stiefel oder anderes schweres oder steifes Schuhwerk vermeiden, da sie beim An- und Ausziehen einen unnötig hohen Kraftaufwand erfordern (» oben).

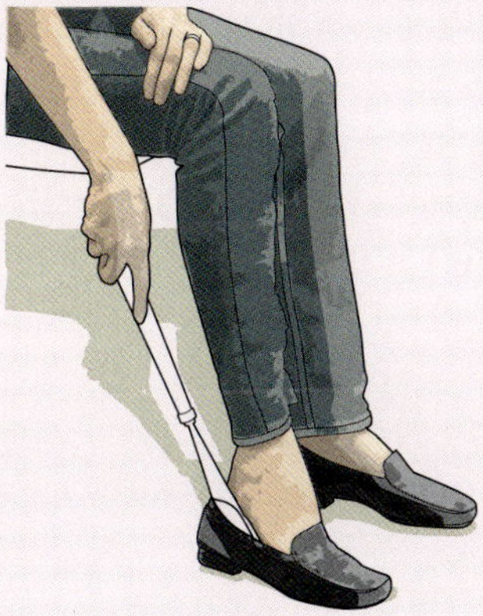

Schuhe anziehen

Benutzen Sie einen langen Schuhlöffel, wenn der Rücken Sie schmerzt. Setzen Sie sich auf einen Stuhl und schlüpfen Sie mithilfe des Schuhlöffels in die Schuhe.

TIPPS ZUM ANKLEIDEN

Krümmen Sie beim Ankleiden Ihren Rücken möglichst wenig – legen Sie sich dabei gegebenenfalls hin oder stehen Sie aufrecht. Generell sollte man enge Kleidung vermeiden, die die Beweglichkeit einschränkt. Slipper sind einfacher an- und auszuziehen als Schnürschuhe.

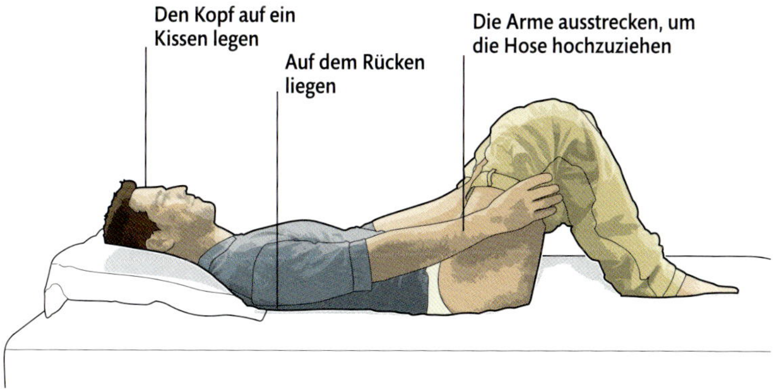

Unterwäsche und Hose anziehen

Sie werden feststellen, dass sich Unterwäsche und Hose im Liegen bequemer anziehen lassen. Stellen Sie sich neben das Bett und steigen Sie in die Hose. Legen Sie sich nun vorsichtig auf den Rücken. Heben Sie Ihre Hüfte leicht an, um die Hose ganz hochzuziehen. Zum Ausziehen kehren Sie den Bewegungsablauf um.

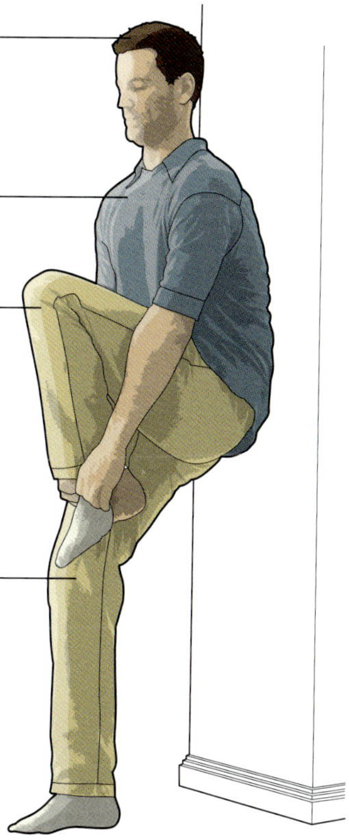
Den Kopf senkrecht über der Wirbelsäule halten
Den Oberkörper leicht nach vorne beugen
Das Knie so hoch anheben, wie es bequem möglich ist
Das Standbein leicht beugen

Strümpfe anziehen

Ziehen Sie Strümpfe nicht im Sitzen an, sondern lehnen Sie sich dazu mit dem Gesäß an eine Wand. Die Füße stehen etwa einen Fußbreit vor der Wand. Ein Knie anheben und den Strumpf überstreifen.

BEWEGUNG IM ALLTAG

Bei all Ihren täglichen Verrichtungen – sei es bei der Hausarbeit, bei der Körperpflege oder bei Ihren soziale Aktivitäten – ist eine gute Haltung von Hals, Nacken und Rücken wichtig, damit Sie Ihren Rücken nicht überlasten.

Scheuen Sie sich auf keinen Fall, sich das Leben durch den Gebrauch von Mobilitätshilfen zu erleichtern, sei es im Haus oder im Freien (**» rechts**).

IN HAUS UND GARTEN

Niemand kennt Ihr Haus besser als Sie selbst. Vielleicht hat es Bereiche, die einfacher zugänglich gemacht werden können. Notieren Sie, um welche es sich handelt, und nehmen Sie die nötigen Veränderungen in Angriff: wenn Sie sich etwa über die Maßen recken müssen, um einen alltäglichen Gebrauchsgegenstand in der Küche zu erreichen, oder Sie sich umständlich bücken müssen, um an die Putzmittel im Bad zu kommen. Generell sollten Sie Gegenstände, die Sie häufig benutzen, immer in Reichweite platzieren, sodass Bücken, Strecken, Drehen oder Heben überflüssig werden.

Benutzen Sie für die Gartenarbeit langstielige Geräte und wenden Sie bei körperlich anstrengenden Arbeiten die richtigen Techniken an (**» S. 70–71**).

Wenn Sie nicht wissen, wie Sie Ihr Haus oder Ihre Wohnung rückenfreundlicher einrichten können, lassen Sie sich von einem Physiotherapeuten beraten. Er kann Ihnen auch gesunde Bewegungsmuster zeigen.

SOZIALE AKTIVITÄTEN

Manche Anlässe erfordern stundenlanges Stehen, was Rücken- und Gelenkschmerzen mit sich bringen kann. Tragen Sie flache, bequeme Schuhe, sorgen Sie für regelmäßige Pausen und nehmen Sie sich einen tragbaren Stuhl mit, wenn es bei einer Veranstaltung keine Stühle gibt (**» rechts**).

AUFSTEHEN AUS EINEM STUHL

Lernen Sie, aus einem Stuhl aufzustehen, um Stürzen und Rückenverletzungen vorzubeugen. Stemmen Sie sich bei Rückenschmerzen mit den Armen hoch – das nimmt Druck von Ihrem unteren Rücken.

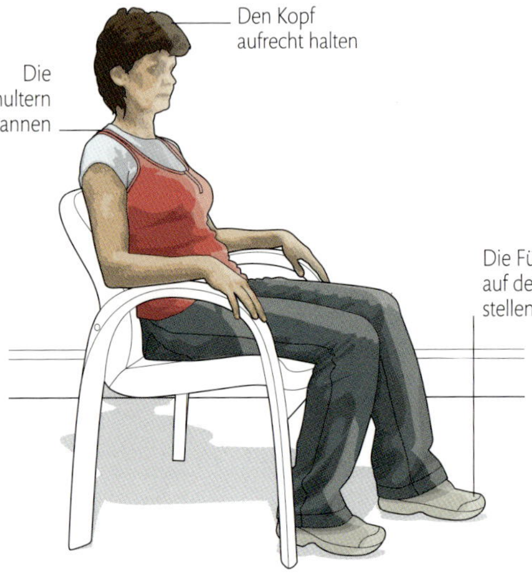

1 Legen Sie zum Aufstehen Ihre Arme auf die Armlehnen. Stellen Sie Ihre Füße in hüftbreitem Abstand flach auf den Boden. Eine leichte Schrittstellung der Füße sorgt für ein besseres Gleichgewicht.

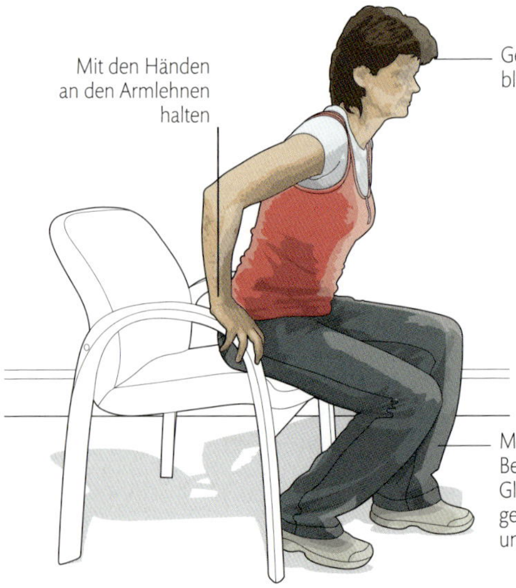

2 Schieben Sie Ihr Gesäß nah an die Stuhlkante. Beugen Sie sich vor, bis Ihre Nase sich auf gleicher Höhe wie die Knie befindet, und stemmen Sie sich mit den Armen hoch. Kopf, Schultern und Rücken bilden eine gerade Linie.

MOBILITÄTSHILFEN

Mobilitätshilfen können Alltagsaktivitäten erleichtern und chronische Rückenschmerzen sowie die Belastung der Knie verringern. Haben Sie beispielsweise Probleme, einen sehr hoch oder tief platzierten Gegenstand zu erreichen, verlängert eine Greifzange Ihre Reichweite, sodass Sie ihn ohne Strecken oder Bücken erreichen. Längenverstellbare Gehstöcke sind leicht, kompakt und nach Gebrauch einfach zu verstauen. Tragbare Faltstühle sind ideal für das Arbeiten in unbequemen, niedrigen Positionen, etwa bei der Gartenarbeit, wo man sich anderenfalls hinknien, bücken oder zusammenkauern müsste.

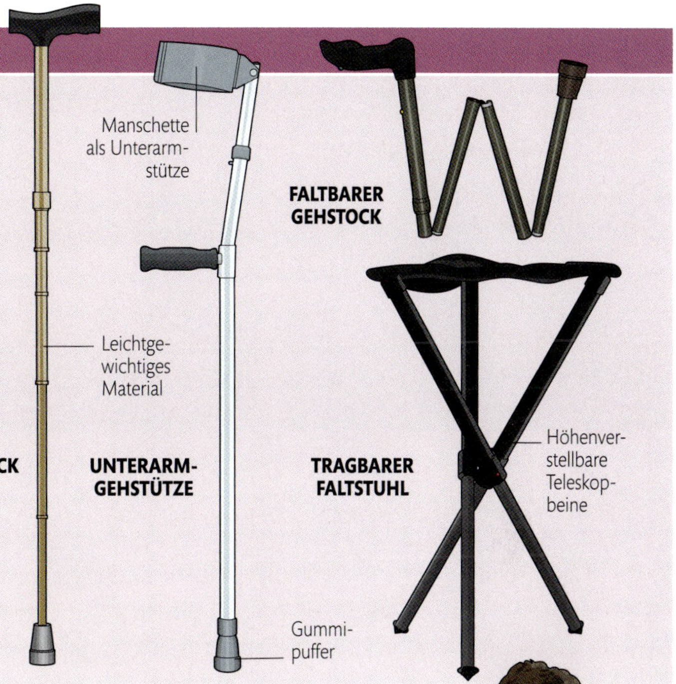

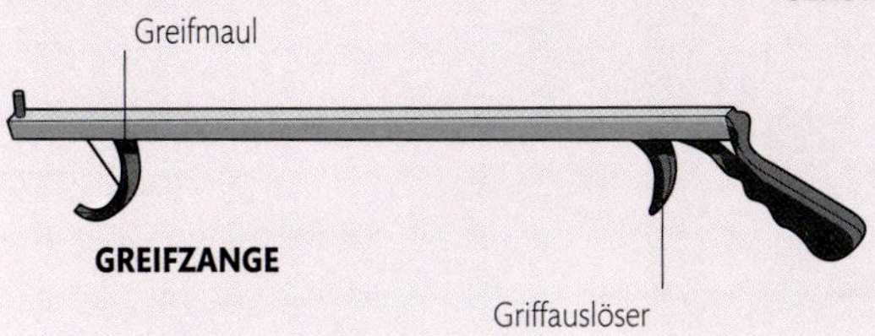

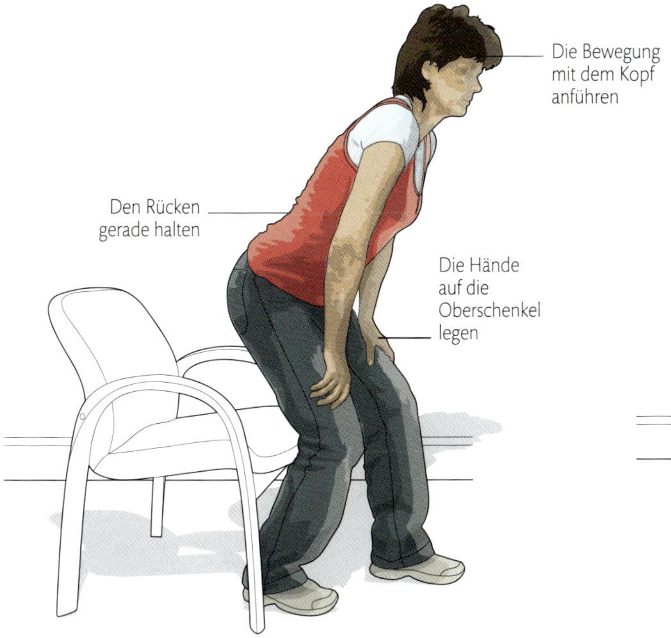

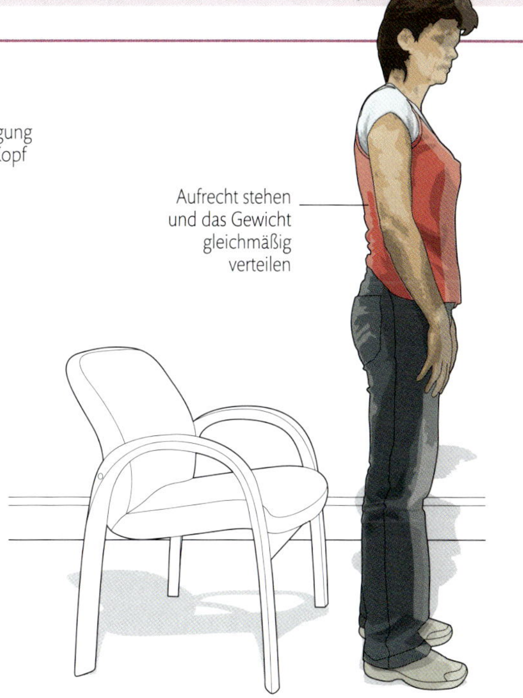

3 Beim Aufrichten die Beine langsam strecken und die Armlehnen loslassen. Legen Sie die Hände auf Ihre Oberschenkel, um Ihr Gewicht zu stützen. Kopf und Rücken bilden während der gesamten Bewegung eine gerade Linie.

4 Strecken Sie Ihre Beine, bis Sie ganz aufgerichtet sind. Stellen Sie Ihren hinteren Fuß nun neben den vorderen, sodass die Füße parallel sind.

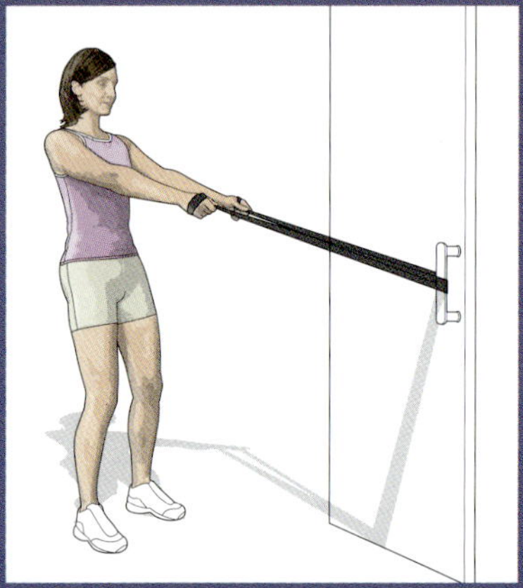
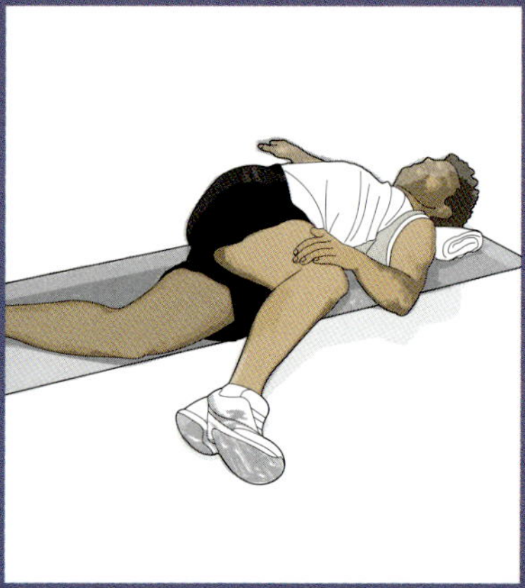
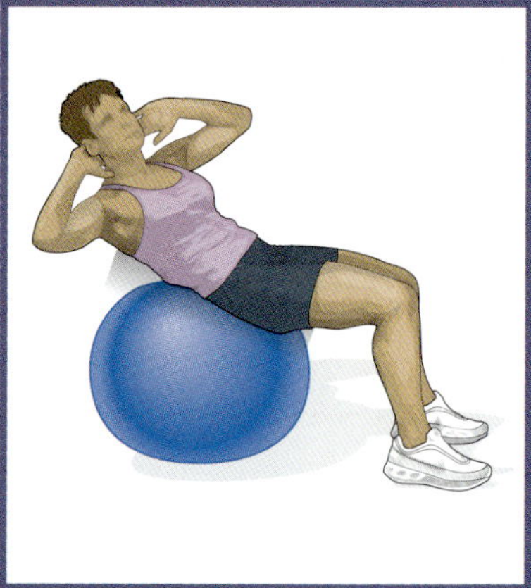

GESUND UND FIT MIT KÖRPER-TRAINING

Dieses Kapitel führt Sie Schritt für Schritt durch ein breites Spektrum von Übungen. Die meisten davon eignen sich auch als tägliche Fitness-Übungen, mit denen Sie Ihre Beweglichkeit, Kraft und Haltung verbessern und Ihren Körperfettanteil reduzieren können – um Problemen in Nacken und Rücken vorzubeugen. Der Belastungsgrad jeder Übung wird durch folgende Symbole angezeigt: leicht L, mittel M und hoch H. Bevor Sie mit den Übungen beginnen, sollten Sie sich mit Ihrem Arzt oder Physiotherapeuten beraten. Befolgen Sie auch stets die Sicherheitshinweise in diesem Buch (»S. 144).

HALS, NACKEN UND RÜCKEN

Gesundheitlichen Problemen in Hals, Nacken und Rücken beugt man am besten vor, indem man deren Beweglichkeit und Kraft verbessert. Das sorgt für eine gute Haltung und löst verspannte Muskeln. Körperübungen im Rahmen einer Rehabilitation nach akuten Erkrankungen unterstützen den Heilungsprozess und lindern auch chronische Schmerzen.

1 NACKEN DREHEN (L)

Diese einfache Bewegung lindert Nackenschmerzen, verbessert die Beweglichkeit des Halses und verzögert oder verhindert altersbedingte Steifheit. Sie sollten Ihren Hals mühelos um 70–90 Grad zu jeder Seite drehen können.

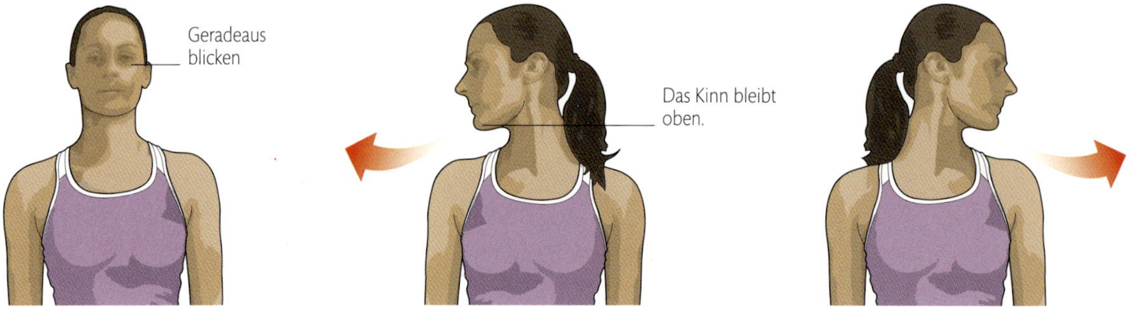

1 Blicken Sie geradeaus und halten Sie Ihre Wirbelsäule neutral. Den Oberkörper entspannen und die Arme locker herabhängen lassen.

2 Den Kopf langsam in Richtung der rechten Schulter drehen, nur so weit, wie es angenehm ist. Mehrere Sekunden halten.

3 Den Kopf über die Ausgangsposition in Richtung der linken Schulter drehen, so weit es angenehm ist. Zur Ausgangsposition zurückkehren.

2 NACKEN SEITLICH DEHNEN (L)

Diese Übung ist ideal, wenn Ihre Muskeln in Schultern und Nacken schmerzen. Eine schlechte Haltung oder eine ungünstige Schlafposition können in diesem Bereich Verspannungen verursachen und zu Muskel- oder sogar Kopfschmerzen führen – ein verbreitetes Symptom bei Menschen, die viel am Schreibtisch sitzen.

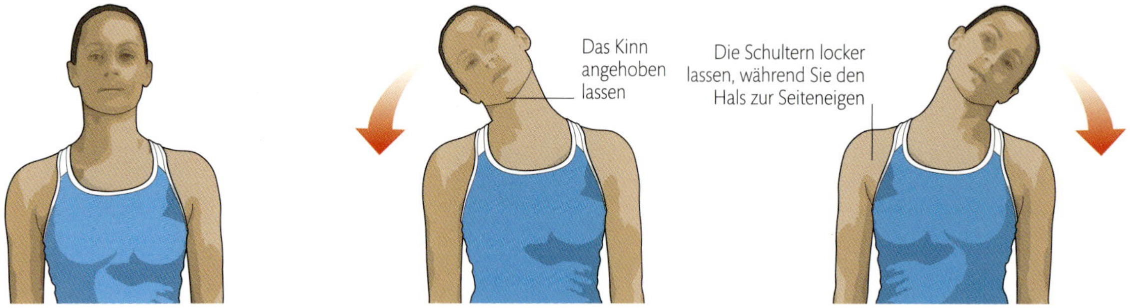

1 Stellen Sie sich mit entspanntem Körper aufrecht hin. Auch Ihre Schultern sind locker. Der Blick ist nach vorne gerichtet.

2 Den Kopf zur Seite neigen, sodass sich das rechte Ohr der rechten Schulter annähert. Die Position mehrere Sekunden halten.

3 Den Kopf in die entgegengesetzte Richtung neigen. Die Position mehrere Sekunden halten, dann in die Ausgangsposition zurückkehren.

3 NACKEN STRECKEN UND BEUGEN (L)

Diese einfache Bewegung, die stehend oder sitzend ausgeführt werden kann, beugt Muskelverspannungen in Nacken und oberem Rücken vor und fördert die Beweglichkeit der Gelenke und Nerven im Halsbereich.

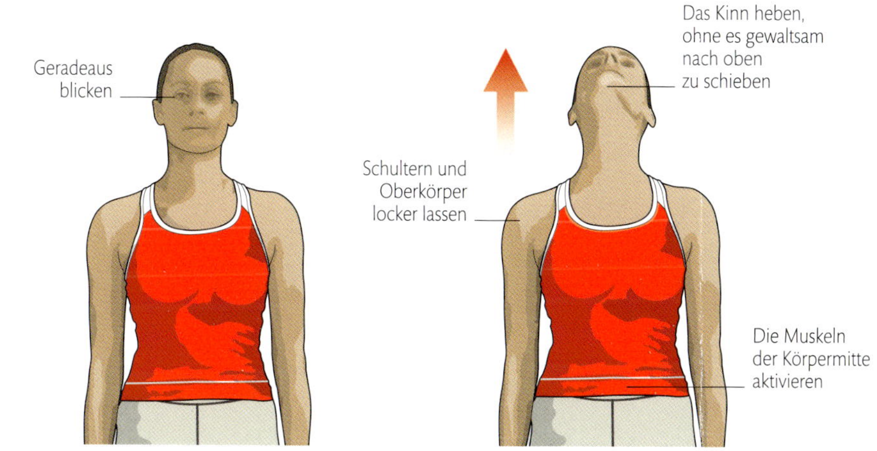

1 Stehen Sie aufrecht in entspannter Haltung, Ihre Arme hängen locker herab. Blicken Sie geradeaus und halten Sie die Wirbelsäule neutral.

2 Den Nacken so weit strecken, wie es angenehm ist, indem Sie langsam Ihr Kinn heben, bis Sie gerade hochblicken. Mehrere Sekunden halten.

3 Den Nacken beugen, indem Sie Ihren Kopf sanft zur Brust senken. Mehrere Sekunden halten, dann in die Ausgangsposition zurückkehren.

4 SCHULTERN KREISEN (L)

Wenn Sie Schmerzen im Nacken haben, werden Sie diese Übung als sehr wohltuend empfinden. Sie lockert die Muskeln im Kopf-, Hals- und Schulterbereich und verbessert ihre Beweglichkeit.

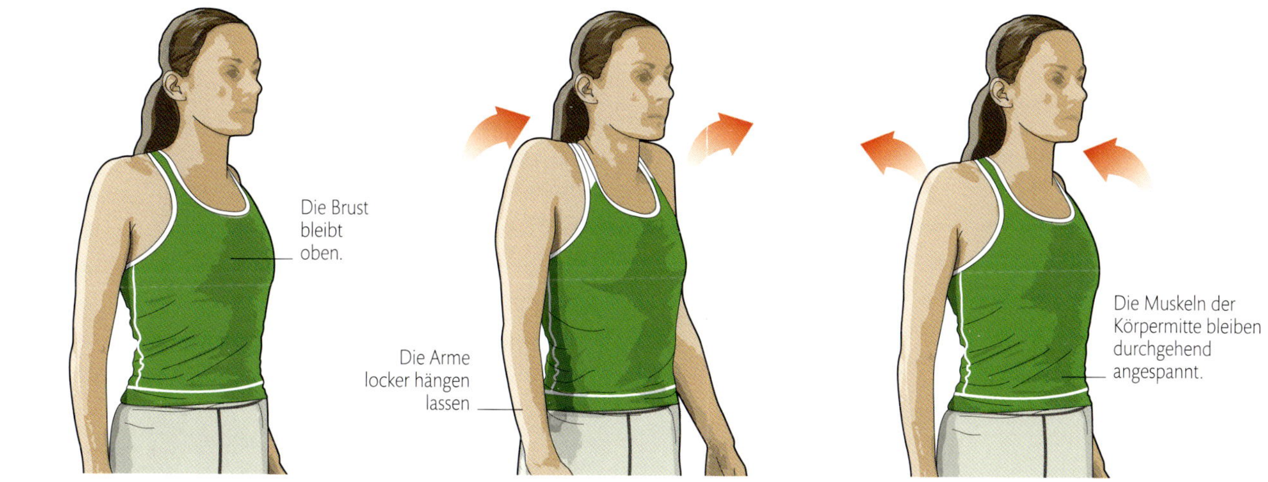

1 Lassen Sie die Arme locker hängen und entspannen Sie die Schultern. Den Kopf gerade halten, die Wirbelsäule bleibt neutral.

2 Die Schultern nach vorne und innen bringen und dabei langsam in Richtung Ohren anheben.

3 Mit den Schultern nach hinten kreisen und in die Ausgangsposition zurückkehren. Während der ganzen Übung geradeaus blicken.

5 KÖRPERRÜCKSEITE DEHNEN (M)

Diese Übung ist ausgezeichnet bei neuronaler Verspannung in Wirbelsäule und Beinen. Beginnen Sie sanft und forcieren Sie nichts – mit der Zeit werden Sie die größtmögliche Beweglichkeit entwickeln.

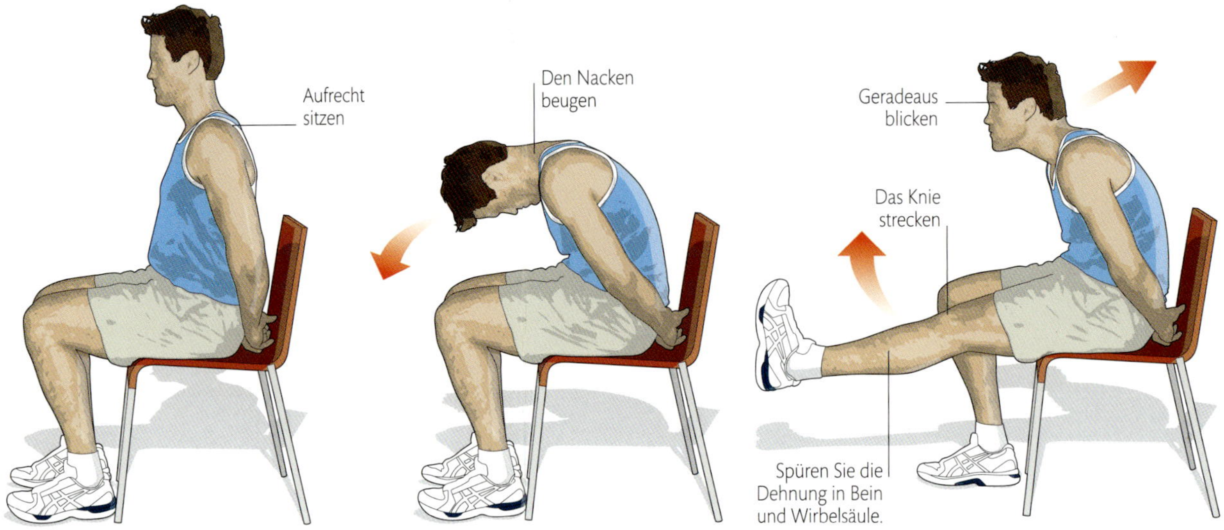

1 Setzen Sie sich auf einen Stuhl. Der Rücken ist gerade, die Wirbelsäule ist gestreckt. Legen Sie die Arme hinter den Rücken, die Hände ruhen auf der Sitzfläche des Stuhls.

2 Beugen Sie sich nach vorne und gleichzeitig nach unten, sodass die Wirbelsäule rund und der Nacken gebeugt ist.

3 Das linke Bein so weit strecken, wie es bequem möglich ist. Gleichzeitig den Kopf heben. Fünf Sekunden halten, dann zu Position 2 zurückkehren und mit dem rechten Bein wiederholen.

6 OBEREN RÜCKEN DEHNEN (L)

Diese einfache Dehnung mobilisiert die Muskeln im oberen Rücken. Sie wird gerne als Rehabilitationsübung nach einer Verletzung dieses Bereichs sowie als Aufwärmübung vor Aktivitäten mit Einsatz der Schultern praktiziert.

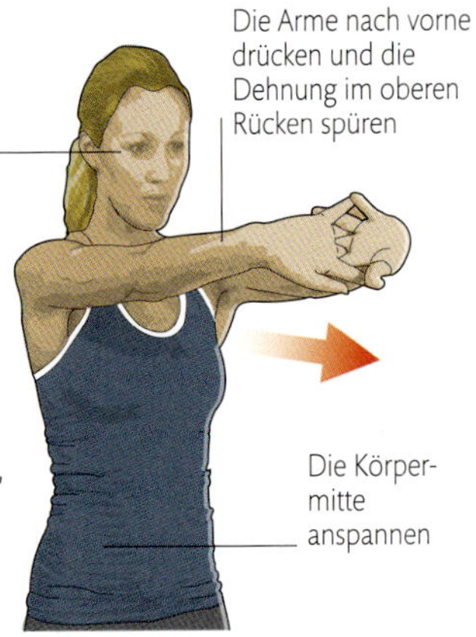
Den Kopf gerade halten und nach vorne blicken
Die Arme nach vorne drücken und die Dehnung im oberen Rücken spüren
Die Körpermitte anspannen

1 Verschränken Sie die Finger und heben Sie die Hände auf Brusthöhe, die Handflächen zeigen nach vorne. Arme strecken, Ellbogen durchdrücken und die Schultern vordrücken. 30 Sekunden halten.

7 BRUSTMUSKEL DEHNEN (L)

Diese Dehnung zielt auf den Bereich der oberen Brust. Sie lockert steife Muskeln und sorgt für Beweglichkeit in Schultern und oberem Rücken.

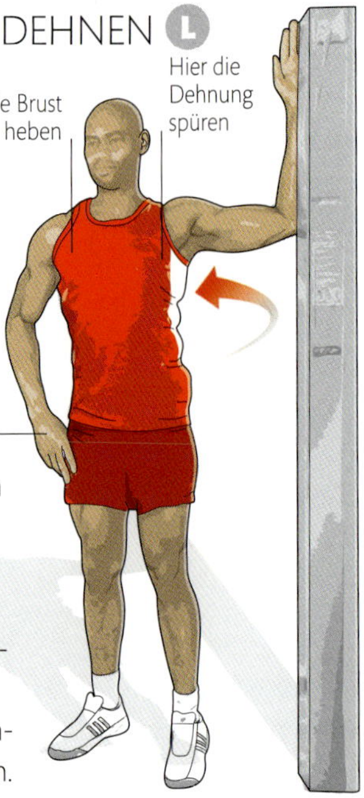
Die Brust heben
Hier die Dehnung spüren
Die freie Hand ruht auf der Hüfte.

1 Stellen Sie sich seitlich neben eine stabile vertikale Stütze. Legen Sie einen Arm von hinten dagegen und halten Sie Ihren Oberarm auf Schulterhöhe. Wippen Sie mit Ihrem Oberkörper sanft nach vorne, bis Sie die Dehnung in der Brust spüren können.

8 MANUELLE ISOMETRIK (L)

Diese Übungen kräftigen die Muskeln in Hals und Nacken und arbeiten mit dem Widerstand der Hände. Sie können stehend oder sitzend ausgeführt werden. Es handelt sich um wichtige Rehabilitationsübungen nach einer Verletzung am Hals oder Nacken, die auch vorbeugend zur Kräftigung durchgeführt werden können. Wenn Sie schon Fortschritte gemacht haben, können Sie den Widerstand auch mit einem Band erzeugen.

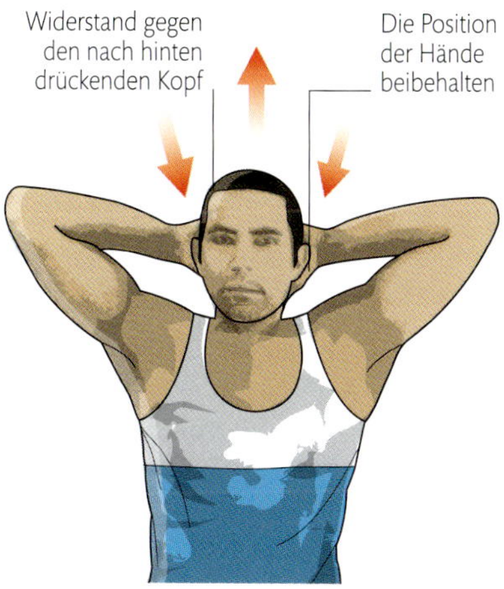
Widerstand gegen den nach hinten drückenden Kopf
Die Position der Hände beibehalten

1 Verschränken Sie die Hände hinter dem Kopf. Den Kopf nach hinten drücken und mit den Händen Widerstand leisten, sodass sich der Kopf nicht bewegt. 6 Sekunden halten, dann entspannen.

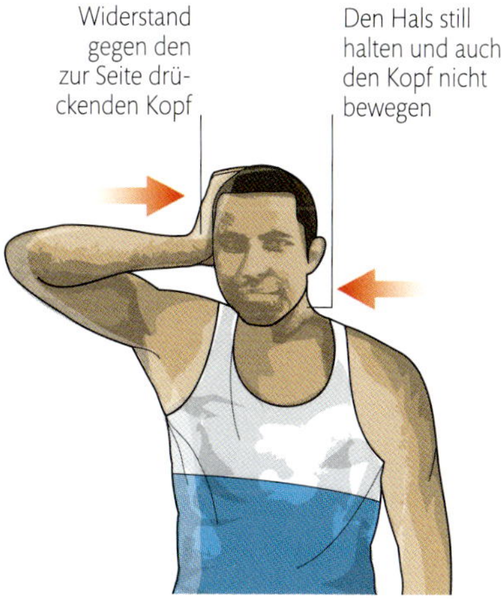
Widerstand gegen den zur Seite drückenden Kopf
Den Hals still halten und auch den Kopf nicht bewegen

2 Den Handballen seitlich an den Kopf legen und mit dem Kopf dagegen drücken; dabei mit dem Arm Widerstand leisten. 6 Sekunden halten, dann locker lassen und die Seite wechseln.

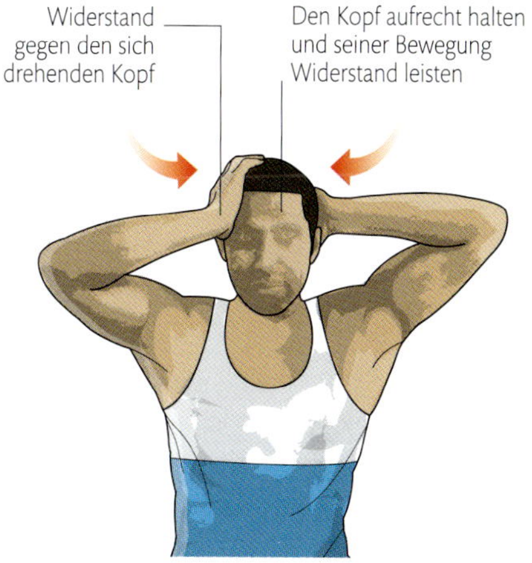

3 Die rechte Hand an die Schläfe und die linke gegen den Hinterkopf drücken. Den Kopf nach rechts drehen und mit beiden Armen Widerstand leisten. 6 Sekunden halten, dann locker lassen und in die Gegenrichtung wiederholen.

9 RUMPF DREHEN (L)

Eine Drehung des Oberkörpers zu beiden Seiten massiert sanft die Muskeln rund um die Wirbelsäule. Sie sollten die Dehnung im Oberkörper spüren, wenn Sie sich in beide Richtungen drehen. Forcieren Sie die Bewegung nicht.

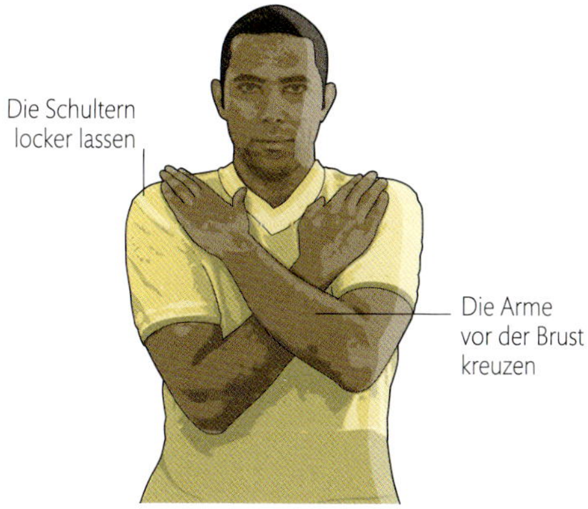
Die Schultern locker lassen
Die Arme vor der Brust kreuzen

1 Setzen Sie sich auf einen Stuhl, die Wirbelsäule ist gerade. Die Arme vor der Brust kreuzen und tief einatmen.

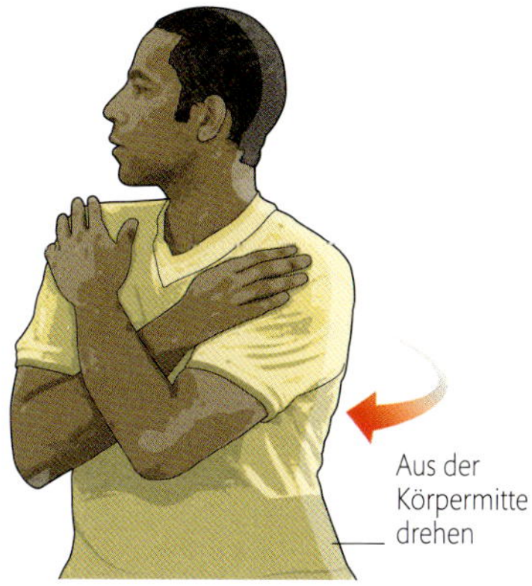
Aus der Körpermitte drehen

2 Langsam den Oberkörper möglichst weit nach rechts drehen und dabei ausatmen. Kurz halten.

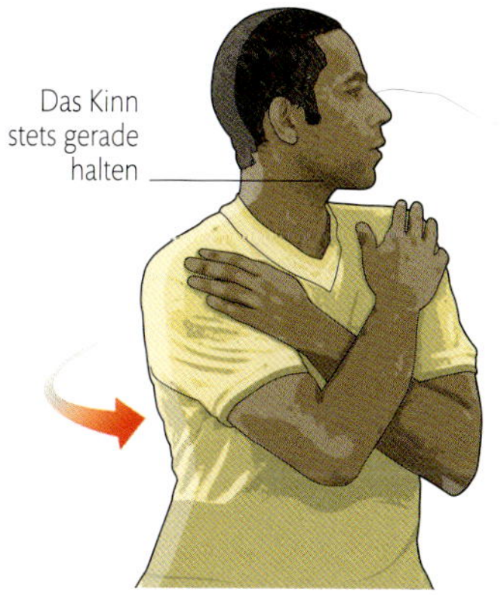
Das Kinn stets gerade halten

3 In die andere Richtung drehen, so weit es geht. Kurz halten und zur Ausgangsposition zurückkehren.

10 RUMPF DREHEN IM LIEGEN (L)

Diese Übung verbessert die Beweglichkeit der Muskulatur des oberen Rückens und der Brustwirbelsäule in Drehrichtung. Gleichzeitig wird die Brustmuskulatur gedehnt.

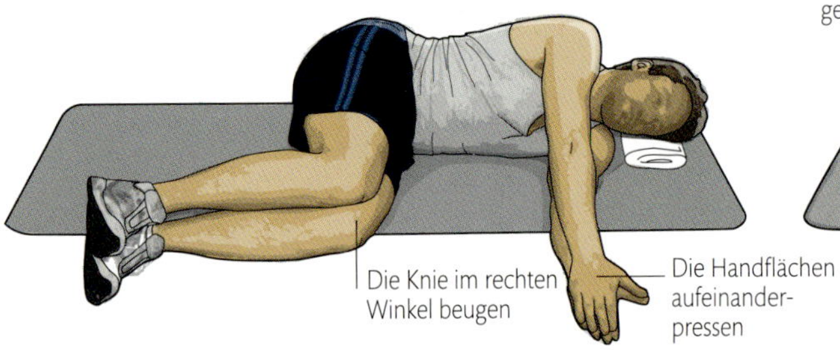

1 Legen Sie sich auf Ihre linke Seite. Die beiden Hüften, Knie und Füße liegen senkrecht übereinander, Hüften und Knie sind im rechten Winkel gebeugt. Die Arme gerade vom Körper weg strecken und die Handflächen aufeinanderpressen.

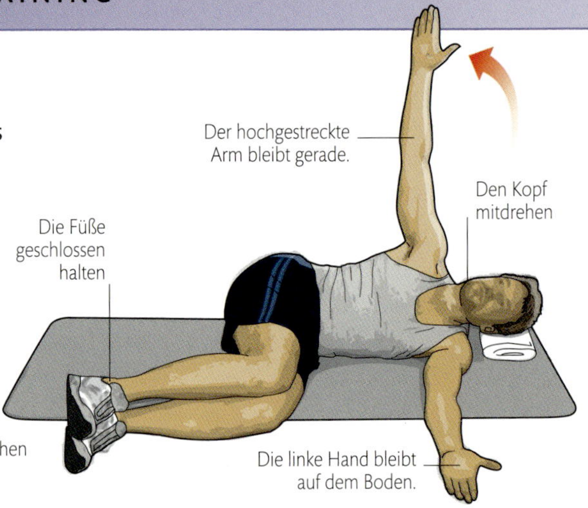

2 Knie und Füße geschlossen halten und die Hüften übereinander lassen. Einatmen, Bauchmuskeln anspannen und die rechte Hand senkrecht nach oben und hinten führen. Den linken Arm gestreckt auf dem Boden halten.

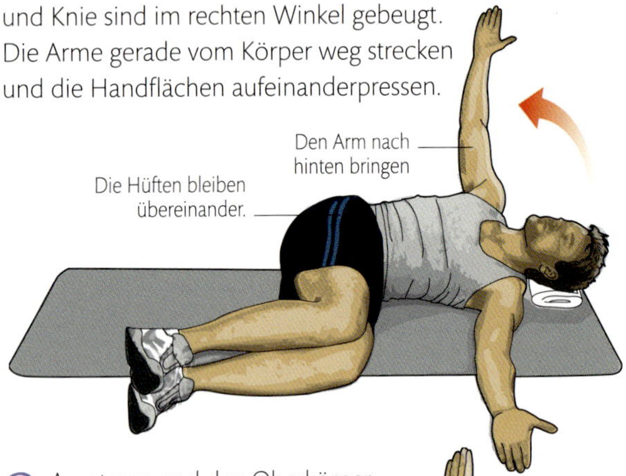

3 Ausatmen und den Oberkörper drehen, sodass er der Decke zugewandt ist. Die Hüften bleiben übereinander und der rechte Arm gestreckt.

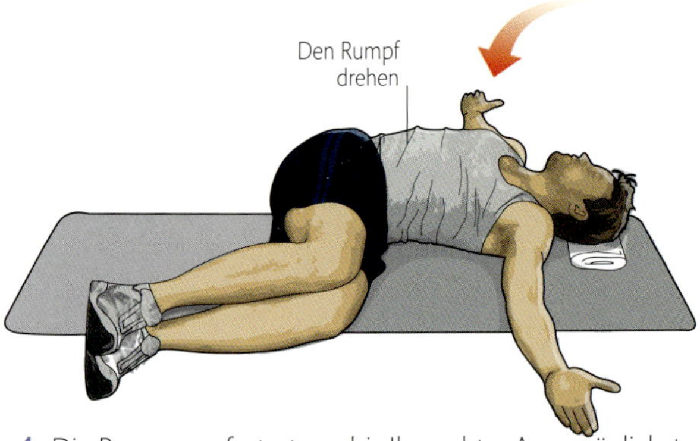

4 Die Bewegung fortsetzen, bis Ihr rechter Arm möglichst weit hinter Ihnen liegt und Ihre Brust nach oben zeigt. Ihre Hüften liegen weiterhin übereinander. Kurz anhalten, dabei die Schultern stabil und parallel lassen. Einatmen.

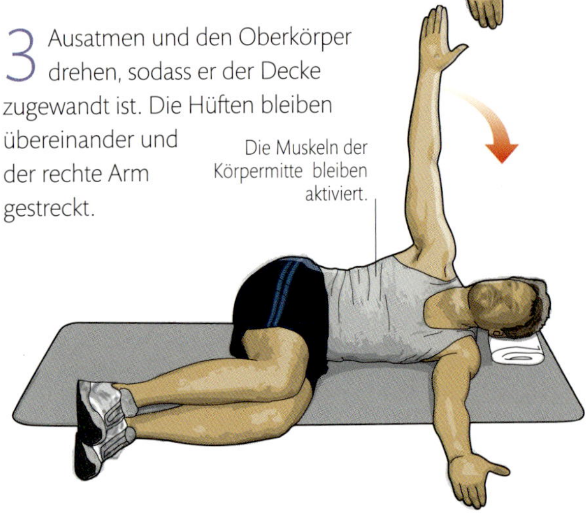

5 Ausatmen, den rechten Arm wieder nach oben Richtung Decke führen und den Rumpf langsam und kontrolliert in die Ausgangsposition zurückdrehen.

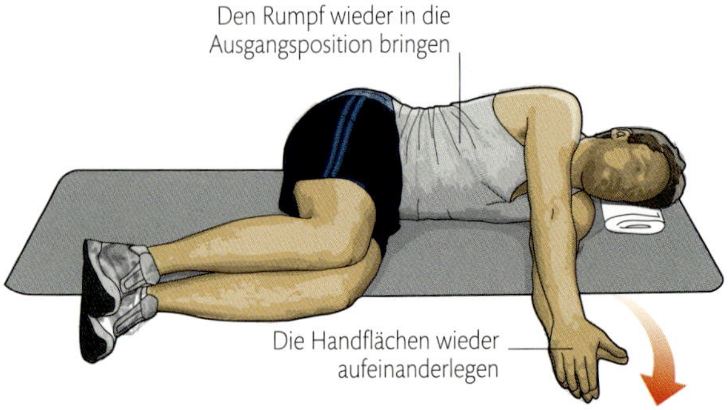

6 Die Bewegung bis zur Ausgangsposition zurückführen und die Handflächen aufeinanderlegen. Die Bewegung wie gewünscht wiederholen, dann die Seite wechseln.

11 **RÜCKEN** DYNAMISCH DEHNEN (L)

Diese dynamische Übung ist eine sehr gute Dehnübung für den unteren und den oberen Rücken und die Schultern. Sie fördert die Beweglichkeit der Wirbelsäule und kräftigt die Bauchmuskeln. Bewegen Sie sich langsam und atmen Sie tief.

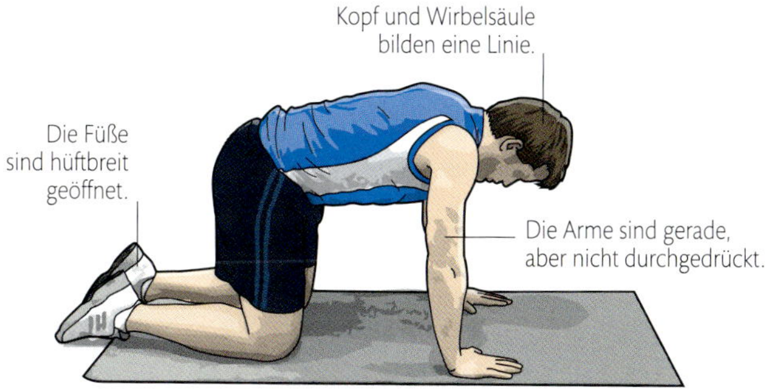
Kopf und Wirbelsäule bilden eine Linie.
Die Füße sind hüftbreit geöffnet.
Die Arme sind gerade, aber nicht durchgedrückt.

1 Gehen Sie auf die Knie. Die Hände sind direkt unter den Schultern, die Finger zeigen nach vorne, die Knie stehen unter den Hüften. Die Füße hüftbreit öffnen.

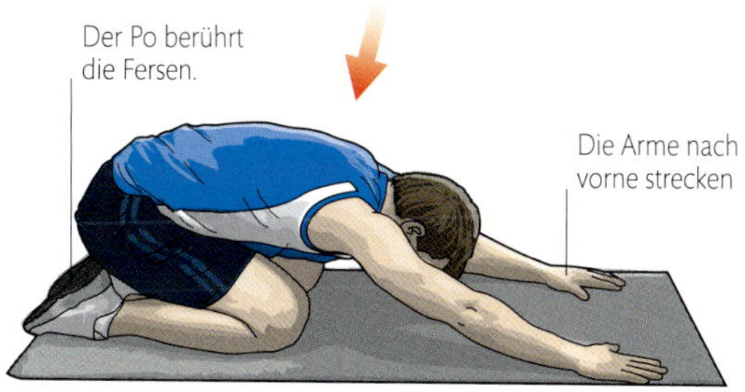
Der Po berührt die Fersen.
Die Arme nach vorne strecken

2 Setzen Sie sich nach hinten auf Ihre Fersen und strecken Sie die Arme gerade nach vorne. Die Handflächen bleiben flach auf dem Boden.

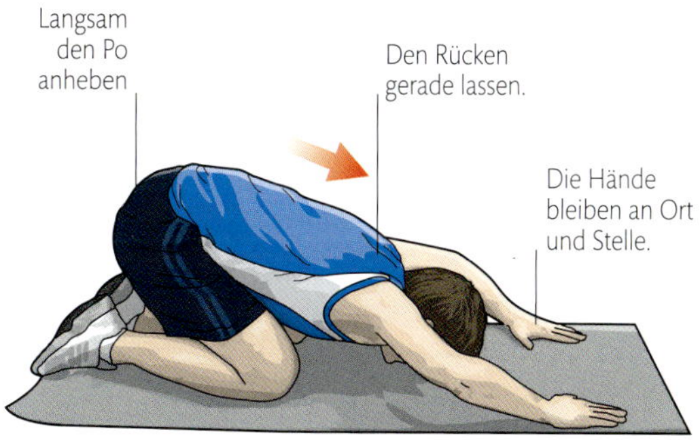
Langsam den Po anheben
Den Rücken gerade lassen.
Die Hände bleiben an Ort und Stelle.

3 Heben Sie langsam den Po und gleiten Sie mit dem Körper nach vorne, während Sie die Stirn zur Matte senken. Die Hände bleiben in Position und flach auf dem Boden.

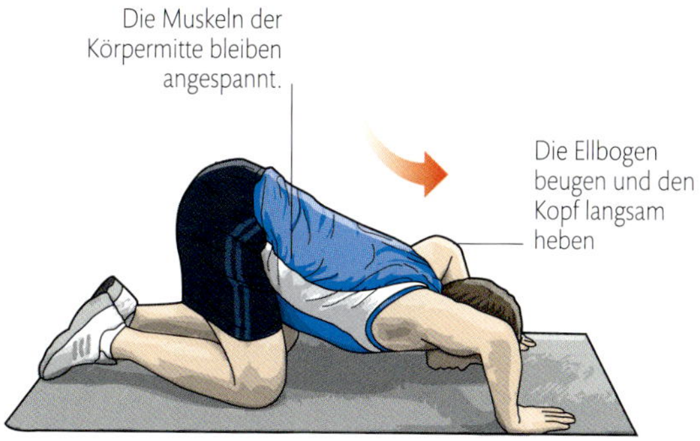
Die Muskeln der Körpermitte bleiben angespannt.
Die Ellbogen beugen und den Kopf langsam heben

4 Den Po weiter anheben, die Ellbogen beugen und den Oberkörper langsam heben.

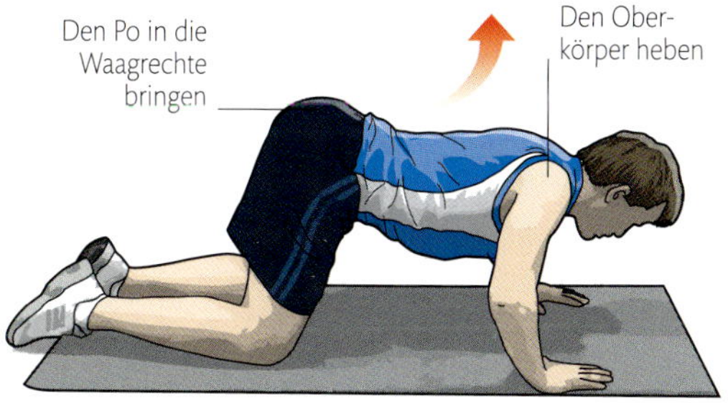
Den Po in die Waagrechte bringen
Den Oberkörper heben

5 Heben Sie den Oberkörper weiter an und strecken Sie allmählich die Ellbogen und den Rücken. Kopf und Rücken bilden eine Linie.

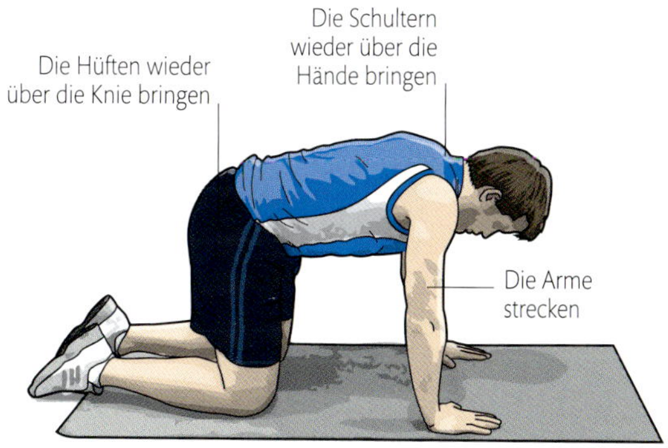
Die Hüften wieder über die Knie bringen
Die Schultern wieder über die Hände bringen
Die Arme strecken

6 Die Bewegung fortsetzen, bis Sie in die Ausgangsposition zurückgekehrt sind. Die Übung wie gewünscht wiederholen.

12 SCHULTERN HEBEN (L)

Bei einem steifen, schmerzenden Nacken hilft diese Übung, die Verspannung der Muskeln direkt am Kopf zu lockern. Heben Sie Ihre Schultern so hoch Sie können: Sie werden die Dehnung im Nacken erst spüren, wenn Sie sie senken.

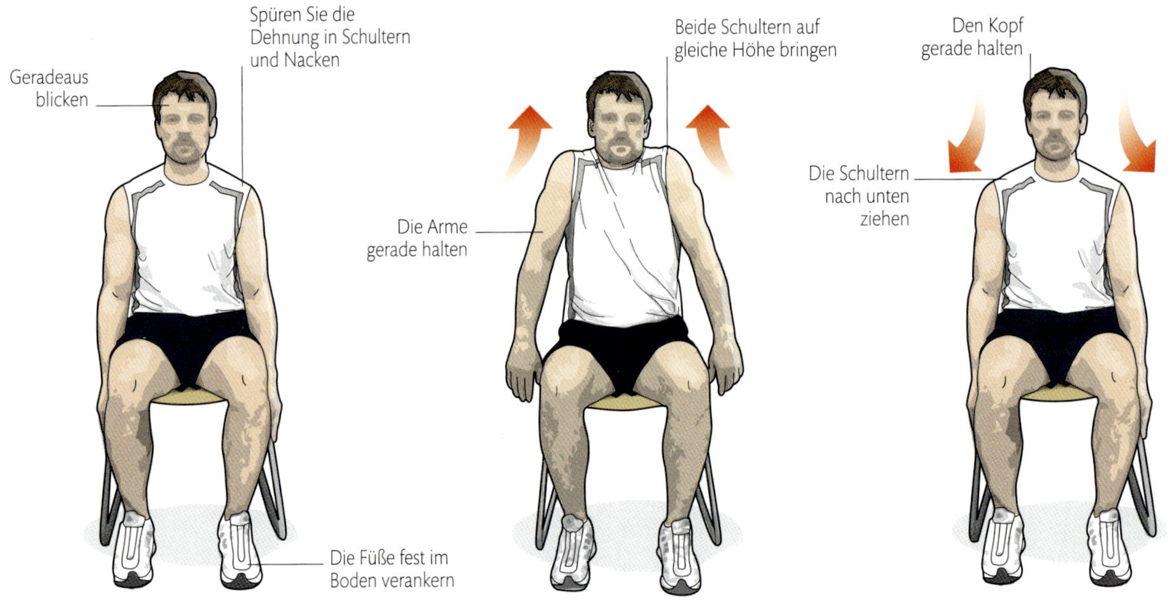

1 Setzen Sie sich auf einen Stuhl. Die Knie im rechten Winkel beugen, die Füße hüftbreit öffnen. Die Schultern fallen und die Arme seitlich hängen lassen.

2 Die Schultern so weit hochziehen wie möglich und die Ellbogen dabei gerade lassen.

3 Die Position etwa 5 Sekunden halten, dann locker lassen und zur Ausgangsposition zurückkehren. Wie gewünscht wiederholen.

13 SCHWIMMEN IN BAUCHLAGE (L)

Diese Übung kräftigt die Muskeln des oberen Rückens und wird bei Skoliose, Hypermobilität und Schmerzen im oberen Rücken empfohlen, die durch eine ungesunde Körperhaltung verursacht werden.

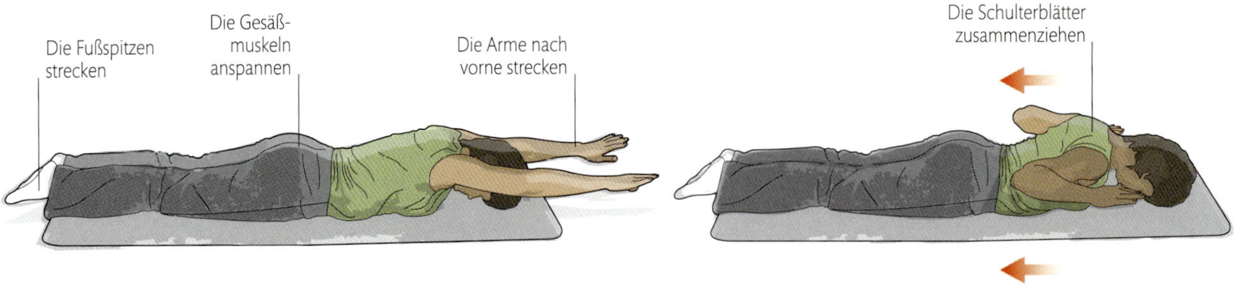

1 Legen Sie sich in Bauchlage auf eine Matte. Die Füße schließen und die Gesäßmuskeln anspannen. Den Hals in neutraler Position anheben, die Arme am Kopf vorbei nach vorne strecken, anheben und parallel zum Boden halten. Tief einatmen.

2 Die angehobenen Arme nah am Brustkorb nach hinten ziehen, dabei die Ellbogen langsam und kontrolliert anwinkeln und mit den Händen auf einer Höhe halten. Die Schulterblätter zusammenziehen. Ausatmen. Wie gewünscht wiederholen, dann entspannen.

14 SCHULTERDRÜCKEN IN BAUCHLAGE

Diese Übung kräftigt den oberen Rücken und die Schulterrückseite und verbessert die Haltung, insbesondere bei Rundrücken und runden Schultern – meist sind Menschen davon betroffen, die lange am Schreibtisch sitzen.

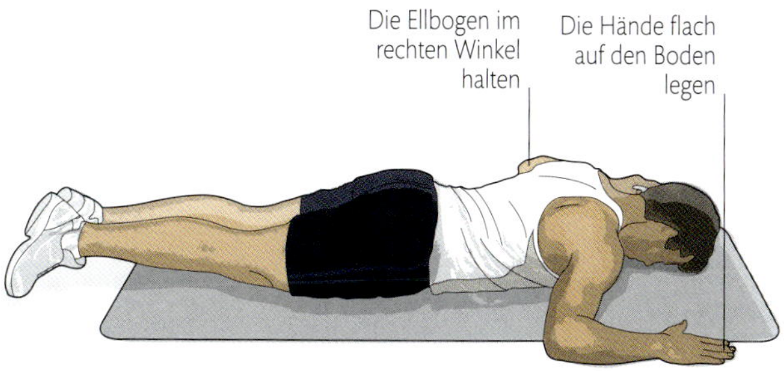

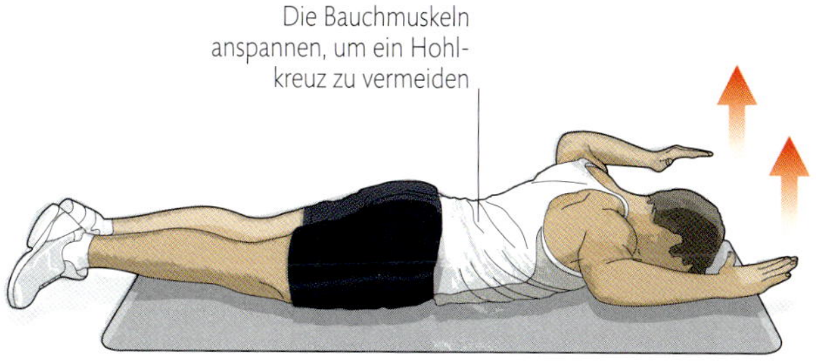

1 Legen Sie sich in Bauchlage auf eine Matte. Die Stirn ruht auf der Matte. Die Arme im rechten Winkel beugen, die Hände liegen flach. Die Füße strecken und die Zehen aufstellen.

2 Die Arme auf Kopfhöhe heben und die Schulterblätter zusammenziehen. In die Ausgangsposition zurückkehren und wie gewünscht wiederholen.

15 SCHULTERDRÜCKEN IM SITZEN

Diese Übung fördert die Beweglichkeit der Muskeln und Nerven des oberen Rückens und der Schultern und ist ideal für Menschen, die lange am Schreibtisch sitzen. Sie beugt Verletzungen durch wiederholte Belastung vor und lindert Schmerzen in Händen und Unterarmen. Machen Sie täglich fünf- bis sechsmal 10 Wiederholungen.

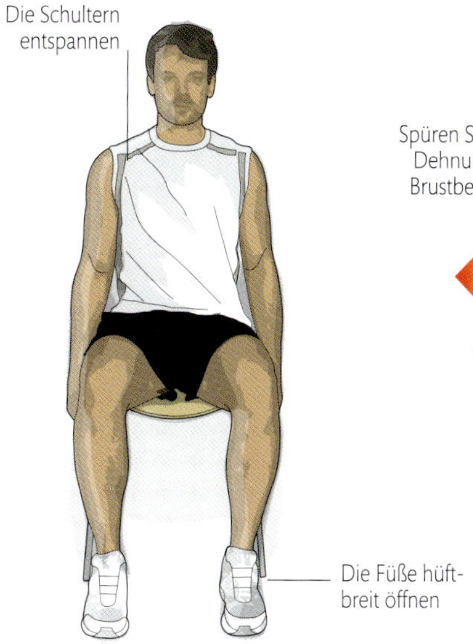

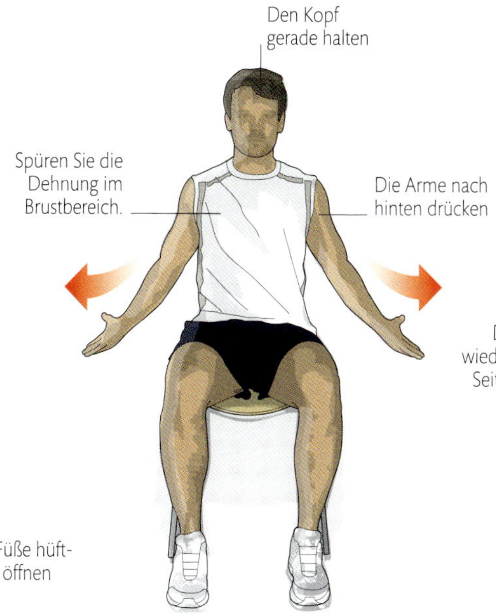

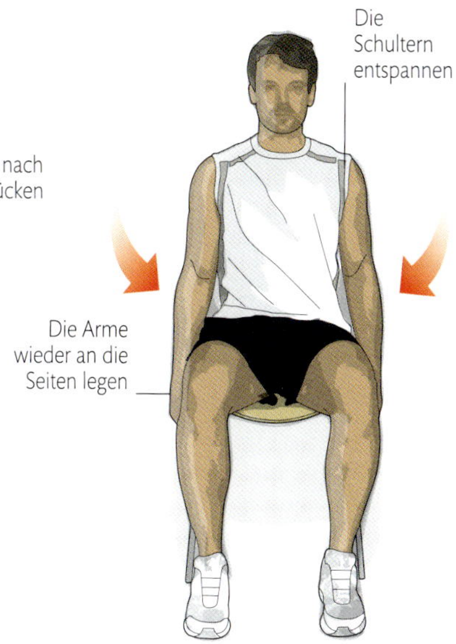

1 Setzen Sie sich mit geradem Rücken auf einen Hocker. Die Arme locker seitlich hängen lassen und die Füße hüftbreit flach aufstellen.

2 Die Arme mit nach außen gedrehten Handflächen so weit vom Körper weg und nach hinten drücken, wie es schmerzfrei möglich ist.

3 Mehrere Sekunden halten, dann langsam und kontrolliert in die Ausgangshaltung zurückkehren. Wie gewünscht wiederholen.

16 SCHULTERBLATTHEBER DEHNEN (L)

Diese einfache Übung dehnt die Nackenmuskeln mithilfe des Gewichts des Kopfes. Verspannte Nacken- und Schultermuskeln werden gelockert. Die Übung tut allen gut, die viel am Schreibtisch sitzen.

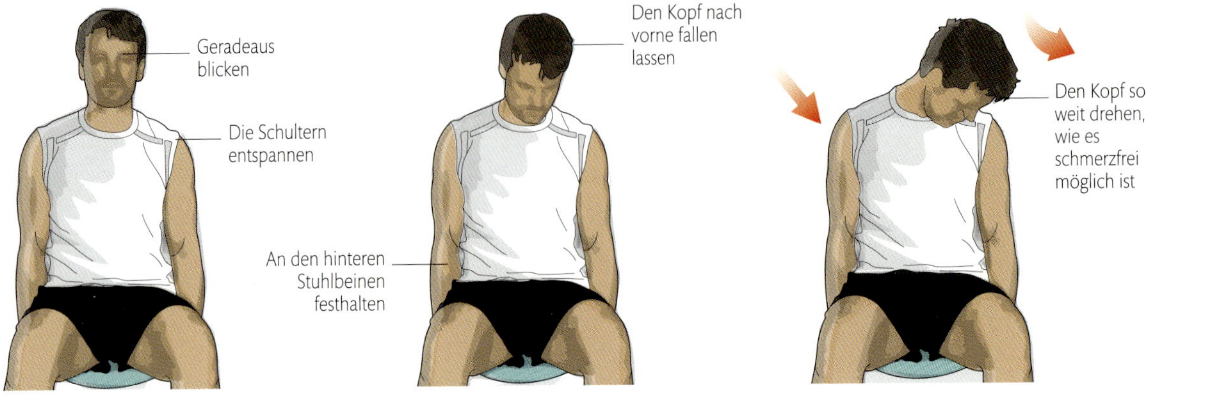

1 Setzen Sie sich auf einen Hocker. Die Schultern sind parallel, die Arme gerade. Fassen Sie hinter sich um die Sitzfläche oder die Stuhlbeine.

2 Lassen Sie den Kopf möglichst tief sinken, ohne den oberen Rücken zu runden. Dann langsam den Kopf zur linken Schulter drehen.

3 Die Position etwa 5 Sekunden halten, bis Sie die Dehnung rechts im Nacken spüren. In die Mitte zurückkehren und zur anderen Seite wiederholen.

17 BRUSTKORB DEHNEN (L)

Wie die Brustdehnung über Eck (»S. 100) verbessert diese Übung die Beweglichkeit der Muskeln und Nerven der Arme sowie der Schulterblätter. Machen Sie diese Übung langsam und fließend.

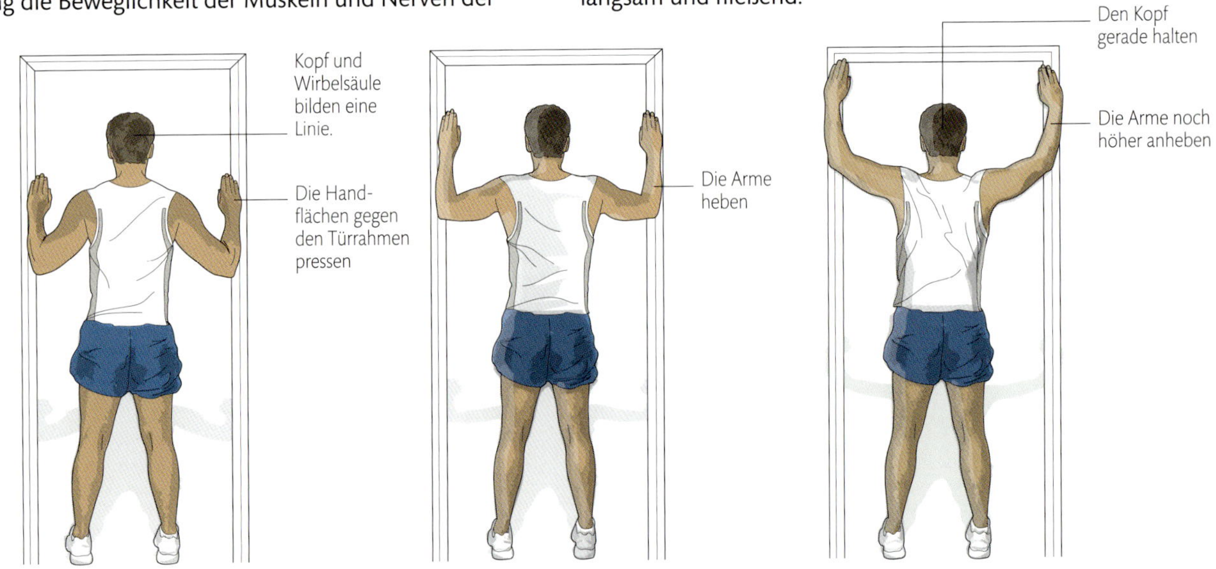

1 Stellen Sie sich in einen Türrahmen. Die Füße stehen hüftbreit, die Hände sind auf Schulterhöhe und liegen flach am Türrahmen.

2 Langsam und kontrolliert die Hände den Türrahmen hinauf schieben, bis die Ellbogen im rechten Winkel sind.

3 Die Bewegung fortsetzen, bis die Ellbogen auf Schulterhöhe sind. Die Bewegung umkehren und zur Ausgangsposition zurückkehren.

18 NACKEN BEUGEN IN RÜCKENLAGE (L)

Diese mobilisierende Übung aktiviert die tiefen Nackenmuskeln sowie die oberen und unteren Halsgelenke. Sie wird oft zur Rehabilitation nach einem Schleudertrauma und bei Spannungskopfschmerz praktiziert.

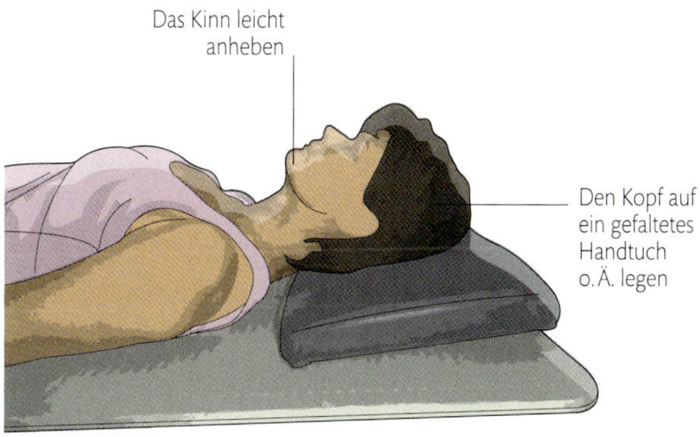

1 Legen Sie sich auf den Rücken, mit einem gefalteten Handtuch unter dem Kopf. Becken und oberer Rücken sind entspannt, die Arme ruhen neben dem Körper. Das Kinn leicht anheben, sodass das Gesicht nach oben zeigt.

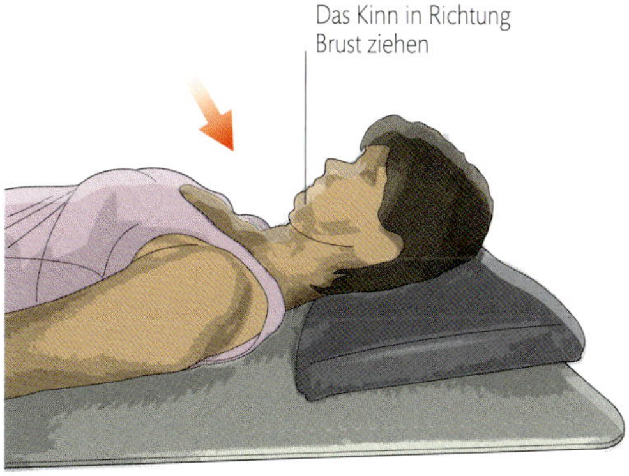

2 Langsam den Kopf auf dem Handtuch nach oben schieben, bis sich das Gesicht so weit nach vorne neigt, wie es geht, und das Kinn auf dem Hals liegt. Mehrere Sekunden halten, dann in die Ausgangsposition zurückkehren.

19 NACKEN DEHNEN MIT NACHDRÜCKEN (H)

Diese mobilisierende Übung für den Nacken wird oft in der Rehabilitation nach Halsverletzungen eingesetzt. Sie sollte in einer fließenden Bewegung und maximal fünf oder sechs Mal täglich mit 10 Wiederholungen ausgeführt werden. Spüren Sie Schmerzen oder ein Kribbeln im Arm, hören Sie sofort auf und suchen Ihren Arzt auf.

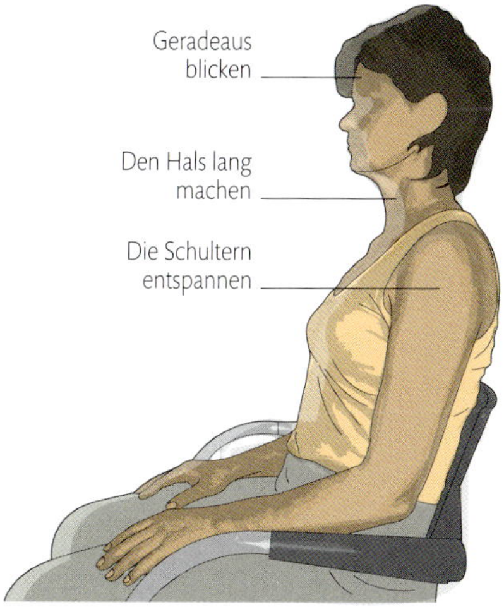

1 Setzen Sie sich auf einen Stuhl. Die Arme auf die Schenkel legen, den Kopf gerade halten, die Schultern senken und den Hals lang machen.

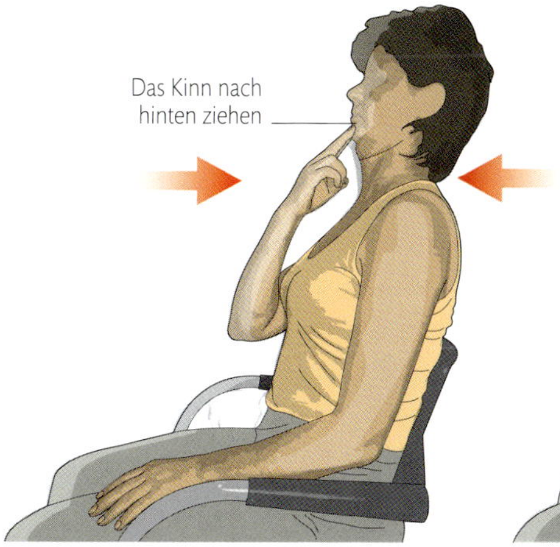

2 Mit einer Hand das Kinn mit sanftem Druck nach hinten schieben. Hals und Kopf bewegen sich automatisch nach hinten.

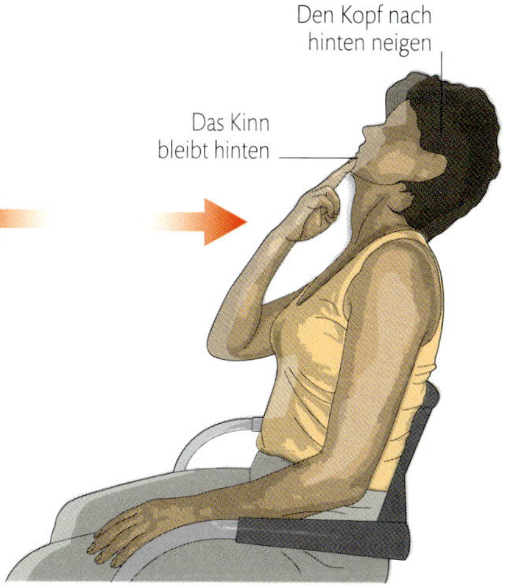

3 Das Kinn hinten halten und den Hals strecken, indem Sie ihn in einer fließenden Bewegung nach hinten neigen. Maximal 2 Sekunden halten, dann zur Ausgangsposition zurückkehren.

20 OBEREN RÜCKEN STRECKEN (L)

Diese Dehnung aktiviert die Muskeln des oberen Rückens und der Schultern. Sie unterstützt die Wirbelsäule, verbessert die Haltung und wird von all jenen als wohltuend empfunden, die viel Zeit am Schreibtisch verbringen.

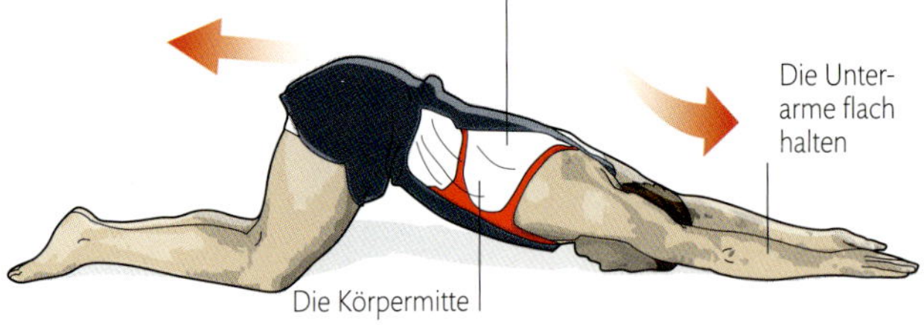

1 Knien Sie sich auf eine Matte und senken Sie den Körper langsam nach vorne ab. Die Arme nach vorne schieben, bis Ihre Stirn die Matte berührt. Hände und Unterarme gegen den Boden pressen und den Po möglichst weit nach hinten schieben. Die maximale Dehnung halten, dann locker lassen und zur Ausgangsposition zurückkehren.

21 RÜCKEN DEHNEN AUF DEM BALL (M)

Diese Übung dehnt die Gelenke des oberen und unteren Rückens und verbessert die Ausrichtung der Gelenke in der Wirbelsäule.

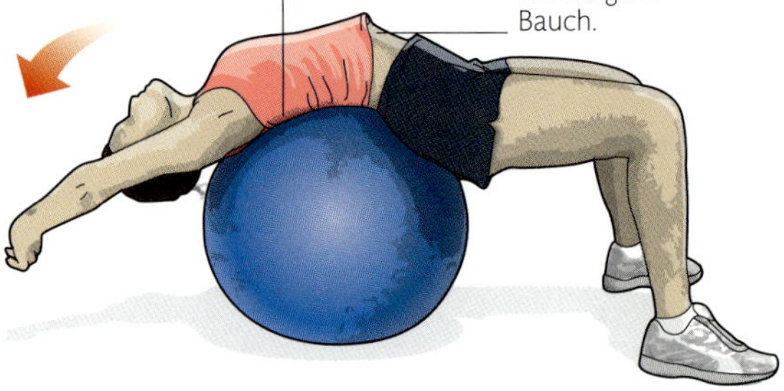

1 Stellen Sie die Füße schulterbreit flach auf und setzen Sie sich auf einen Gymnastikball. Nach hinten über den Ball neigen, bis beide Schultern und der Po darauf ruhen. Die Arme über den Kopf strecken und möglichst tief nach hinten fallen lassen. Mehrere Sekunden halten und dabei ein- und ausatmen. Anschließend in die Ausgangsposition zurückkehren.

22 RÜCKEN DEHNEN IM SITZEN (M)

Diese Dehnung lockert verspannte Muskeln im oberen Rücken und aktiviert die stützende Muskulatur der Wirbelsäule. Sie verbessert die Haltung und löst Verspannungen, die durch langes Sitzen oder Arbeiten am Schreibtisch bedingt sind. Die wirkungsvolle, einfache Bewegung kann auf den meisten Stühlen ausgeführt werden und ist für alle geeignet, die sich in Nacken und oberem Rücken steif fühlen.

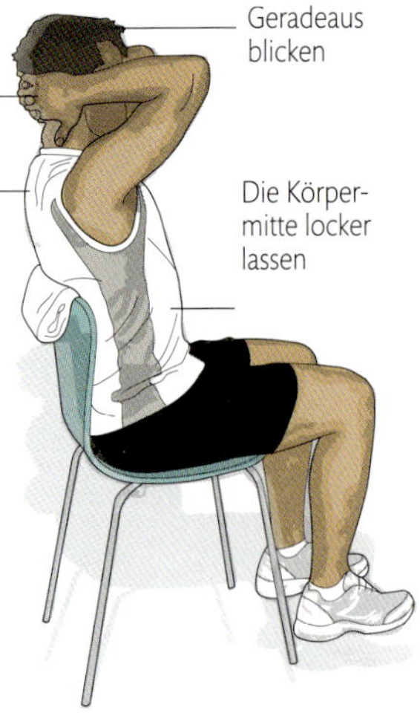

1 Setzen Sie sich auf einen Stuhl. Die Knie bilden einen rechten Winkel, die Füße stehen flach. Die Hände hinter dem Kopf verschränken, sodass die Ellbogen nach vorne zeigen. Den Körper entspannen und die Schultern senken.

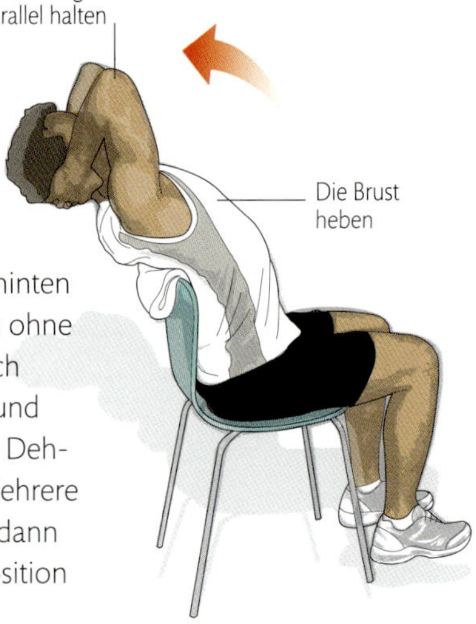

2 So weit nach hinten lehnen, wie es ohne Schmerzen möglich ist. Langsam ein- und ausatmen und die Dehnung genießen. Mehrere Sekunden halten, dann in die Ausgangsposition zurückkehren.

23 **RUDERN MIT BAND** ZU DEN SCHULTERN (M)

Diese Übung trainiert die Muskeln in Schultern und oberem Rücken und wird empfohlen, wenn man unter Haltungsschmerz oder Skoliose leidet. Winden Sie das Band sicher um einen stabilen Gegenstand, z. B. einen Türgriff.

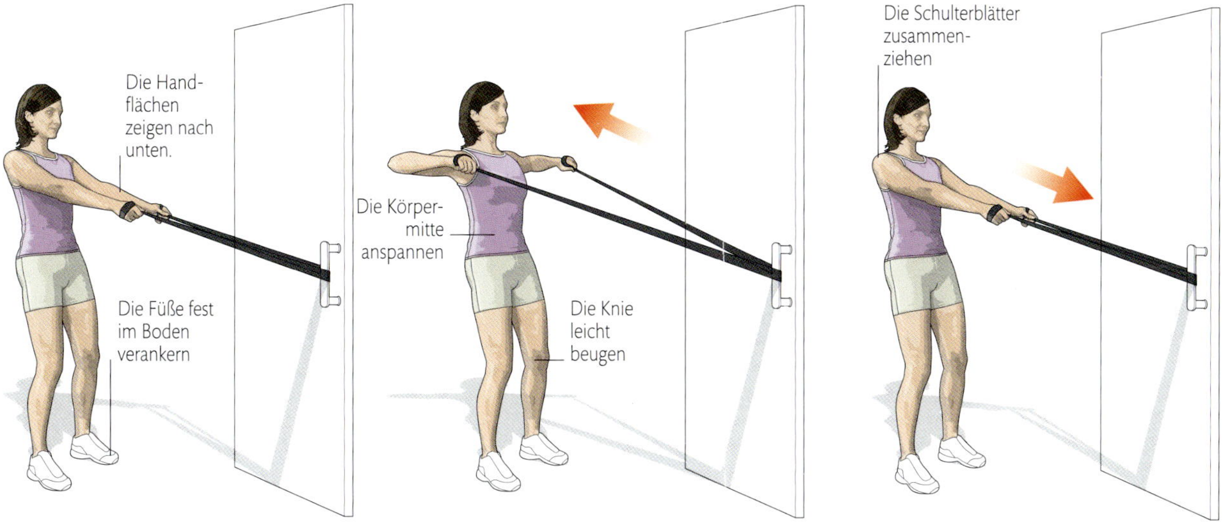

1 Halten Sie die Enden des Bandes bei gestreckten Armen. Die Schulterblätter nach unten und hinten ziehen. Einatmen.

2 Ausatmen und die Bandenden auf Schulterhöhe ziehen, dabei die Ellbogen seitlich nach außen strecken.

3 Einatmen, die Arme kontrolliert strecken und in Position 1 zurückkehren. Mehrmals wiederholen.

24 **RUDERN MIT BAND** ZU DEN SEITEN (M)

Diese Übung trainiert die großen Muskeln des oberen Rückens und der Schulterrückseite. Besonders effektiv ist sie bei Haltungsschmerz und Skoliose. Die Position der Füße bleibt durchgehend unverändert.

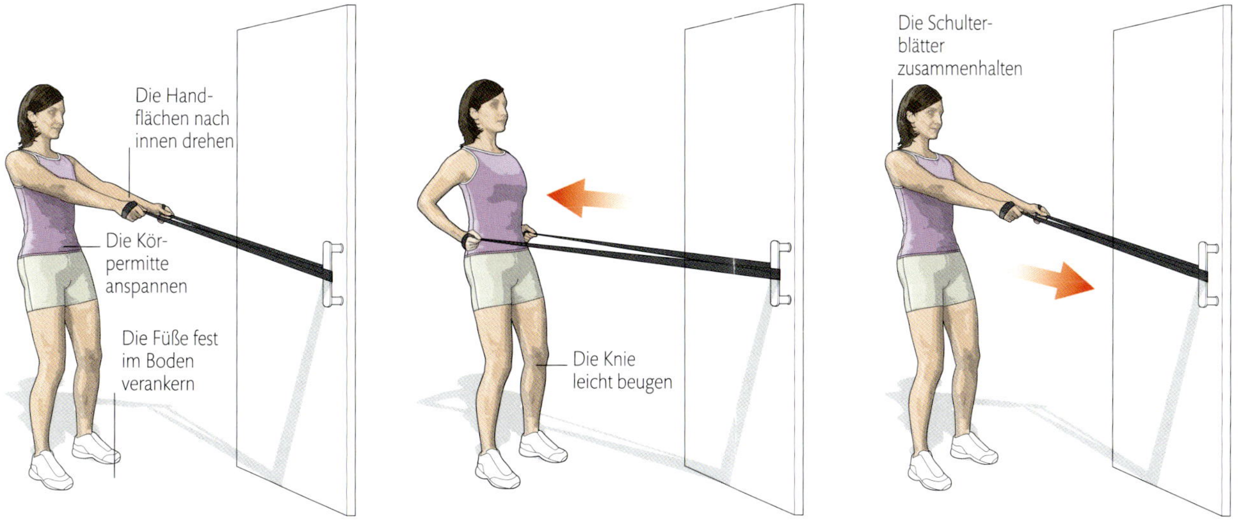

1 Die Enden des Bandes mit gestreckten Armen halten. Die Schulterblätter senken und zusammen ziehen. Einatmen.

2 Ausatmen und die Bandenden seitlich neben die Taille ziehen. Die Ellbogen parallel halten.

3 Einatmen, die Arme kontrolliert strecken und in Position 1 zurückkehren. Mehrmals wiederholen.

25 NACKEN PASSIV NACH HINTEN ZIEHEN (M)

Diese Übung mobilisiert den Nacken und ist besonders wohltuend bei Problemen mit den Facettengelenken oder Bandscheiben im Halsbereich. Beginnen Sie sanft und machen Sie maximal fünf bis sechs Mal täglich 10 Wiederholungen. Es kann leichtes Unwohlsein auftreten. Hören Sie bei Schmerzen sofort auf.

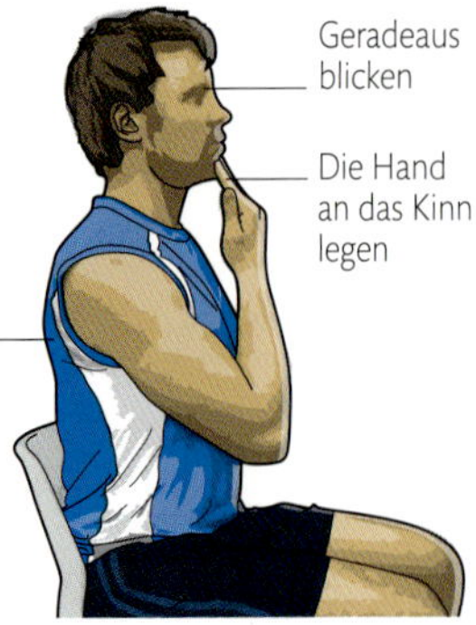
Geradeaus blicken
Die Hand an das Kinn legen
Den Rücken strecken

1 Setzen Sie sich aufrecht hin, die Schultern sind entspannt. Blicken Sie geradeaus und legen Sie die Hand an das Kinn. Den Hals strecken und den Abstand zwischen Schultern und Ohren vergrößern.

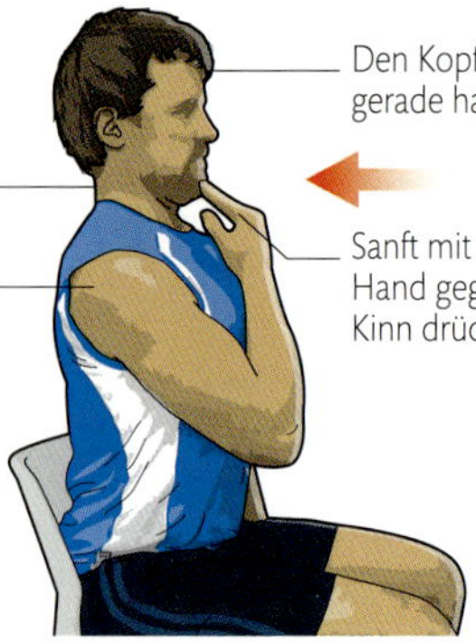
Spüren Sie die Dehnung dort, wo der Nacken in den oberen Rücken übergeht.
Den Kopf gerade halten
Die Schultern nach hinten ziehen
Sanft mit der Hand gegen das Kinn drücken

2 Die Schultern locker lassen und das Kinn mit der Hand sanft nach hinten drücken. 3 Sekunden halten, den Druck lockern und für 3 Sekunden in die Ausgangsposition zurückkehren. Wie gewünscht wiederholen.

26 NACKEN AKTIV NACH HINTEN ZIEHEN (L)

Nach dem passiven Zurückziehen des Nackens (»oben) kräftigt das Aktivieren der Tiefenmuskulatur im Nacken die Muskeln, die für eine gute Haltung von Kopf und Hals (»S. 52–55) sorgen.

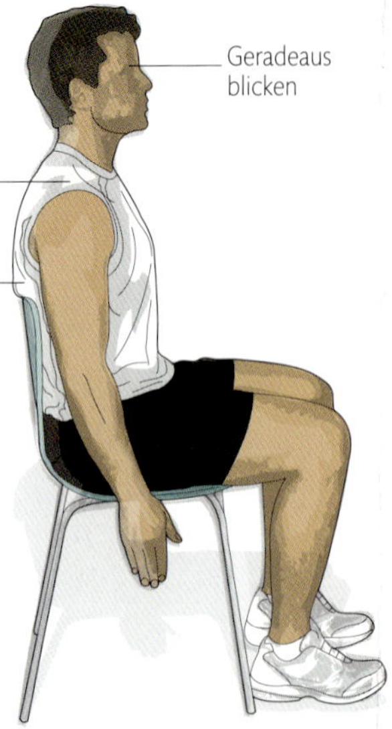

1 Setzen Sie sich aufrecht auf einen Stuhl; Schultern und oberer Rücken sind entspannt. Geradeaus blicken, die Arme seitlich hängen lassen und die Handflächen zum Körper drehen.

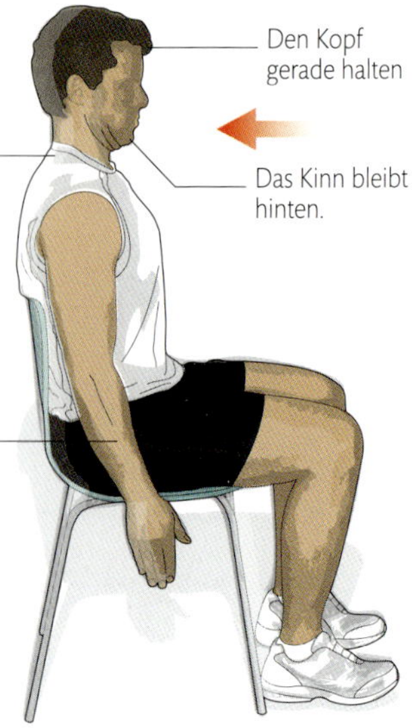
Den Kopf gerade halten
Spüren Sie die Dehnung, wo der Nacken in den oberen Rücken übergeht.
Das Kinn bleibt hinten.
Die Arme locker lassen

2 Das Kinn nach hinten ziehen, den Hals strecken und den Scheitel heben. 5 Sekunden halten; locker lassen und zu Position 1 zurückkehren. Wie gewünscht wiederholen.

27 WIRBELSÄULE DREHEN 1 (L)

Diese sanftere Version der Wirbelsäulendrehung (»S. 127) verbessert die allgemeine Beweglichkeit und lockert die Muskeln in Rücken und Beckenbereich.

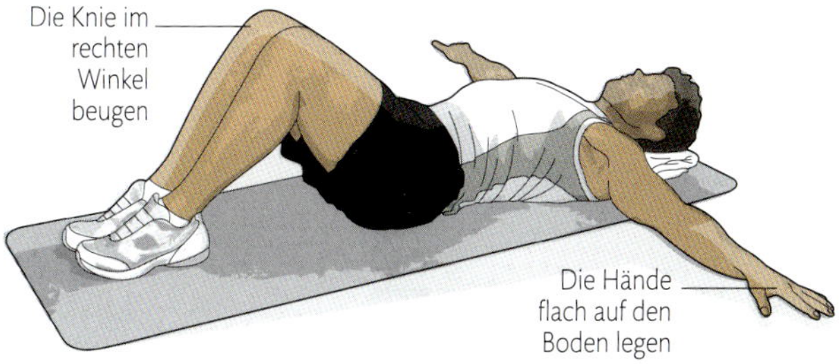
Die Knie im rechten Winkel beugen
Die Hände flach auf den Boden legen

1 Polstern Sie Ihren Kopf wenn nötig durch ein gefaltetes Handtuch ab. Legen Sie sich auf den Rücken. Die Knie anwinkeln und schließen, die Füße flach aufstellen, die Arme seitlich strecken und die Handflächen nach unten drehen.

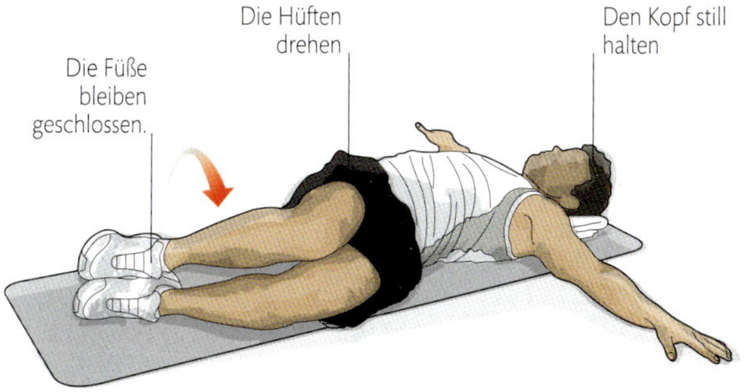

2 Die Knie geschlossen halten und langsam nach links rollen. Mehrere Sekunden halten. Den Oberkörper flach auf den Boden drücken und mit den Armen stabilisieren.

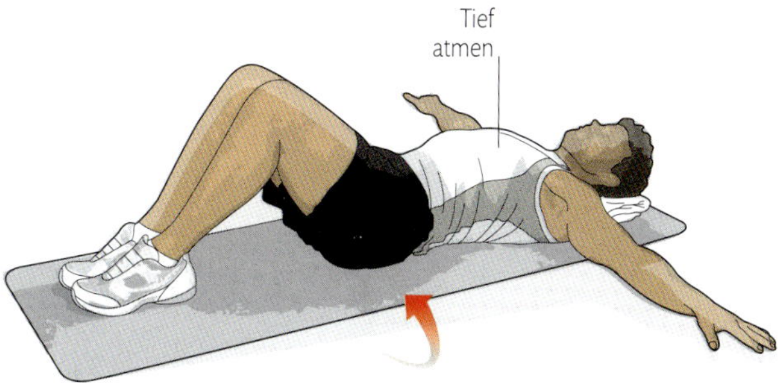

3 Langsam in die Ausgangsposition zurückdrehen. Wie gewünscht wiederholen, dann die Seite wechseln.

28 HANDTUCHSCHAUKEL (M)

Dies hilft bei steifem oder schmerzendem Nacken. Ist nur eine Seite betroffen, schaukeln Sie erst von ihr weg, dann, wenn möglich, wieder zurück. Den Kopf in beide Richtungen zu schaukeln, kann die volle Beweglichkeit wiederherstellen.

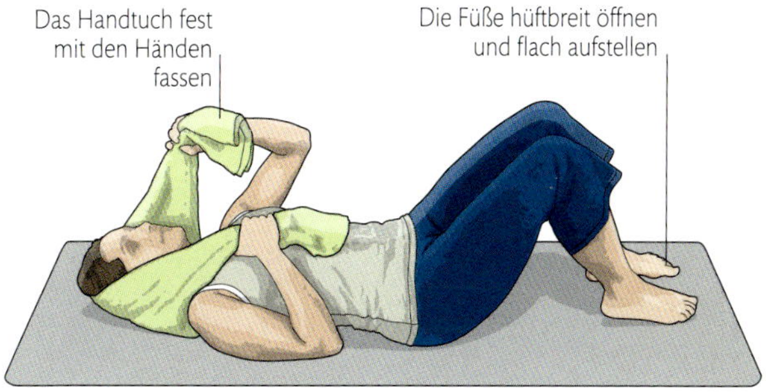
Das Handtuch fest mit den Händen fassen
Die Füße hüftbreit öffnen und flach aufstellen

1 Ein Handtuch längs dreimal falten. Legen Sie sich auf eine Matte und das Handtuch unter den Kopf. Die Knie beugen und den unteren Rücken in die Matte pressen. Wenn Ihr Nacken links steif ist, das linke Handtuchende mit der linken Hand über dem Kopf, das rechte mit der Rechten vor der Brust halten.

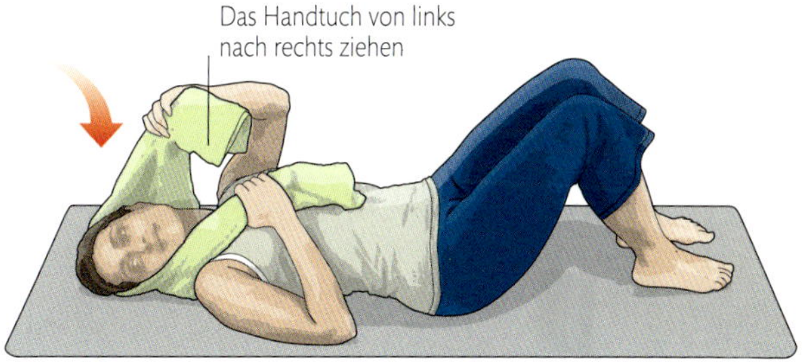
Das Handtuch von links nach rechts ziehen

2 Das rechte Ende fest vor der Brust halten, das linke Ende leicht hochziehen, sodass der Kopf sanft nach rechts schaukelt. Etwa 10 kleine Schaukelbewegungen ausführen, dabei die Nackenmuskulatur entspannt lassen.

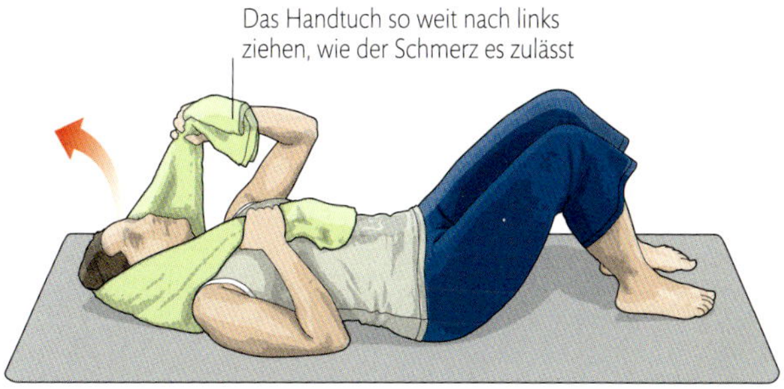
Das Handtuch so weit nach links ziehen, wie der Schmerz es zulässt

3 In die Ausgangsposition zurückkehren und die Bewegungen zur Gegenseite ausführen, wenn es möglich ist. Bei Schmerzen die Bewegung nicht forcieren.

29 NACKEN BEUGEN MIT HANDTUCH M

Diese beweglichkeitsfördernde Übung ist ideal bei einem steifen, schmerzenden Nacken. Lassen Sie Ihre Arme die Arbeit tun – der Nacken soll vollkommen entspannt sein, die Bewegungen sind kontrolliert und langsam.

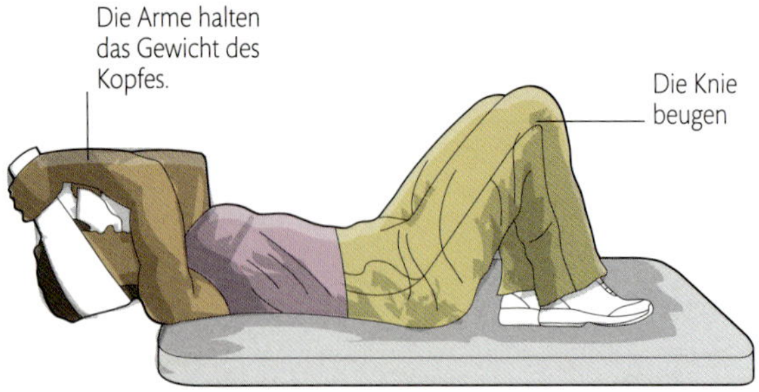
Die Arme halten das Gewicht des Kopfes.
Die Knie beugen

1 Legen Sie sich so mit dem Rücken auf eine dicke Matte oder Matratze, dass die Schultern an der oberen Kante liegen. Ein längs gefaltetes Handtuch unter den Kopf legen, beide Enden fassen und Kopf und Nacken in etwa auf einer Höhe mit dem oberen Rücken halten. Tief einatmen.

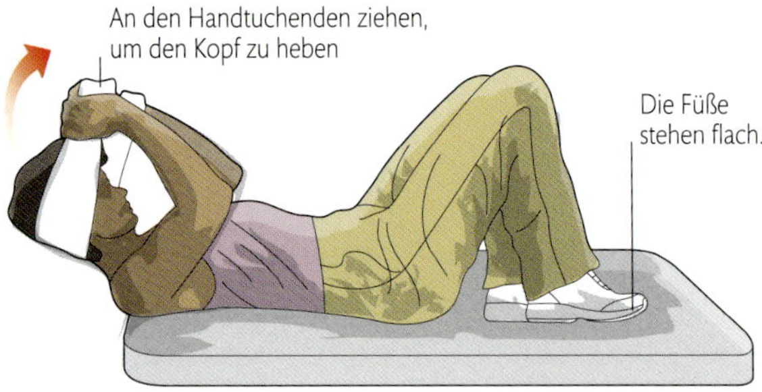
An den Handtuchenden ziehen, um den Kopf zu heben
Die Füße stehen flach.

2 Das Handtuch sanft nach vorne und oben ziehen. Das Gewicht des Kopfes mit den Armen heben, sodass sich der Nacken ohne Mithilfe der Nackenmuskeln beugt. 3–5 Sekunden halten und durch den Mund ausatmen.

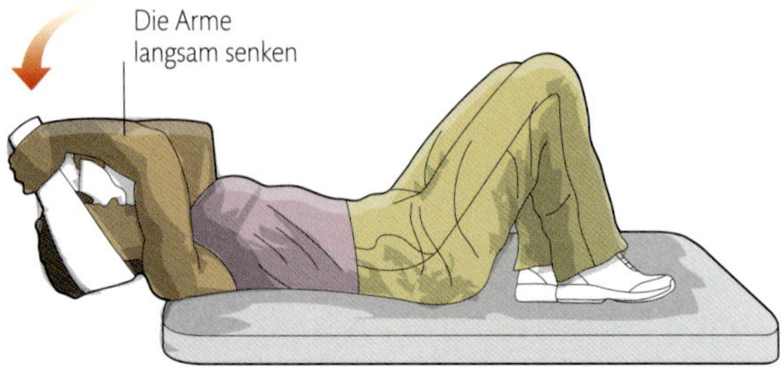

3 Das Handtuch haltend die Arme senken und langsam und kontrolliert in Position 1 zurückkehren.

30 NACKEN STRECKEN MIT HANDTUCH M

Diese Übung verbessert die Nackenstreckung und kann ergänzend zum Nacken beugen (» links) ausgeführt werden. Lassen Sie stets die Halsmuskulatur locker und führen Sie die Bewegungen langsam und kontrolliert aus.

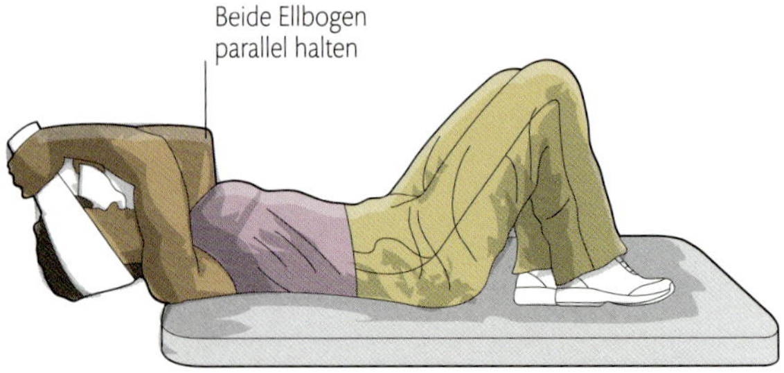

1 Legen Sie sich so mit dem Rücken auf eine dicke Matte oder Matratze, dass die Schultern an der oberen Kante liegen. Ein längs gefaltetes Handtuch unter den Kopf legen, beide Enden fassen und Kopf und Nacken in etwa auf einer Höhe mit dem oberen Rücken halten. Tief einatmen.

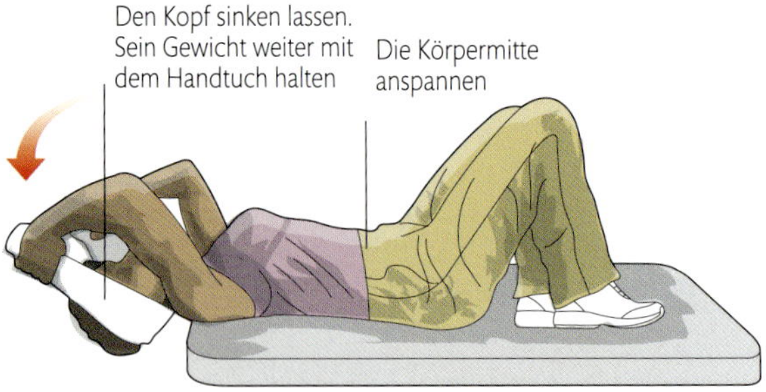

2 Das Handtuch mit festem Griff halten, die Arme nach hinten und unten bewegen und den Kopf sanft sinken lassen. Sein Gewicht mit den Armen, nicht mit den Halsmuskeln stützen. 3–5 Sekunden halten und durch den Mund ausatmen.

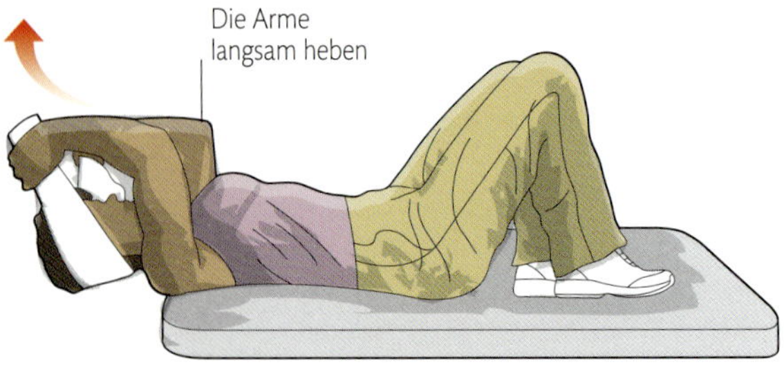
Die Arme langsam heben

3 Das Handtuch weiter fest halten. Die Arme langsam und kontrolliert heben und in Position 1 zurückkehren.

31 SCHULTERN DEHNEN IM OVAL (M)

Diese vielseitige Übung mobilisiert die Schultern und den oberen Rücken und verbessert die Funktion des Schultergürtels. Sie vergrößert den Bewegungsradius des oberen Rückens und beugt Verletzungen in diesem Bereich vor.

Führen Sie die Bewegung langsam und kontrolliert aus und beugen Sie sich aus den Hüften, nicht aus der Taille, nach vorne. Um den unteren Rücken zu entlasten, können Sie die Knie leicht beugen.

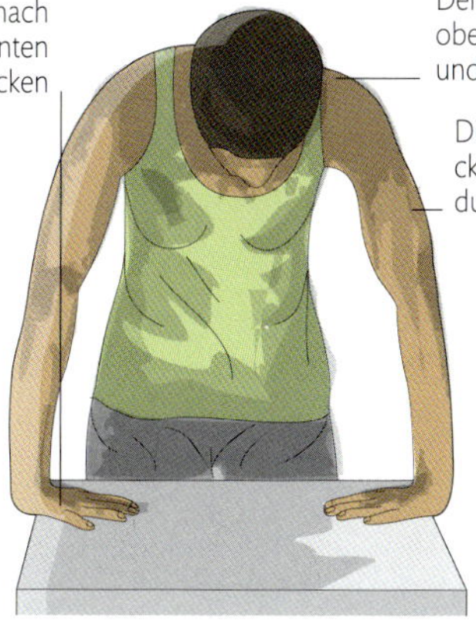

1 Setzen Sie Ihre Hände vor sich auf eine Fläche. Die Finger leicht spreizen und nach innen drehen. Den oberen Rücken runden und den Kopf vorbeugen.

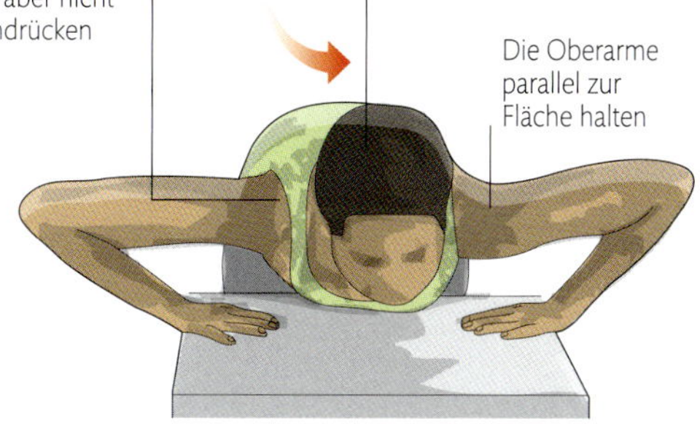
Spüren Sie die Dehnung in Brust und Schultern.
Kopf und Nacken bleiben entspannt und bilden mit dem Rücken eine Linie.
Die Oberarme parallel zur Fläche halten

2 Die Hände an Ort und Stelle lassen und den Rumpf bis 5 cm über die Fläche senken, sodass die Oberarme waagerecht sind. Den Körper nach links schieben, den Rücken gerade halten.

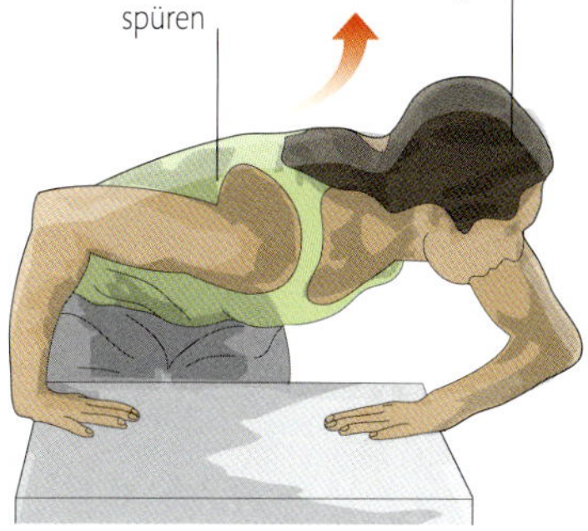
Die Dehnung in Schultern und Nacken spüren
Den Kopf sanft nach links bewegen

3 Den Kopf langsam nach links drehen und das linke Ohr der Schulter annähern. Den Oberkörper im Halbkreis zur Seite und nach oben zur Ausgangsposition bewegen.

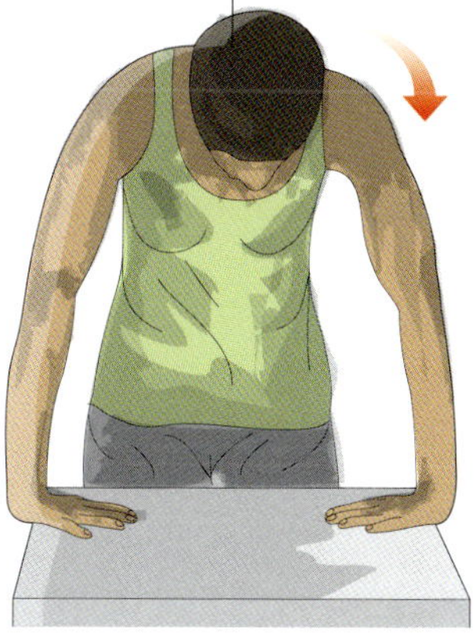

4 Wenn Sie in die Ausgangsposition zurückgekehrt sind, die Bewegung langsam und ohne Unterbrechung wiederholen, nun in die Gegenrichtung.

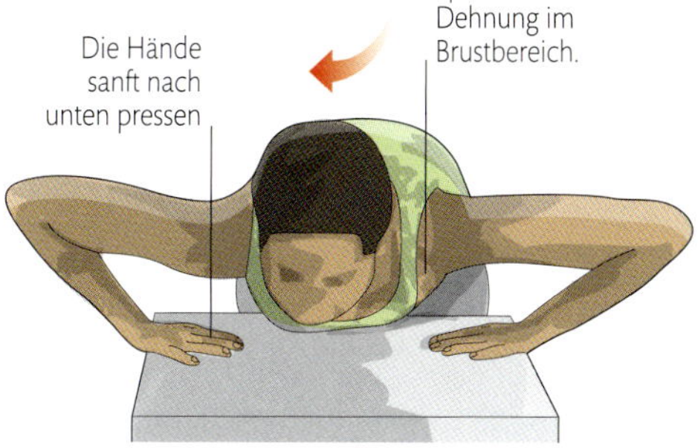

5 Senken Sie erneut Ihren Oberkörper, bis die Oberarme parallel zur Fläche und Ihr Oberkörper 5 cm darüber ist. Gleiten Sie mit dem Körper zur rechten Seite, dabei den Rücken gerade und die Oberarme parallel zur Fläche halten.

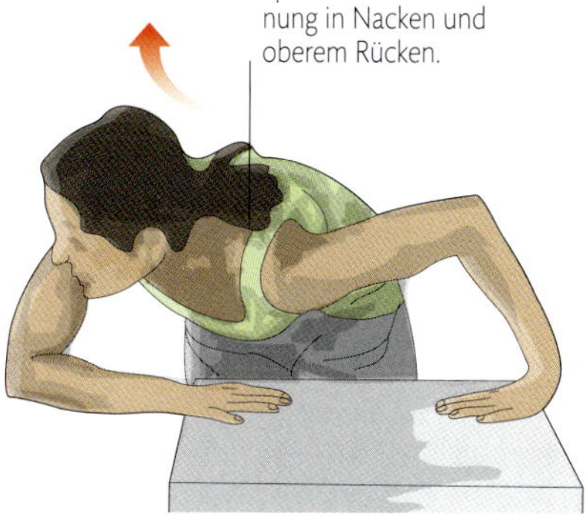
Spüren Sie die Dehnung in Nacken und oberem Rücken.

6 Den Kopf langsam nach rechts und oben drehen, dabei das rechte Ohr der Schulter annähern und den Oberkörper in die Ausgangsposition zurückbringen. In beide Richtungen wie gewünscht wiederholen, dann entspannen.

32 NACH UNTEN ROLLEN UND DEHNEN (H)

Dies ist eine ausgezeichnete Nackendehnung. Der Kopf und das Kinn bleiben hinten, während Sie den Kopf nach unten rollen. So werden der obere Rücken und der gesamte Nacken, nicht nur sein unterer Bereich, gedehnt. Die Übung wird bei Spannungskopfschmerzen empfohlen.

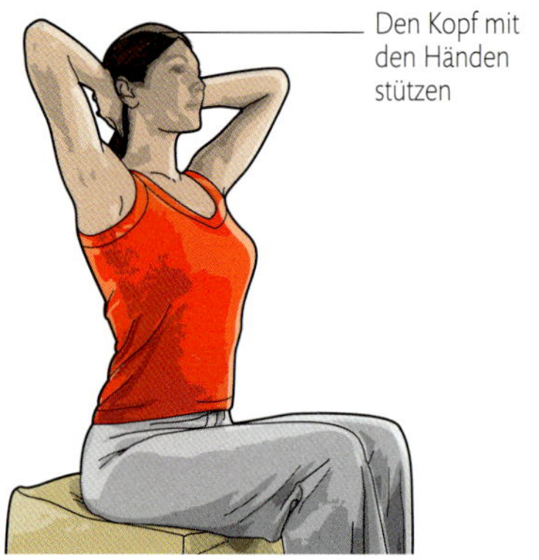

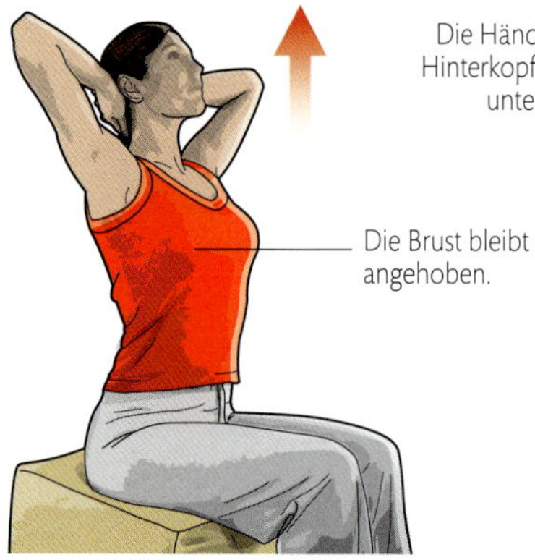

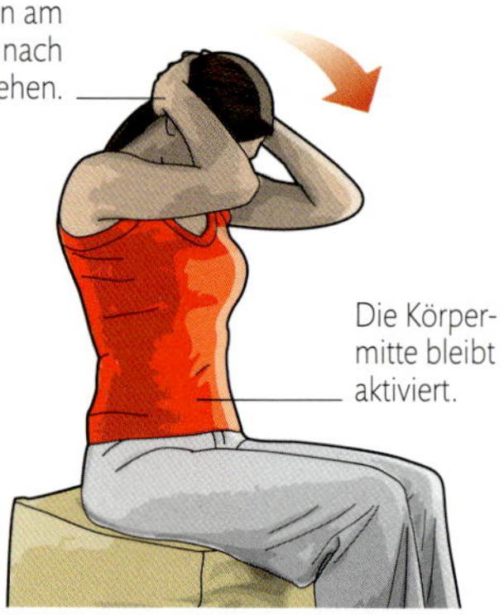

1 Setzen Sie sich auf den vorderen Bereich eines Hockers. Die Füße flach aufstellen, die Hände am Hinterkopf verschränken und den Kopf dagegendrücken.

2 Den Blick heben und nach oben blicken. Die Ellbogen nach oben und außen strecken, den Oberkörper aufrichten und die Brust heben.

3 Das Kinn zum Hals hin ziehen und den Kopf nach unten rollen. Richtung Brust blicken. Kurz halten, dann wieder in die Position 1 aufrollen.

33 BRUST DEHNEN ÜBER ECK (L)

Diese Übung ist ideal, um die Haltung zu verbessern, insbesondere, wenn die Muskeln in Brust und Schultern verspannt sind. Um die Dehnung korrekt und sicher auszuführen, müssen Ihre Füße fest stehen, sodass Sie sich von der Wand wegdrücken können.

VARIANTE

Sie können diese Übung abwandeln, indem Sie Ihre Arme weiter oben oder unten gegen die Wand stützen. So werden andere Bereiche der Brust gedehnt.

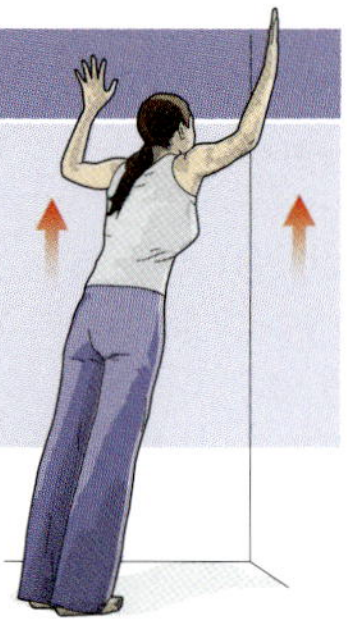

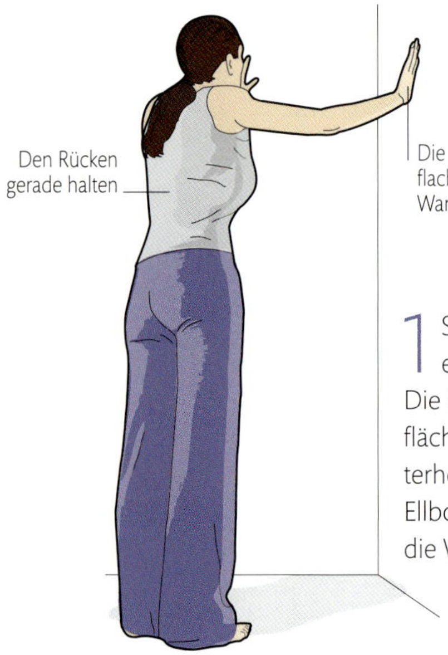

1 Stellen Sie sich vor einer Zimmerecke auf. Die Hände mit den Handflächen nach vorne schulterhoch heben und die Ellbogen beugen. Gegen die Wände stützen.

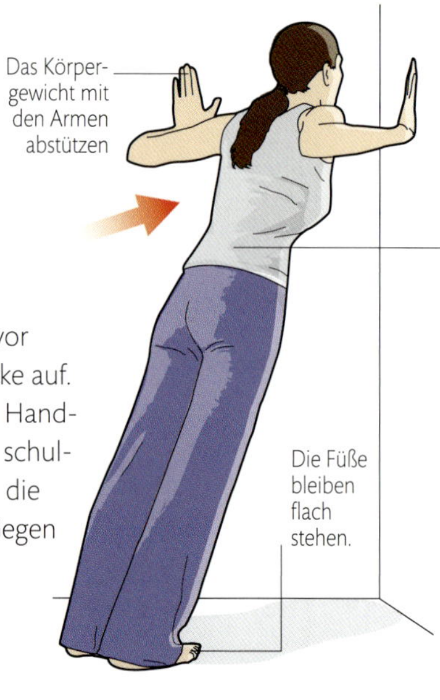

2 Nach vorne lehnen und die Dehnung in der Brust und dem oberen Rücken zwischen den Schulterblättern spüren. 15 Sekunden halten, dann locker lassen. 3 Mal wiederholen.

34 DEHNEN IM DREHSITZ (L)

Dies ist eine gute Übung für die Muskeln rund um die Wirbelsäule. Ein Arm drückt, um die Drehung zu verstärken und den oberen Rücken zu dehnen, ohne den unteren Rücken mitzudehnen. Diese Übung verbessert die Beweglichkeit des oberen Rückens in Drehrichtung. Gehen Sie nur so weit, wie es Ihnen angenehm ist.

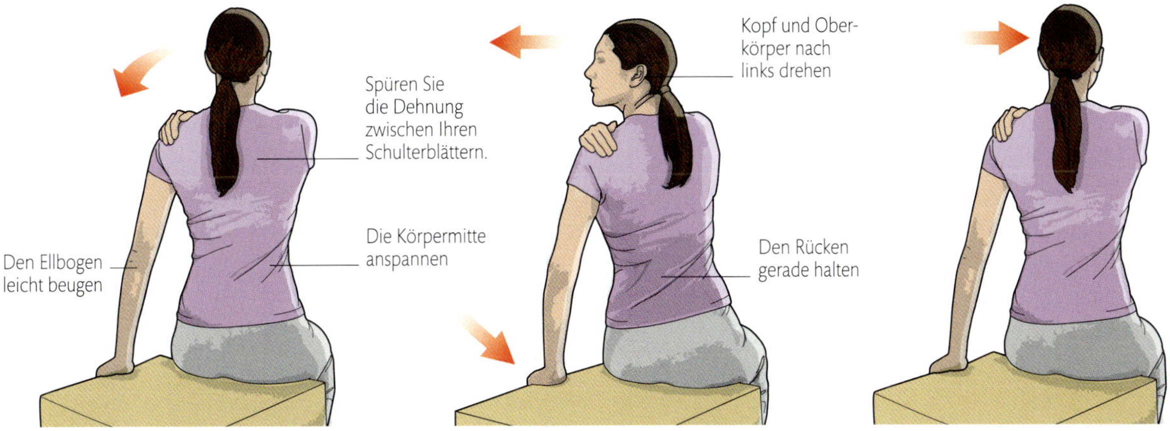

1 Setzen Sie sich auf die Kante eines Hockers, die Füße stehen flach. Mit der linken Hand an der Kante festhalten, die rechte Hand auf die linke Schulter legen.

2 Nach links drehen und die linke Schulter nach hinten ziehen. Mit der linken Hand gegen die Kante des Hockers drücken. Position halten.

3 Locker lassen und zur Ausgangsposition zurückkehren. Wie gewünscht wiederholen, dann die Seite wechseln.

35 TAILLE DEHNEN IM SITZEN (L)

Dies ist eine sehr gute Dehnübung für die Muskeln im oberen Rücken. Verlängern Sie beim Strecken nach oben Ihren Rumpf auf beiden Seiten. Blicken Sie geradeaus und beugen Sie sich nicht vor. Halten Sie sich seitlich an der Sitzkante fest. Dann bleibt der untere Rücken fest und Ihr Oberkörper profitiert von der Dehnung optimal.

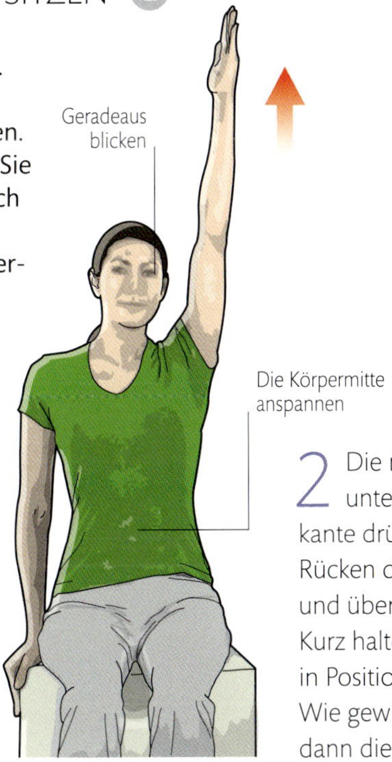
Geradeaus blicken
Die Körpermitte anspannen

1 Setzen Sie sich auf einen Hocker. Rutschen Sie etwas nach vorne, die Füße stehen flach. Die linke Hand nach oben strecken, die Handfläche zeigt nach innen. Die rechte Hand hält sich an der Sitzkante fest.

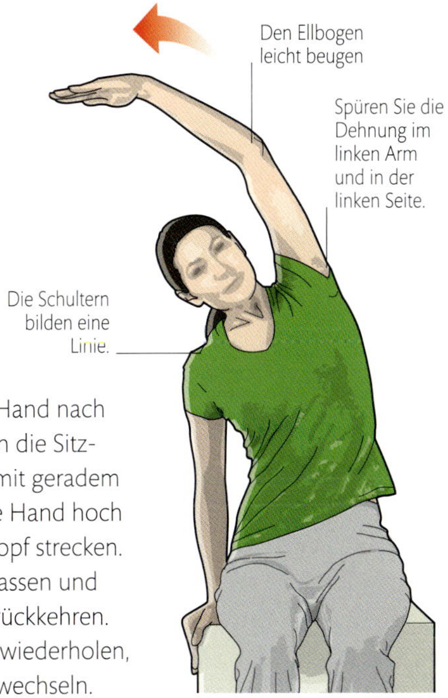
Den Ellbogen leicht beugen
Spüren Sie die Dehnung im linken Arm und in der linken Seite.
Die Schultern bilden eine Linie.

2 Die rechte Hand nach unten gegen die Sitzkante drücken; mit geradem Rücken die linke Hand hoch und über den Kopf strecken. Kurz halten, loslassen und in Position 1 zurückkehren. Wie gewünscht wiederholen, dann die Arme wechseln.

RÜCKEN UND PO

Schwache oder verspannte Muskeln in Oberschenkeln, Po und Hüften können Schmerzen im unteren Rücken verursachen. Daher sollten sie kräftig und beweglich sein. Ebenso verbessern kräftige Muskeln im Rumpf die Haltung. Für einen gesunden oder von einer Erkrankung genesenden Rücken sind gezielte Übungen unverzichtbar.

36 **HÜFTKIPPEN** IM SITZEN (L)

Diese Übung trainiert die Wirbelsäule vom Hals bis zum Becken und mobilisiert sanft Gelenke, Muskeln und Nerven. Haltungsschmerzen werden gelindert.

1 Setzen Sie sich auf die Vorderkante Ihres Sitzes, sodass Ihre Oberschenkel leicht nach unten geneigt sind. Ihre Hände ruhen seitlich vom Körper auf der vorderen Stuhlkante, der Kopf ist gerade. Stellen Sie Ihre Füße leicht geöffnet flach auf den Boden.

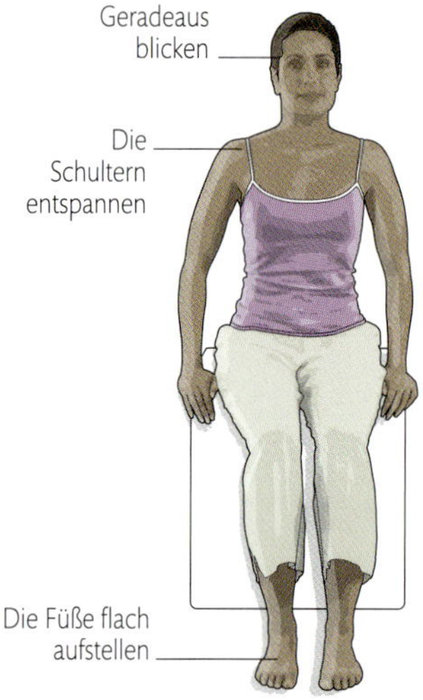

2 Den Kopf nach rechts neigen und dabei den Körper nach links lehnen, indem Sie das Gewicht von der rechten Hüfte nehmen. Kurz halten, dann in die Ausgangsposition zurückkehren. Zur anderen Seite wiederholen: den Kopf nach links neigen und den Körper nach rechts lehnen.

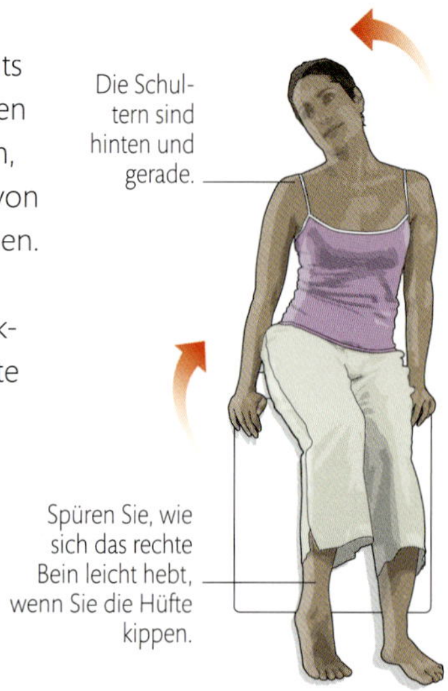
Die Schultern sind hinten und gerade.
Spüren Sie, wie sich das rechte Bein leicht hebt, wenn Sie die Hüfte kippen.

37 **HÜFTGEHEN** IM SITZEN (L)

Wie das Hüftkippen im Sitzen (» **links**) trainiert auch diese Übung die Wirbelsäule in viele Richtungen und wird bei Haltungsschmerzen empfohlen.

1 Setzen Sie sich auf die Vorderkante Ihres Sitzes, sodass sich Ihre Oberschenkel leicht nach unten neigen. Sitzen Sie aufrecht und stellen Sie Ihre Füße flach auf den Boden. Die Knie sind parallel. Blicken Sie geradeaus.

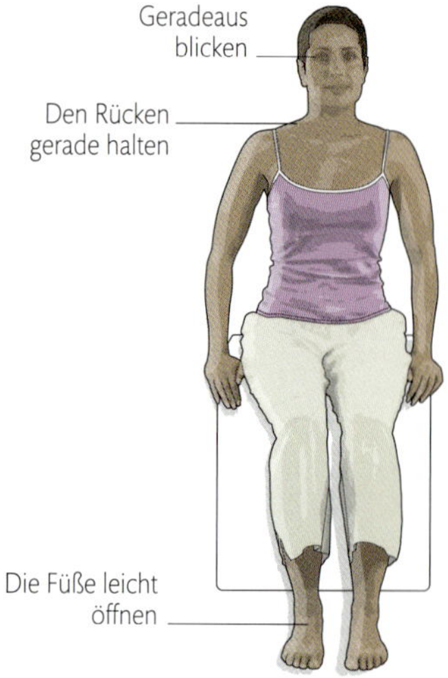

2 Drücken Sie Ihre rechte Hüfte auf der Sitzfläche nach hinten und drehen Sie Ihren Kopf nach links. Kurz halten, dann in die Ausgangsposition zurückdrehen. Die Bewegung mit der anderen Seite wiederholen: die linke Hüfte nach hinten drücken und den Kopf nach rechts drehen.

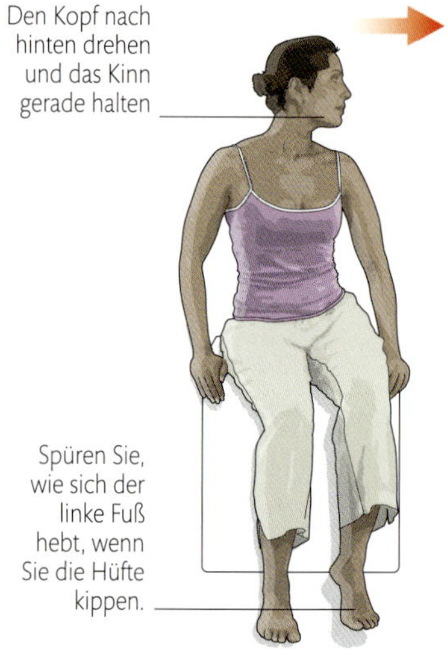
Den Kopf nach hinten drehen und das Kinn gerade halten
Spüren Sie, wie sich der linke Fuß hebt, wenn Sie die Hüfte kippen.

38 HOCKE Ⓜ

Dies ist eine wichtige Übung zur Mobilisierung von Unterkörper und Körpermitte. Sie verbessert die Beweglichkeit und Kraft in den Hüften. Die richtige Haltung ist entscheidend: Gehen Sie möglichst tief, um Ihre Beweglichkeit zu erhöhen. Von unten nicht mit Schwung hochfedern, sondern langsam aufrichten.

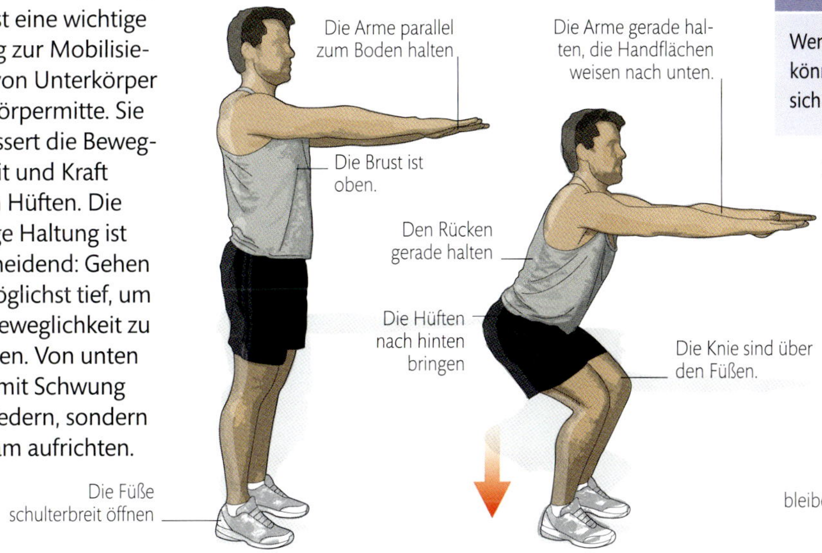
Die Arme parallel zum Boden halten
Die Brust ist oben.
Die Füße schulterbreit öffnen
Die Arme gerade halten, die Handflächen weisen nach unten.
Den Rücken gerade halten
Die Hüften nach hinten bringen
Die Knie sind über den Füßen.

VARIANTE

Wenn Sie nicht ganz in die Hocke gehen können, ohne die Fersen zu heben, legen Sie sich einen 1–2 cm dicken Block darunter.

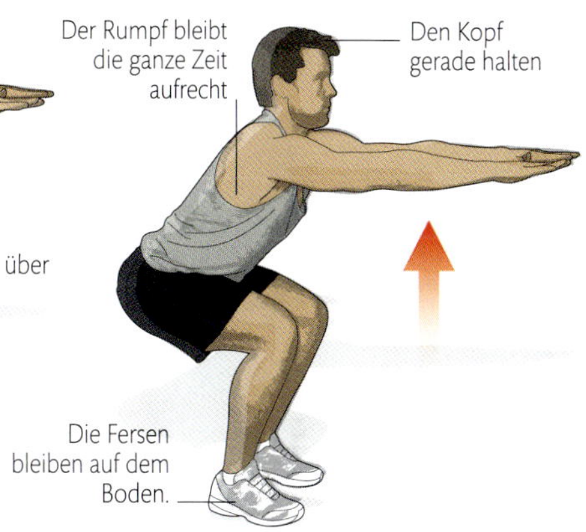
Der Rumpf bleibt die ganze Zeit aufrecht
Den Kopf gerade halten
Die Fersen bleiben auf dem Boden.

1 Stehen Sie mit neutraler Wirbelsäule. Die Arme nach vorne strecken und die Füße etwas mehr als schulterbreit öffnen.

2 Einatmen, geradeaus blicken und Knie und Hüften beugen. Die Hüften nach hinten strecken.

3 In die Hocke gehen, bis die Oberschenkel parallel zum Boden sind (oder tiefer). Wieder aufrichten.

39 AUSFALLSCHRITT IM GEHEN Ⓜ

Dies ist eine ausgezeichnete Kräftigung für Hüften und Oberschenkel, die den Druck auf den Rücken reduziert. Sie fördert das Gleichgewicht und die Koordination und lässt sich auch aus dem Stand ausführen.

1 Stehen Sie aufrecht, mit hüftbreit geöffneten Füßen. Schultern, Hüften und Füße bilden eine Linie.

2 Mit dem rechten Bein einen großen Schritt nach vorne machen. Knie beugen und nach unten gehen.

3 Mit dem linken Bein abstoßen und aufrichten. Die Körpermitte bleibt angespannt und der Kopf aufrecht.

4 Das linke Bein einen Schritt nach vorne setzen und nach unten gehen. In Position 1 zurückkehren. Wie gewünscht wiederholen, dann die Beine wechseln.

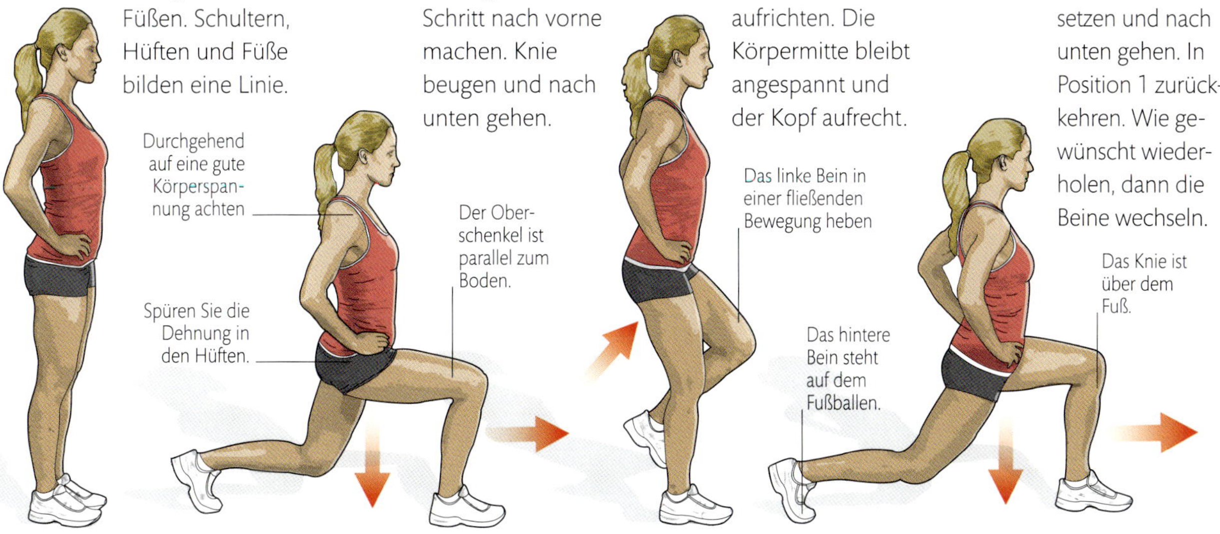
Durchgehend auf eine gute Körperspannung achten
Spüren Sie die Dehnung in den Hüften.
Der Oberschenkel ist parallel zum Boden.
Das linke Bein in einer fließenden Bewegung heben
Das hintere Bein steht auf dem Fußballen.
Das Knie ist über dem Fuß.

40 HOCHDRÜCKEN (L)

Diese ebenso einfache wie effiziente Übung übt Zug auf den oberen und unteren Rücken aus, der die Wirbelsäule verlängert. Sie kann bei vielerlei Arten von Rückenbeschwerden helfen und ist wohltuend für alle, die viel sitzen.

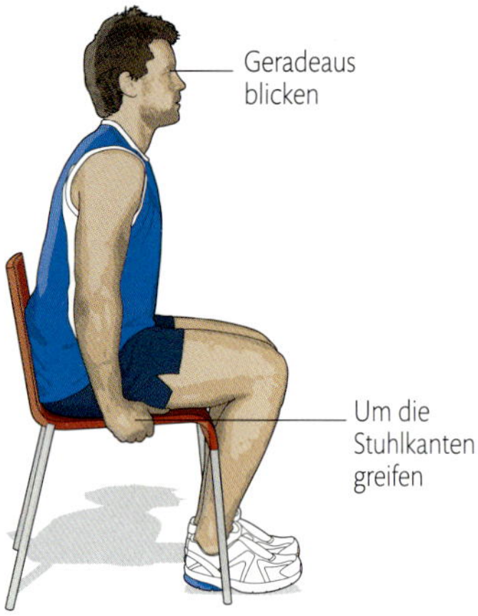

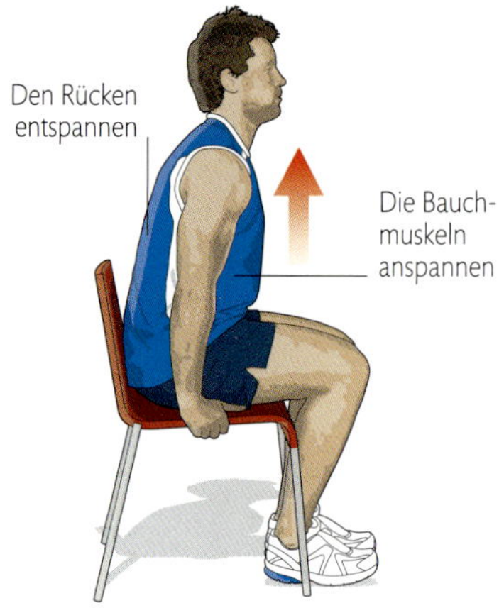

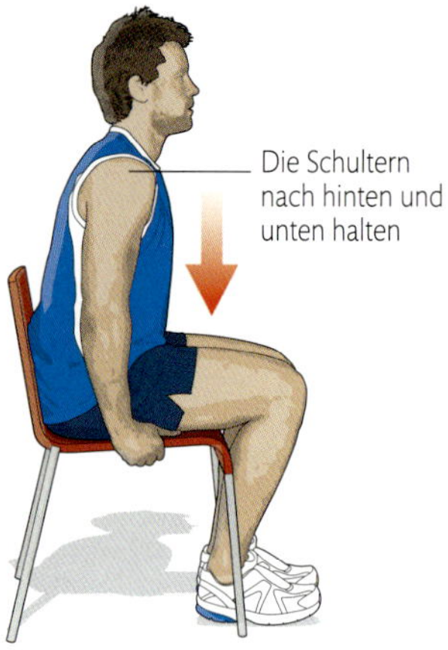

1 Setzen Sie sich auf einen Stuhl und fassen Sie mit den Händen um die seitlichen Stuhlkanten. Hände und Schultern bilden eine Linie.

2 Die Hände nach unten drücken und den Rücken lockern. Langsam ein- und ausatmen. Das Becken sinken lassen, sodass der Rücken lang wird.

3 Kurz halten und in die Ausgangsposition zurückkehren. Die Bewegung langsam und sanft wie gewünscht wiederholen.

41 HÜFTHEBER (L)

Diese Übung trainiert die Muskeln rund um das Hüftgelenk. Besonders empfehlenswert ist sie bei Dysfunktion der Facettengelenke sowie zur Verbesserung der Beweglichkeit in Hüfte und Iliosakralgelenk.

1 Stehen Sie aufrecht, mit dem rechten Fuß auf einem Podest. Der linke Fuß schwebt über dem Boden. Die Hände zum Ausbalancieren auf die Hüften legen.

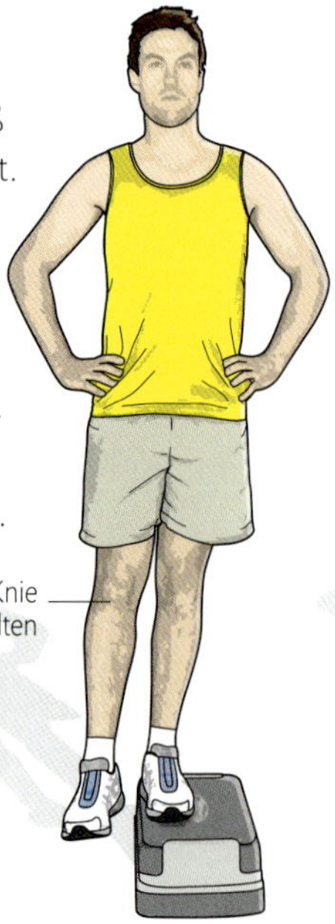

2 Die linke Hüfte nach innen schieben und gleichzeitig die rechte Hüfte leicht anheben.

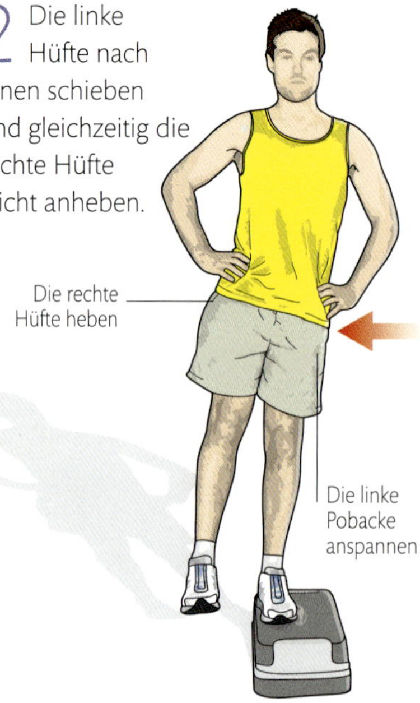
Die rechte Hüfte heben
Die linke Pobacke anspannen

3 Den rechten Fuß unter die Kante des Podests sinken lassen, dabei das linke Bein möglichst gerade lassen. Halten, dann in die Ausgangsposition zurückkehren. Wie gewünscht wiederholen und dann die Seite wechseln.

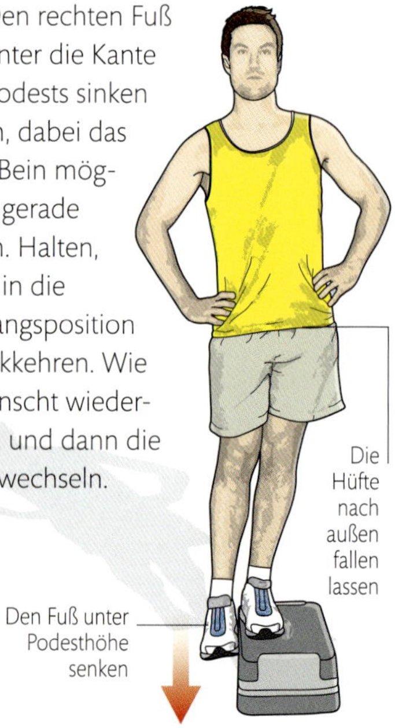
Die Hüfte nach außen fallen lassen
Den Fuß unter Podesthöhe senken

42 ARMDRÜCKEN AN DER WAND (L)

Diese Übung löst Verspannungen im Bereich der Brustwirbelsäule und öffnet die Schultern sowie die Muskeln im Oberkörper.

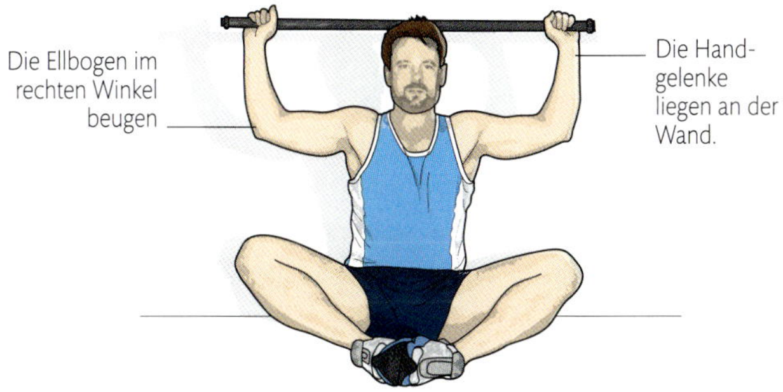

1 Setzen Sie sich an eine Wand; Hüften, Rücken, Schultern, Ellbogen, Handgelenke und Hinterkopf anlehnen und die Fußsohlen aneinanderlegen. Eine Stange über dem Kopf halten und die Ellbogen im rechten Winkel beugen.

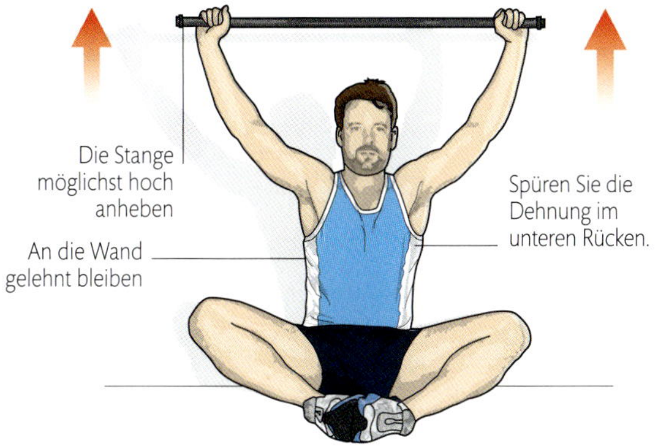

2 Langsam die Stange über dem Kopf hochstemmen, dabei in vollem Kontakt mit der Wand bleiben.

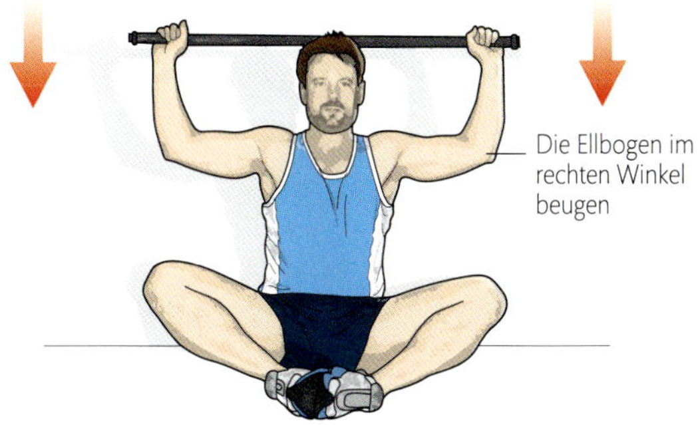

3 Vom höchstmöglichen Punkt die Stange wieder in die Ausgangsposition senken. Wie gewünscht wiederholen.

43 AUSTER (L)

Diese einfache Übung trainiert die Hüftbeuger und die Gesäßmuskeln. Gleichzeitig verbessert sie die gesamte Stabilität im Becken und in der Körpermitte.

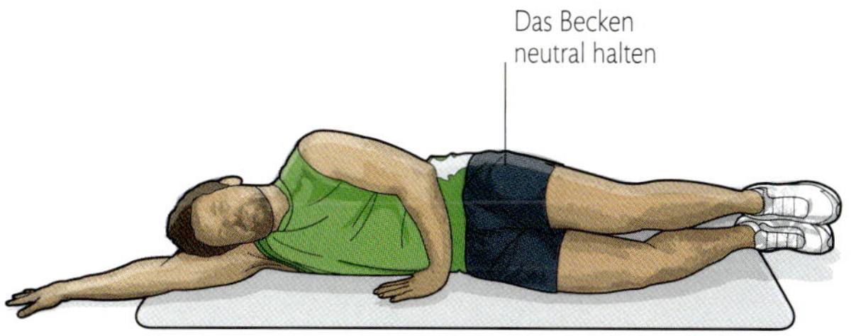

1 Legen Sie sich auf Ihre rechte Seite. Hüften und Knie etwa um 45 Grad anwinkeln. Den rechten Arm in Verlängerung des Körpers strecken und den Kopf darauf ablegen. Den linken Ellbogen beugen und die linke Hand vor dem Körper auf den Boden setzen.

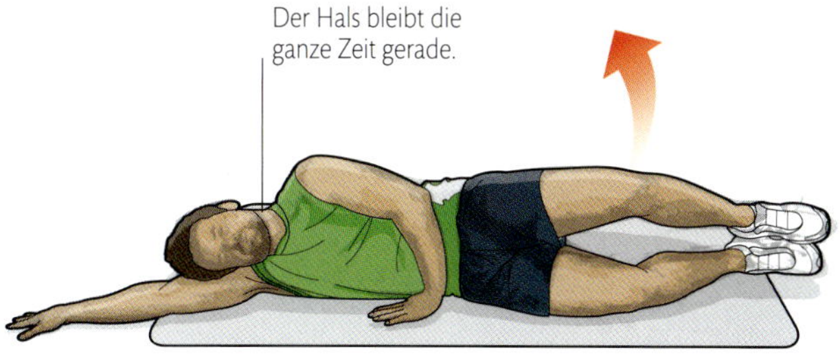

2 Den Hals gerade halten. Hüften und Schultern bilden eine Linie, die Füße berühren sich. Die Körpermitte anspannen und das linke Knie langsam heben. Dabei das Bein aus der Hüfte drehen.

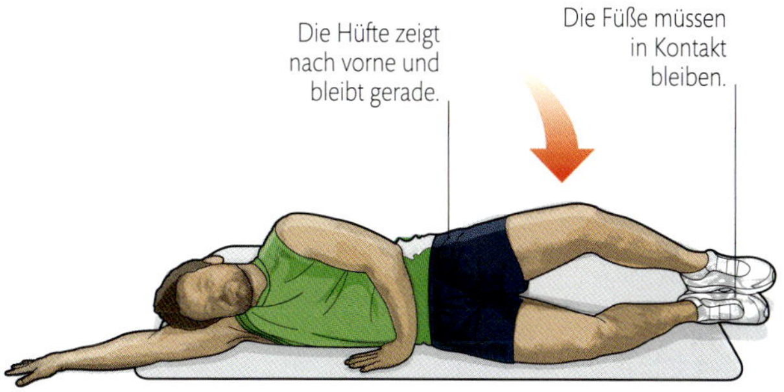

3 Das Knie möglichst weit anheben, dabei die Hüften übereinander lassen. Dann das Knie langsam in die Ausgangsposition senken. Wie gewünscht wiederholen und anschließend die Seite wechseln.

44 ARM UND BEIN HEBEN (M)

Hier werden die Muskeln der Körpermitte aktiviert, um das Becken gegen die Bewegung der Arme und Beine zu stabilisieren. Die Körpermitte wirkt als natürlicher Gürtel, der für einen flachen Bauch sorgt und den unteren Rücken stützt.

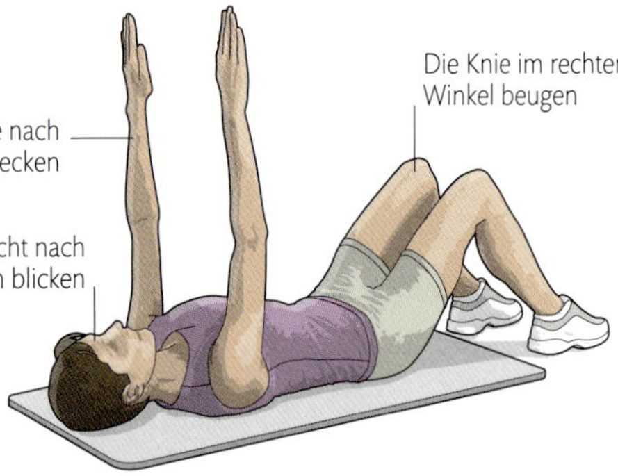
Die Arme nach oben strecken
Die Knie im rechten Winkel beugen
Senkrecht nach oben blicken

1 Legen Sie sich auf den Rücken, beugen Sie die Knie und strecken Sie die Arme senkrecht hoch. Die Handflächen zeigen nach vorne. Der Rücken ist gerade und das Becken neutral.

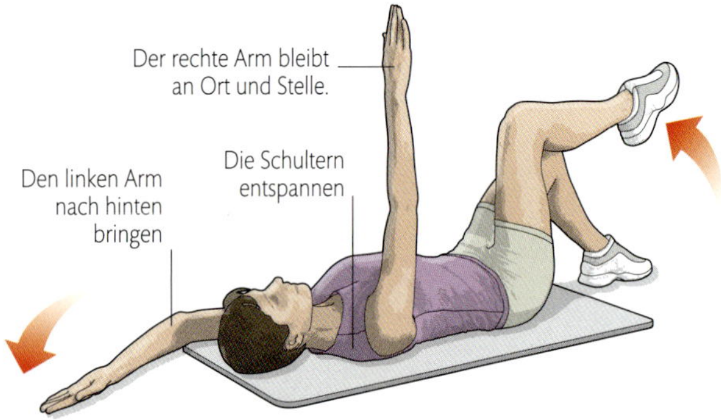

2 Den linken Arm über den Kopf führen und ablegen und das rechte Knie über die Hüfte heben. Dabei die Bauchmuskeln anspannen.

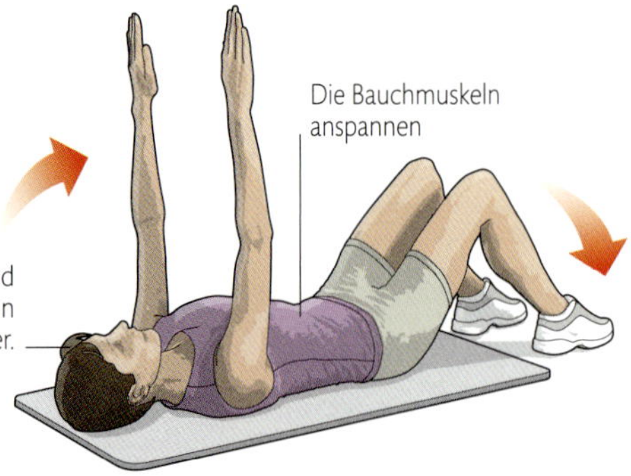

3 Langsam in die Ausgangsposition zurückkehren. Mit dem rechten Arm und dem linken Bein wiederholen.

45 KÄFER (H)

Diese Übung, eine moderate bis anspruchsvolle Pilates-Übung, trainiert den unteren Rücken, Becken, Rumpf und Schultern. Versuchen Sie sie erst, wenn Sie einfachere Pilates-Übungen wie Arm und Bein heben (» links) beherrschen. Wenn Sie sich gerade von einer Rückenverletzung erholen, müssen Sie den unteren Rücken in den Boden pressen.

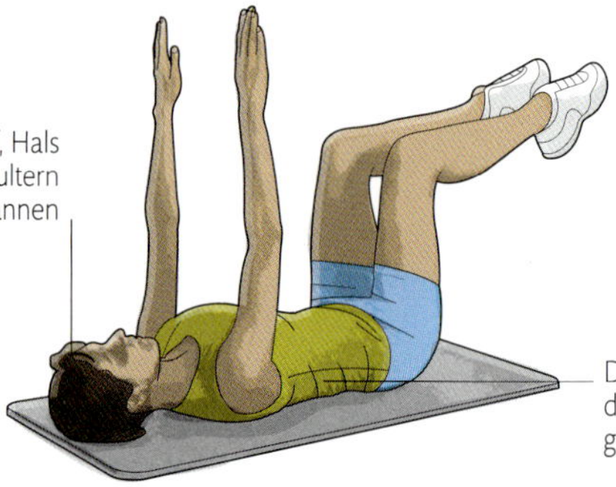

1 Legen Sie sich in Rückenlage auf eine Matte und aktivieren Sie Ihre Bauchmuskeln. Hüften und Knie im rechten Winkel beugen, die Füße etwa hüftbreit öffnen. Die Arme mit den Handfächen nach vorne senkrecht hochstrecken.

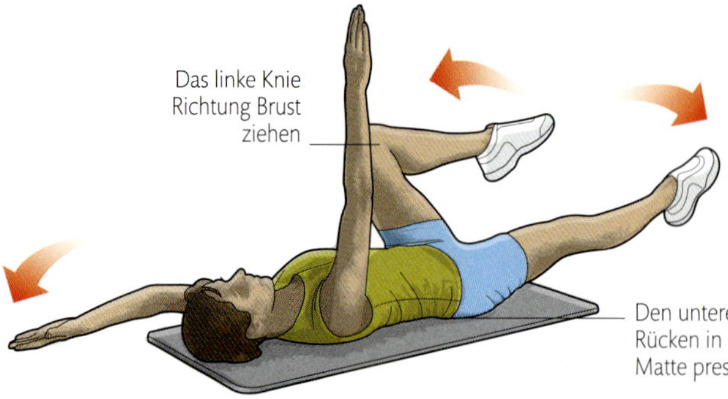
Das linke Knie Richtung Brust ziehen
Den unteren Rücken in die Matte pressen

2 Den linken Arm hinter dem Kopf senken; das rechte Bein strecken und dabei dicht über den Boden bringen, ohne ins Hohlkreuz zu fallen. Das linke Knie zur Brust ziehen.

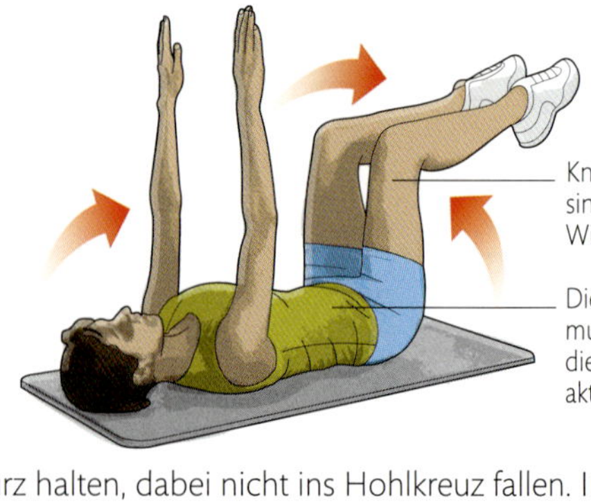

3 Kurz halten, dabei nicht ins Hohlkreuz fallen. In die Ausgangsposition zurückkehren und die Seite wechseln.

46 ILIOSAKRAL-KREISEN (M)

Diese Übung lockert die Muskeln rund um das Kreuzdarmbeingelenk und wirkt auf dieses Gelenk wie eine Massage. Sie kann bei Schmerzen des Iliosakralgelenks Linderung verschaffen.

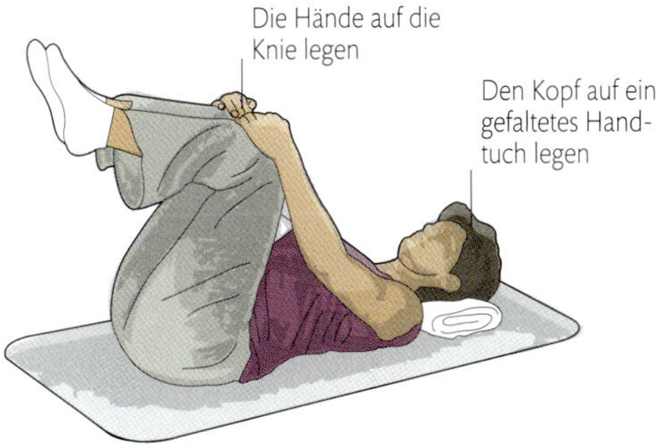
Die Hände auf die Knie legen
Den Kopf auf ein gefaltetes Handtuch legen

1 Legen Sie sich auf eine Matte und polstern Sie Ihren Kopf mit einem gefalteten Handtuch ab. Sanft ausatmen und langsam die Knie zur Brust ziehen. Die Hände darauflegen.

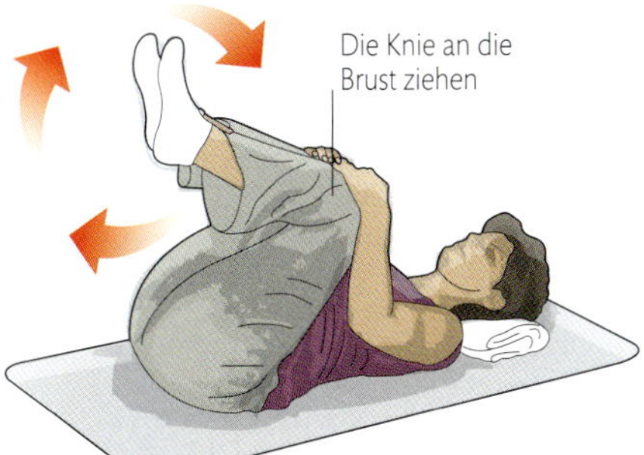

2 Mit den Knien 5 Mal von rechts nach links kreisen und die Bewegung mit den Händen führen. Normal atmen.

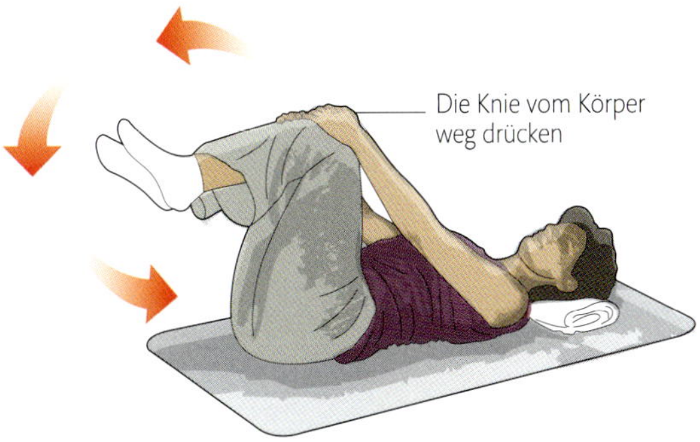
Die Knie vom Körper weg drücken

3 Die Übung 5 Mal in Gegenrichtung, von links nach rechts, ausführen und bei dieser Bewegung die Arme nach innen und außen ziehen.

47 EIN BEIN KREISEN (H)

Diese Übung kann zur Mobilisierung des Ischiasnervs eingesetzt werden. Sie lindert auch Ischiasschmerz. Bewegen Sie sich weich und fließend.

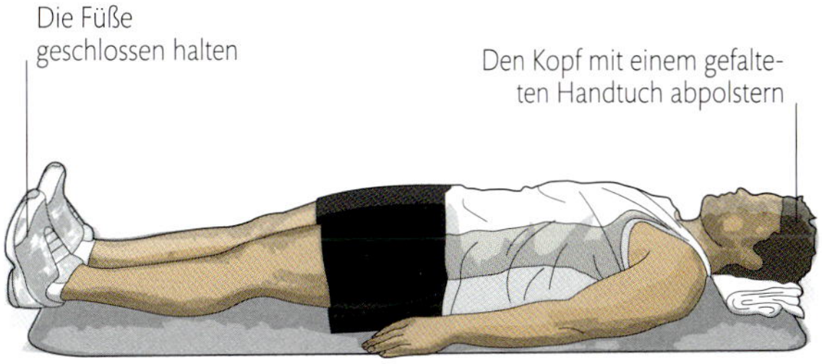
Die Füße geschlossen halten
Den Kopf mit einem gefalteten Handtuch abpolstern

1 Legen Sie sich in Rückenlage auf eine Matte. Polstern Sie den Kopf mit einem gefalteten Handtuch ab. Die Arme liegen neben dem Körper.

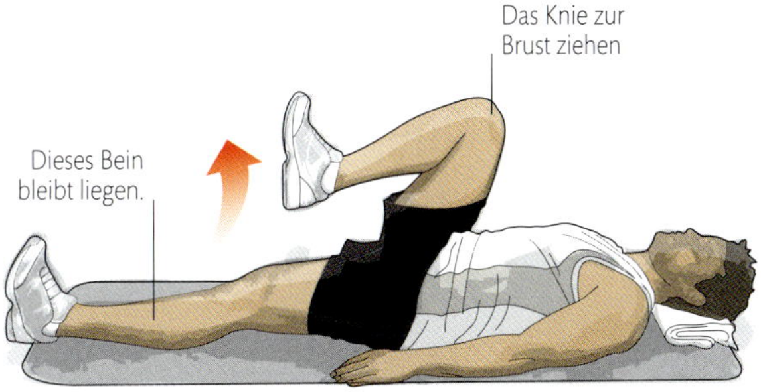

2 Das Knie an die Brust ziehen, dabei den Fuß nach oben in Richtung Körper strecken.

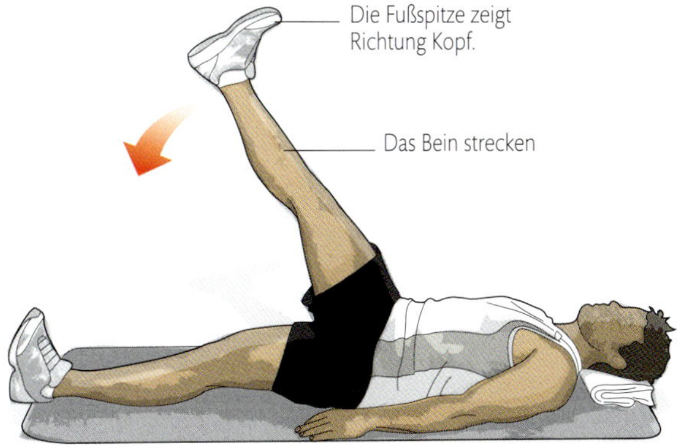
Die Fußspitze zeigt Richtung Kopf.
Das Bein strecken

3 Ohne Anhalten das rechte Bein nach oben Richtung Decke strecken und dann kontrolliert im Halbkreis zur Matte senken. Die Übung wie gewünscht wiederholen, dann in die Ausgangsposition zurückkehren und die Beine wechseln.

48 KROKODIL (L)

Dies ist eine sehr gute Übung, um die ganze Wirbelsäule mit einer Seitwärtsbewegung zu mobilisieren und ihre Beweglichkeit zu verbessern. Führen Sie sie in einer fließenden Bewegung von einer Seite zur anderen aus.

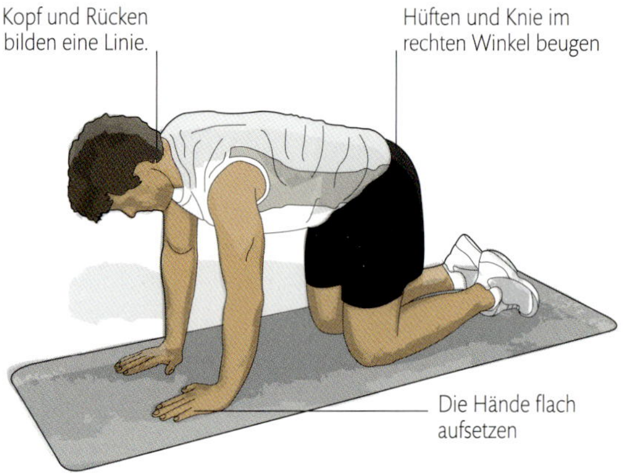

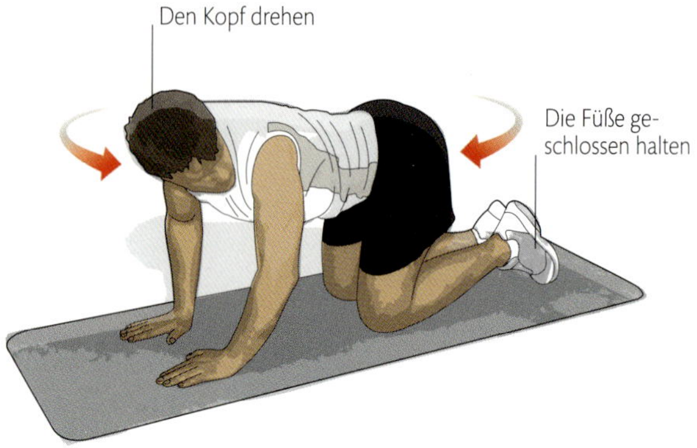

1 Beginnen Sie auf allen vieren. Der Rücken ist gerade, der Hals und der Nacken sind entspannt. Stellen Sie die Arme direkt unterhalb der Schultern auf und beugen Sie die Knie und die Hüften im rechten Winkel. Die Füße schließen. Tief einatmen.

2 Mit dem Ausatmen Kopf und Becken nach links drehen und einander annähern. Spüren Sie die Dehnung auf der rechten Körperseite. Halten, dann zur rechten Seite wiederholen. Wie gewünscht zu beiden Seiten wiederholen, dann locker lassen und in die Ausgangsposition zurückkehren.

49 HÜFTE DREHEN IM LIEGEN (M)

Diese Übung verbessert die Beweglichkeit der Gelenke und Muskeln im unteren und oberen Rücken. Wiederholen Sie die Übung 3 Mal zu jeder Seite, und halten Sie die Position jeweils 15 Sekunden lang.

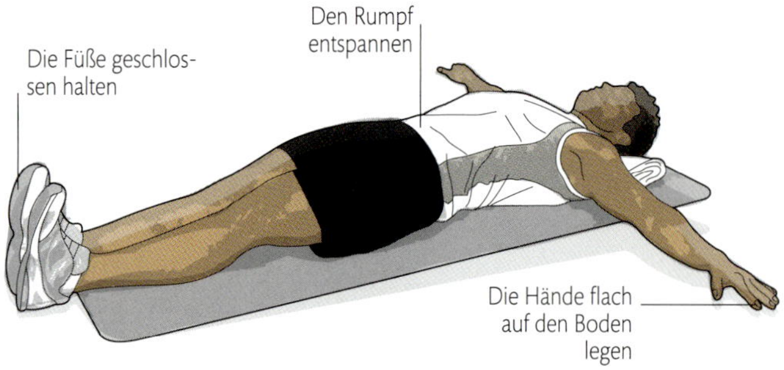

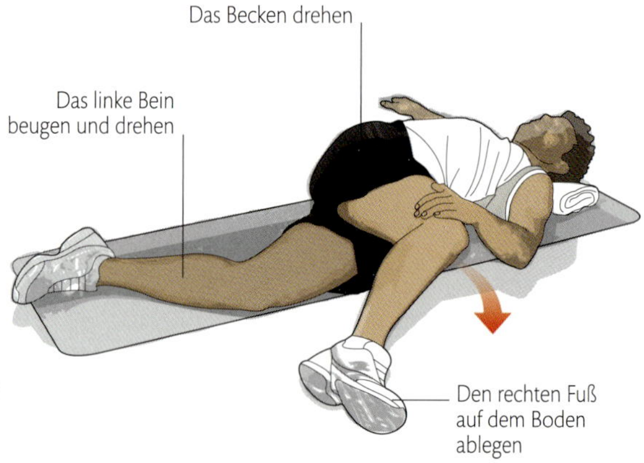

1 Legen Sie sich auf den Rücken und polstern Sie Ihren Kopf mit einem gefalteten Handtuch ab. Der Körper ist entspannt, die Arme sind locker und im 90-Grad-Winkel vom Körper abgestreckt. Füße und Beine schließen.

2 Den Oberkörper flach auf der Matte halten, das linke Knie anwinkeln und über den Körper legen. Die Dehnung mit der linken Hand verstärken und das linke Bein in dieselbe Richtung drehen und beugen. Halten, dann in Position 1 zurückkehren und die Seite wechseln.

50 GESÄSSROLLEN L

Diese Übung lockert die Gesäßmuskeln an der Außenseite und den birnenförmigen Muskel nahe der Mitte.

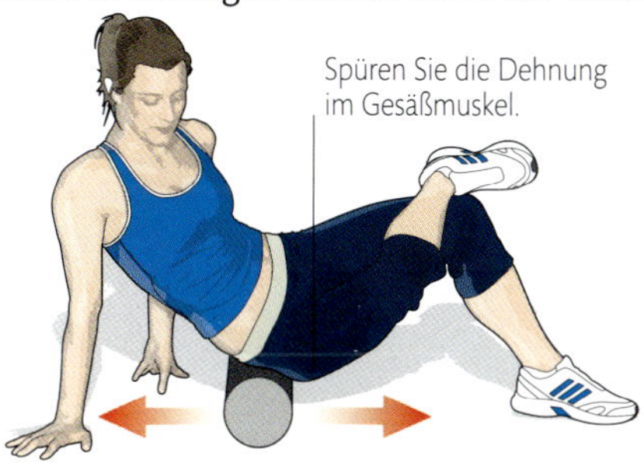
Spüren Sie die Dehnung im Gesäßmuskel.

1 Setzen Sie sich mit der rechten Pobacke auf die Rolle und legen Sie den rechten Fuß auf das linke Knie. Rollen Sie vor und zurück, um den Po auf der Außenseite zu massieren. Dann das Gewicht auf die Innenseite verlagern. Mindestens 30 Sekunden lang wiederholen, dann die Seiten wechseln.

51 SEITLICHES ROLLEN L

Diese Übung lockert Steifheit in den großen Muskeln des mittleren und oberen Rückens.

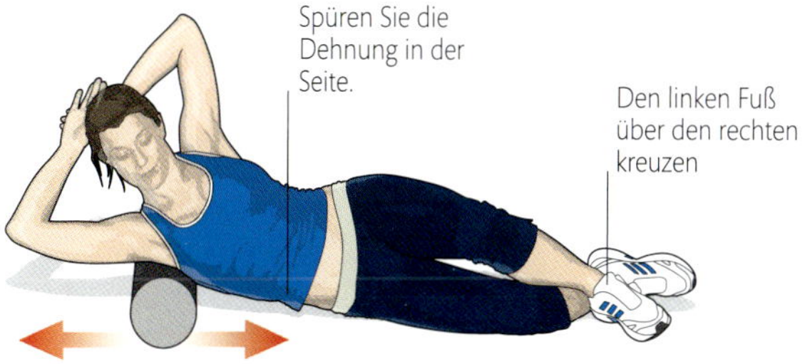

1 Legen Sie sich mit der Rolle unter der Achsel auf die Seite. Die Arme liegen am Hinterkopf und stabilisieren Sie. Rollen Sie sich unter Einsatz Ihrer Rückenmuskeln von der Achsel bis zum Ansatz der Schulterblätter und wieder zurück. 30 Sekunden lang fortfahren, dann die Seite wechseln.

52 ILIOTIBIALBAND-ROLLEN L

Diese Übung lockert das Iliotibialband (ITB), das Muskelgewebe auf der Außenseite des Oberschenkels, und beugt dem Piriformissyndrom vor.

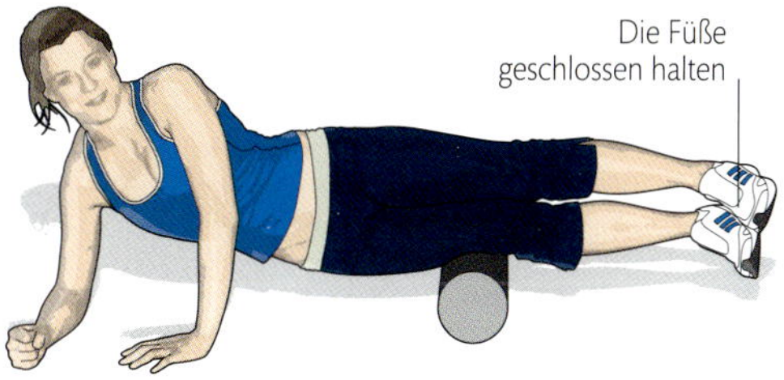

1 Legen Sie sich auf die rechte Seite; die Rolle liegt kurz vor dem Knie unter Ihrer Oberschenkel-Außenseite. Auf den rechten Unterarm stützen. Den linken Arm leicht beugen und die linke Hand als Stütze vor den Körper flach aufsetzen.

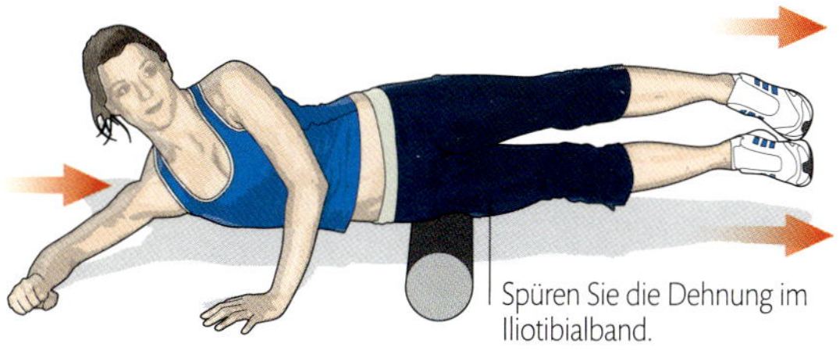

2 Schieben Sie Ihren Körper mit dem rechten Unterarm über die Rolle, sodass die Schenkelaußenseite bis zur Hüfte über die Rolle gleitet. Zum Knie zurückrollen. Mindestens 30 Sekunden lang wiederholen, dann die Seite wechseln.

53 RÜCKEN-ROLLEN M

Hier dient die Rolle als Scharnier, um die Beweglichkeit im mittleren und oberen Rücken zu vergrößern. Die Bewegung beugt Nacken- und Rückenschmerzen vor.

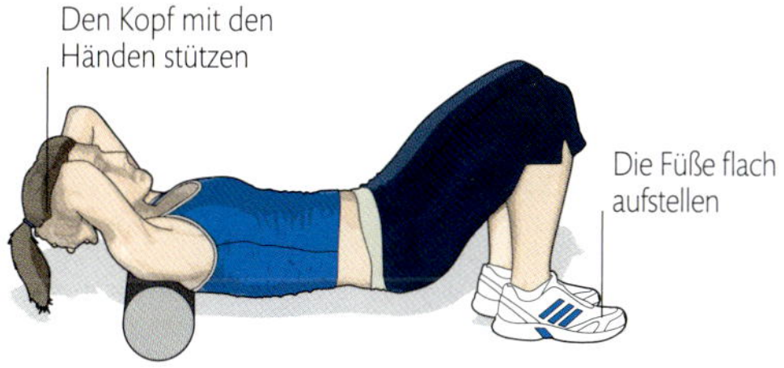
Den Kopf mit den Händen stützen
Die Füße flach aufstellen

1 Setzen Sie sich auf den Boden. Die Rolle unter die Mitte des Rückens legen. Mit den Schulterblättern auf die Rolle legen, die Hände verschränken und den Kopf darin locker wiegen.

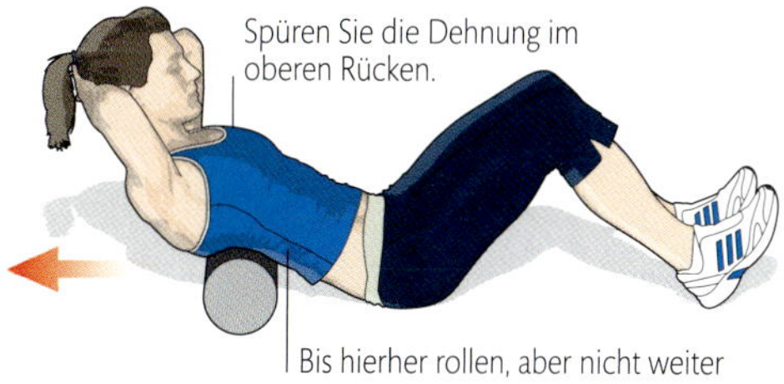
Spüren Sie die Dehnung im oberen Rücken.
Bis hierher rollen, aber nicht weiter

2 Das Kinn anziehen und die Rolle vom Halsansatz bis zur tiefsten Rippe hinauf- und hinabgleiten. Rollen Sie nicht zu weit die Lendenwirbelsäule hinunter. Mindestens 30 Sekunden lang fortfahren.

54 AUFROLLEN L

Diese Bewegung ist ein wichtiger Bestandteil vieler Übungsprogramme. Sie kräftigt die Bauchmuskeln, die zur Stabilisierung des Beckens beitragen. Wenn Ihnen die Übung im Rahmen der Rehabilitation empfohlen wurde, können Sie sie mit zunehmender Kraft und Ausdauer in fünf Schwierigkeitsstufen steigern.

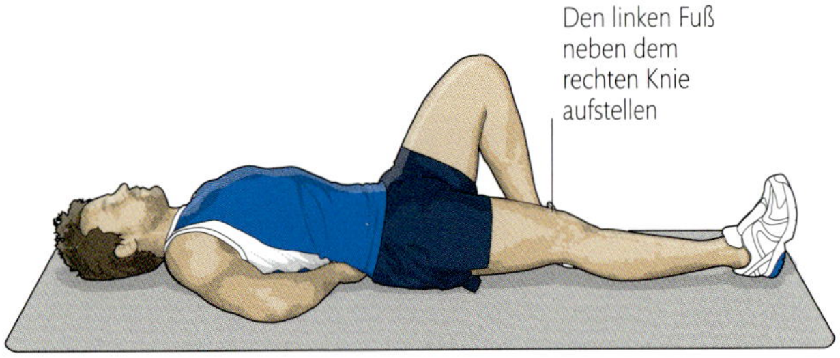
Den linken Fuß neben dem rechten Knie aufstellen

1 Legen Sie sich auf den Rücken. Ein Bein strecken, das andere beugen und den Fuß flach aufstellen. Die Ellbogen beugen und die Hände mit den Handflächen nach unten unter die Lendenwirbelsäule legen. Die Ellbogen ablegen.

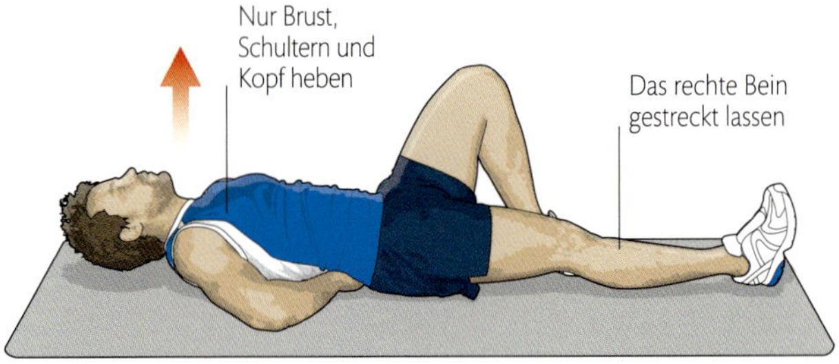
Nur Brust, Schultern und Kopf heben
Das rechte Bein gestreckt lassen

2 Bauchmuskeln anspannen und Brust, Schultern und Kopf vom Boden abheben. Ausatmen. 8 Sekunden halten, dann für 2 Sekunden in die Ausgangsposition zurückkehren. Wie gewünscht wiederholen, dann die Beine wechseln.

STEIGERUNG – STUFE 2

Aufrollen wie in Stufe 1, mit den Händen unter dem unteren Rücken, doch nun mit angehobenen Ellbogen. Wie bei Stufe 1 ein Bein auf dem Boden ausstrecken, das andere im rechten Winkel beugen und den Fuß flach aufstellen. Am höchsten Punkt 8 Sekunden halten, dann für 2 Sekunden in die Ausgangsposition zurückkehren. Wie gewünscht wiederholen, dann die Beine wechseln.

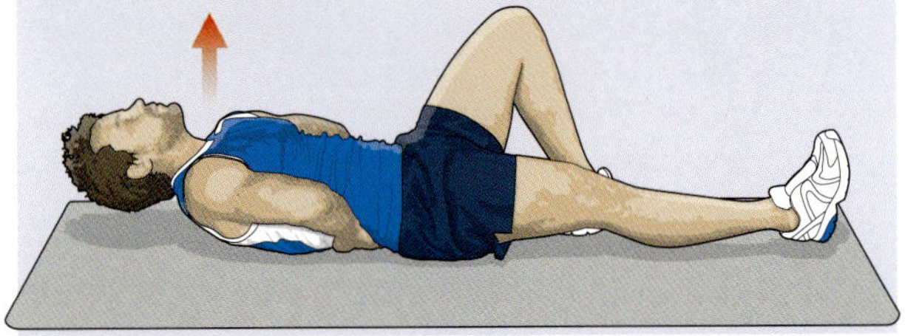

STEIGERUNG – STUFE 3

Die Hände nun nicht unter den Rücken, sondern auf die Brust legen. Ein Bein auf dem Boden ausstrecken, das andere im rechten Winkel beugen und den Fuß flach aufstellen. Nur Brust, Schultern und Kopf vom Boden abheben. Am höchsten Punkt 8 Sekunden halten, dann für 2 Sekunden in die Ausgangsposition zurückkehren. Wie gewünscht wiederholen, dann die Beine wechseln.

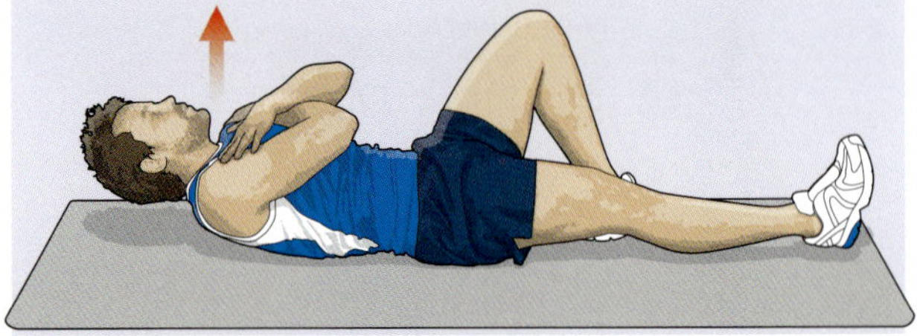

STEIGERUNG – STUFE 4

Legen Sie sich eine Balancescheibe unter den unteren Rücken. Die Hände über der Brust kreuzen. Ein Bein auf dem Boden ausstrecken, das andere beugen und den Fuß flach aufstellen. Brust, Schultern und Kopf heben, am höchsten Punkt 8 Sekunden halten und für 2 Sekunden in die Ausgangsposition zurückkehren. Wie gewünscht wiederholen, dann die Beine wechseln.

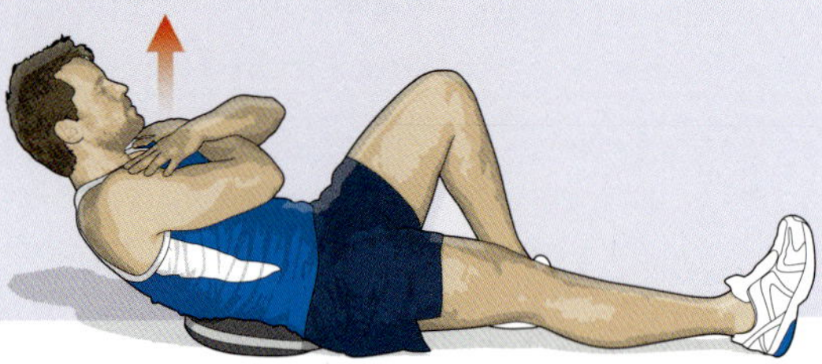

STEIGERUNG – STUFE 5

Mit dem unteren Rücken auf einen Gymnastikball legen und die Hände über der Brust kreuzen. Die Füße fest im Boden verankern und die Knie im rechten Winkel beugen. 8 Sekunden halten, dann für 2 Sekunden in die Ausgangsposition zurückkehren. Wie gewünscht wiederholen.

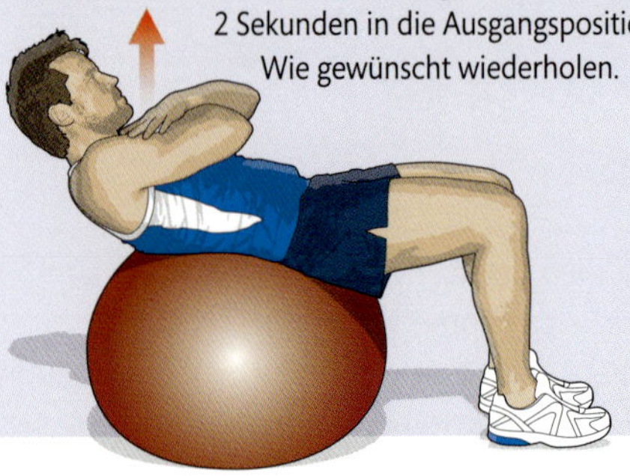

55 KATZENBUCKEL (L)

Diese Dehnung ist eine sehr gute Lockerung für die Muskeln. Sie »schmiert« die Wirbelsäule und bewegt die Bandscheiben. Es ist eine der besten Aufwärm-Übungen für den ganzen Körper.

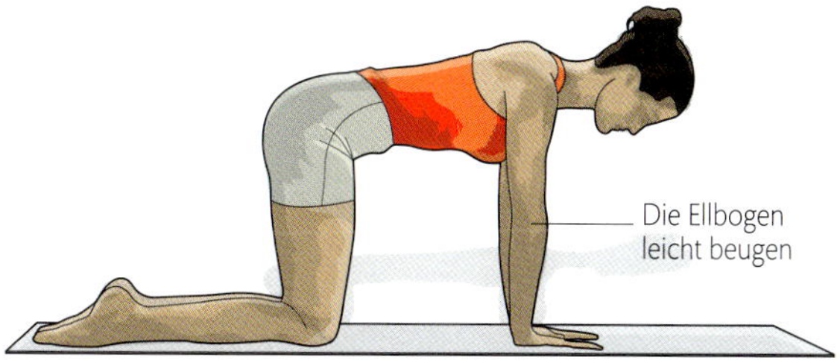

1 Gehen Sie in den Vierfüßerstand. Setzen Sie Ihre Hände senkrecht unter die Schultern, die Finger zeigen nach vorne. Ihre Knie stehen unter den Hüften.

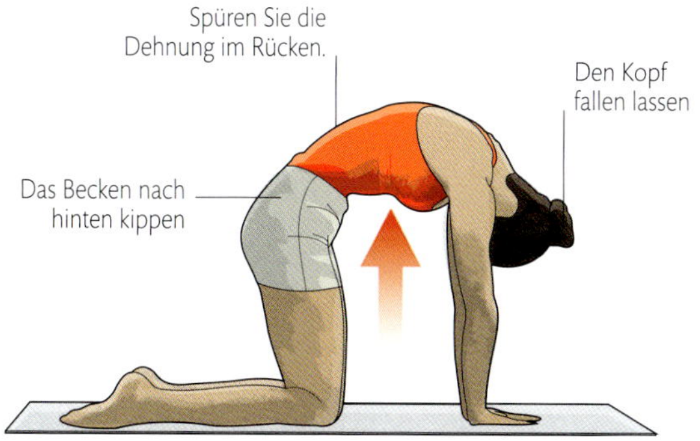

2 Den Rücken nach oben wölben, den Bauch einziehen und den Kopf fallen lassen. Am höchsten Punkt der Bewegung halten.

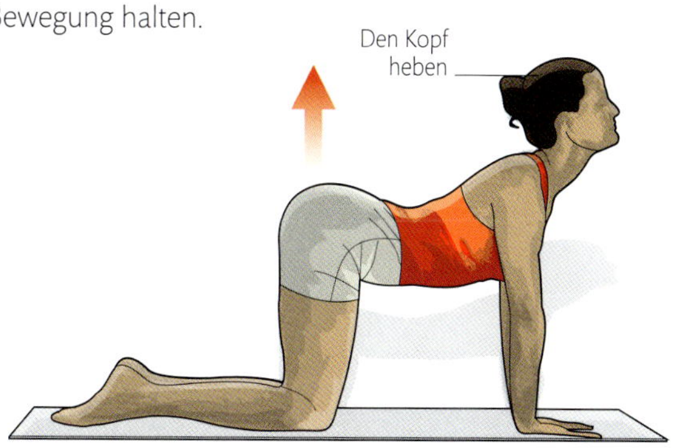

3 In einer fließenden Bewegung den Po nach oben und die Wirbelsäule nach unten biegen; gleichzeitig den Kopf heben und geradeaus blicken. In die Ausgangsposition zurückkehren und wie gewünscht wiederholen.

56 RUMPF DREHEN AUF DEM BALL (H)

Diese Übung kräftigt nicht nur die Bauchmuskeln, sondern auch die Muskeln, die den Rumpf drehen. Das verbessert die Stabilität und das Gleichgewicht der Körpermitte.

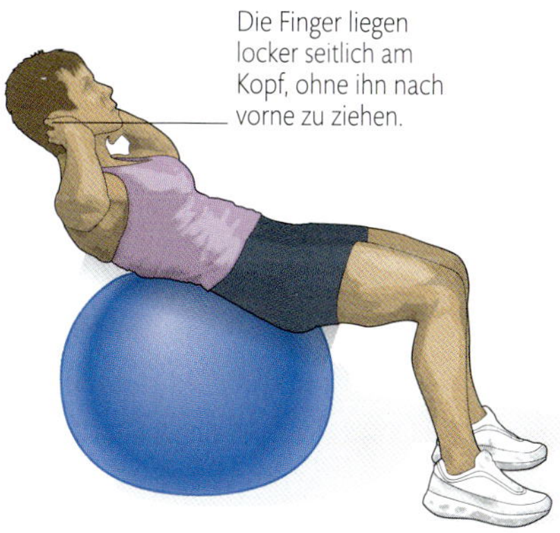

1 Legen Sie sich mit dem unteren Rücken auf einen Ball. Die Füße stehen flach, die Knie sind im rechten Winkel gebeugt und die Hände berühren den Kopf.

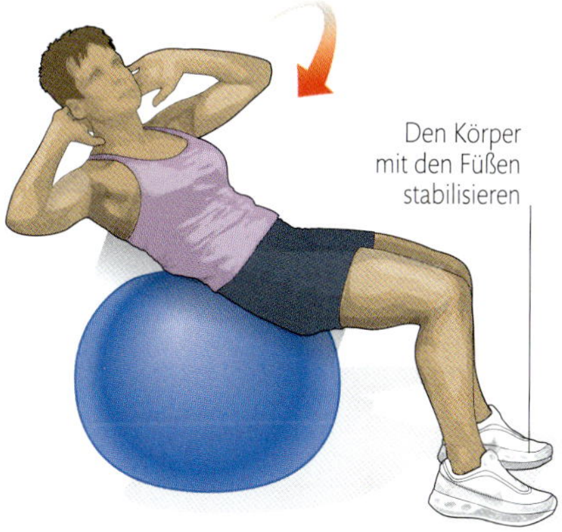

2 Wenn Sie sich stabil fühlen, beginnen Sie mit dem Crunch. Auf halber Höhe den Rumpf zu einer Seite drehen. Öffnen Sie die Ellbogen weit, um sich auszubalancieren.

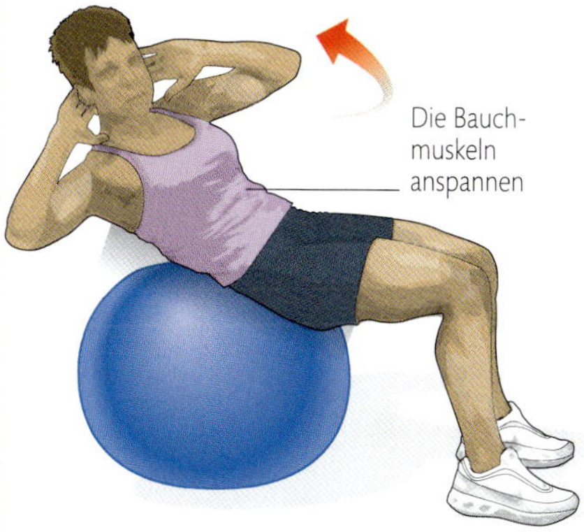

3 Am Ende der Bewegung halten, dann den oberen Rumpf zurückdrehen und senken, um in die Ausgangsposition zurückzukommen. Zur anderen Seite wiederholen.

57 BRETT AUF DEN KNIEN (L)

Sie trainieren die Bauchmuskeln und die Rückenstrecker, indem Sie den Oberkörper anheben. Sie erhalten dadurch einen kräftigeren Rumpf, festere Bauchmuskeln, einen gestärkten Rücken – und eine bessere Haltung.

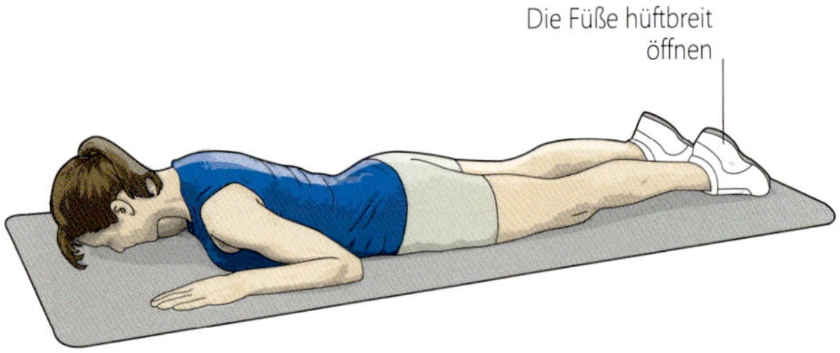

1 Legen Sie sich in Bauchlage auf eine Matte. Die Arme beugen, die Ellbogen nah an den Körper ziehen und die Handflächen auf den Boden legen. Den Kopf leicht anheben.

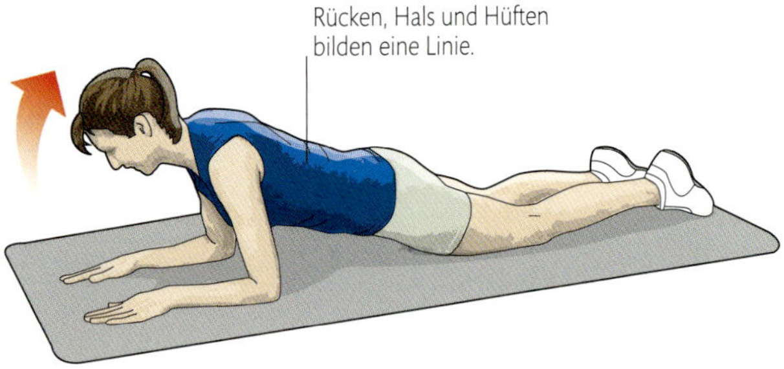
Rücken, Hals und Hüften bilden eine Linie.

2 Die Körpermitte anspannen und die Bauchmuskeln anheben. Die Ellbogen nach vorne unter die Schultern schieben und die Hüften anheben, sodass eine gerade Linie von den Knien bis zu den Schultern entsteht. Die Schulterblätter weit öffnen und die Wirbelsäule neutral halten. Die Position 10–20 Sekunden halten.

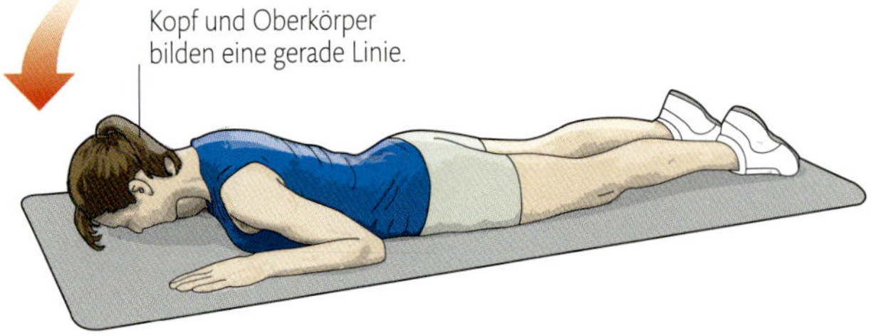
Kopf und Oberkörper bilden eine gerade Linie.

3 In die Ausgangsposition zurückkehren und 5 Mal wiederholen. Während der ganzen Übung normal atmen.

58 BRETT (M)

Diese statische Bodenübung aktiviert die Muskeln der Körpermitte sowie viele der großen Muskelgruppen in Ober- und Unterkörper, die für eine stabile, feste Position sorgen. Die Übung kann Problemen im unteren Rücken vorbeugen und zur Rehabilitation nach einer Verletzung im unteren Rücken gehören.

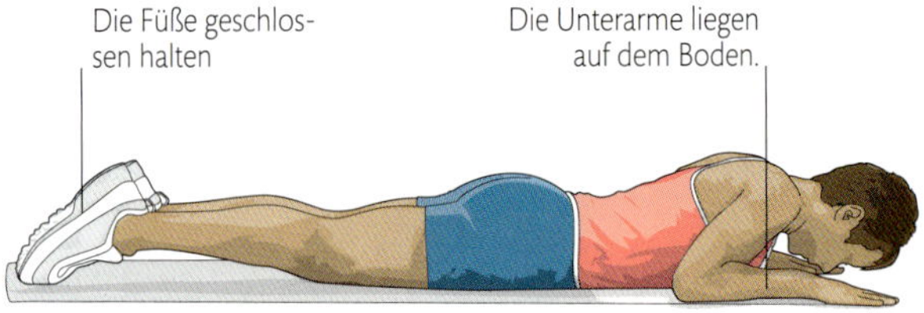

1 Legen Sie sich in Bauchlage auf eine Matte. Die Ellbogen liegen seitlich am Körper, die Handflächen weisen nach unten und liegen neben dem Kopf. Den Kopf leicht anheben. Die Fußspitzen liegen auf dem Boden.

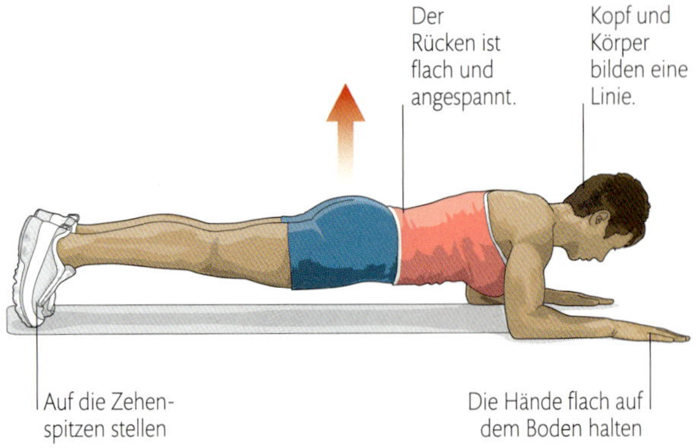
Der Rücken ist flach und angespannt.
Kopf und Körper bilden eine Linie.
Auf die Zehenspitzen stellen
Die Hände flach auf dem Boden halten

2 Die Muskeln in Körpermitte und Beinen anspannen, den Körper vom Boden abheben und sein Gewicht mit Unterarmen und Zehen abstützen. Frei atmen. Den Kopf waagerecht halten. Die Position etwa 20 Sekunden lang halten.

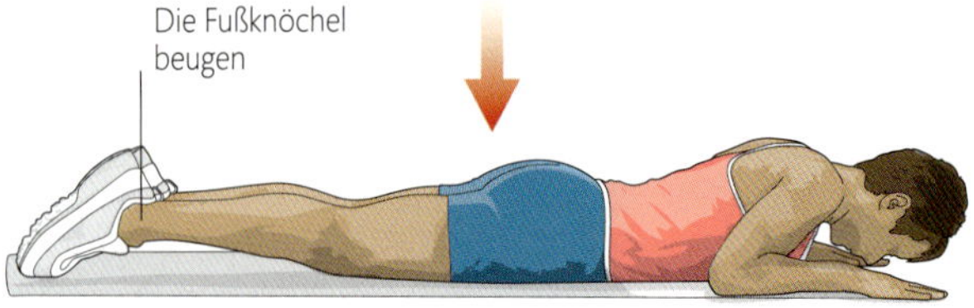

3 Den Körper langsam wieder in Position 1 absenken; die Übung wie gewünscht wiederholen.

59 SEITLICHES BRETT (STUFE 1) L

Diese Übung aktiviert die Muskeln der Körpermitte, die die Wirbelsäule stützen. Sie spielt eine wichtige Rolle bei der Rehabilitation nach Verletzungen des Rückens oder des Beckens. In der einfachsten Form eignet sie sich für den Anfang der Reha sowie für alle, die sie noch nie zuvor gemacht oder die eine wenig stabile Körpermitte haben.

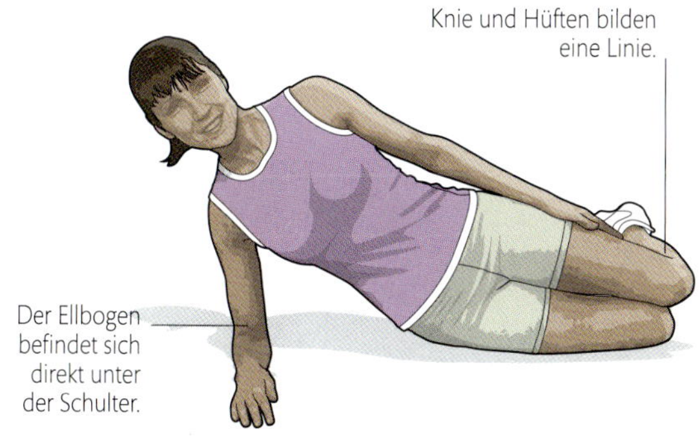

1 Legen Sie sich auf die rechte Seite, stützen Sie sich auf Ihren rechten Unterarm und beugen Sie die Knie im rechten Winkel. Der rechte Ellbogen befindet sich direkt unter der Schulter und auf einer Linie mit der Hüfte. Den linken Arm seitlich auf den Körper legen.

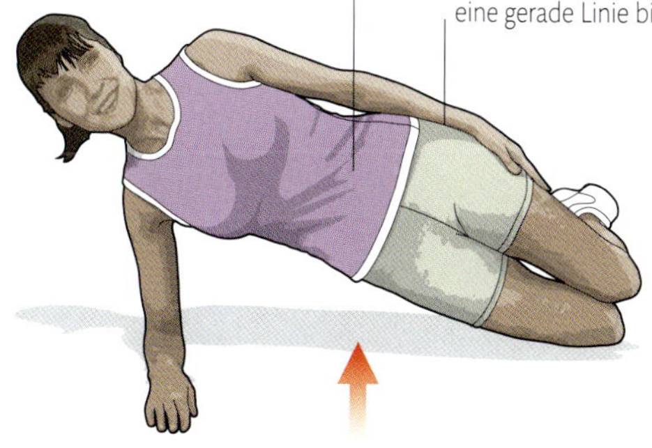

2 Die Bauchmuskeln anspannen und die Hüften durch Druck auf den rechten Ellbogen anheben. Den Brustkorb heben und die Schulter senken. 8 Sekunden halten, dann für 2 Sekunden in die Ausgangsposition zurückkehren. Wie gewünscht wiederholen, dann die Seite wechseln.

60 SEITLICHES BRETT (STUFE 2) H

Bei der nächsten Stufe des einfachen seitlichen Bretts (»oben) müssen Ihre Rumpfmuskeln härter arbeiten, da sie Ihren Körper stabilisieren, während der Arm und die Fußknöchel das Körpergewicht tragen.

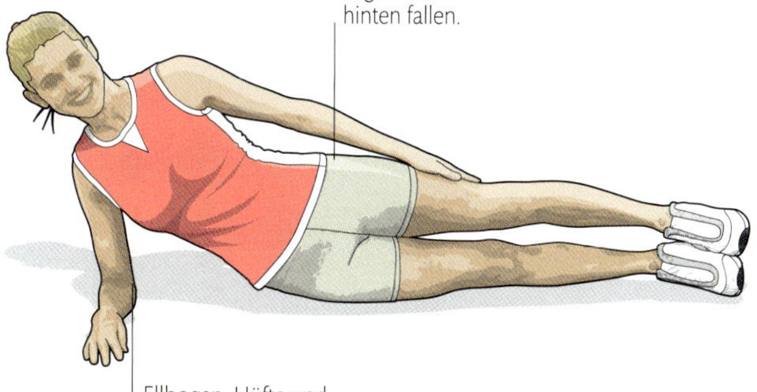

1 Legen Sie sich auf die rechte Seite und stützen Sie sich auf den rechten Unterarm. Die Beine strecken und die Füße schließen. Der rechte Ellbogen sollte direkt unter der Schulter und auf einer Linie mit der Hüfte sein. Den linken Arm auf die Körperseite legen.

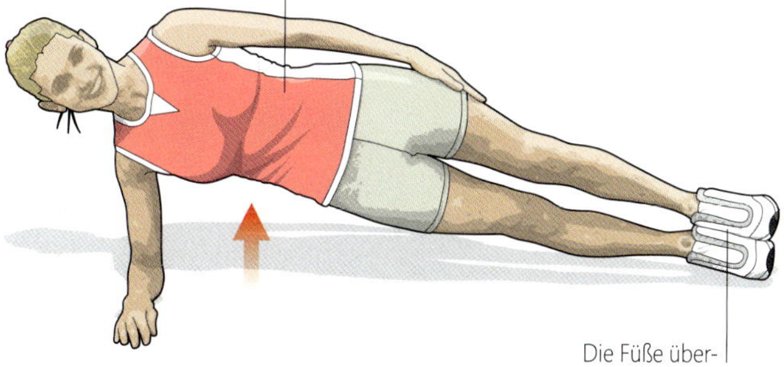

2 Die Bauchmuskeln anspannen und die Hüften durch Druck auf den rechten Ellbogen anheben. Den Brustkorb anheben und die Schulter senken. 8 Sekunden halten, dann für 2 Sekunden zur Ausgangsposition zurückkehren. Wie gewünscht wiederholen, dann die Seite wechseln.

61 SEITLICHER CRUNCH AUF DEM BALL (H)

Diese schwierige Übung verbessert Ihre Kraft, Ihre Rumpfstabilität und Ihr Gleichgewicht. Machen Sie sie unter Anleitung und erst, wenn Sie das Aufrollen auf dem Gymnastikball (»S. 110) und den seitlichen Crunch (»S. 135) beherrschen.

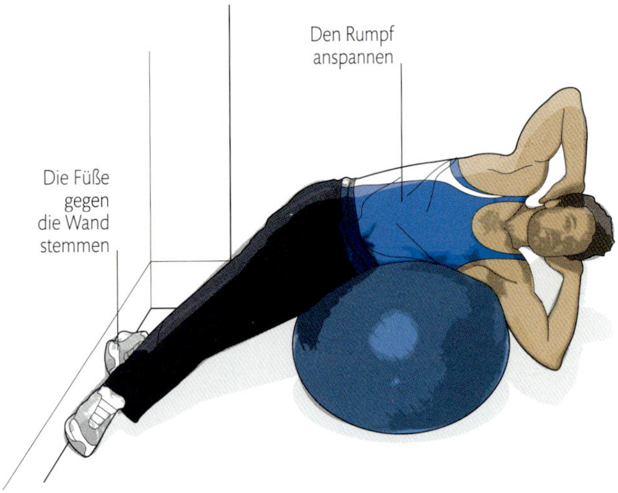

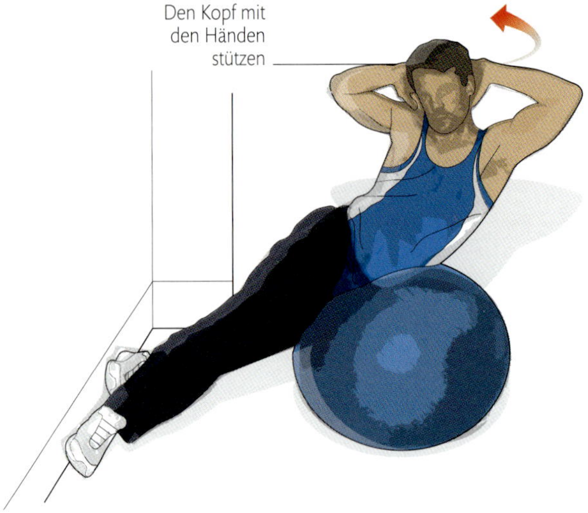

1 Legen Sie sich mit der Seite der Hüfte auf einen Gymnastikball und stemmen Sie die Füße gegen eine Wand. Den rechten Fuß vor den linken legen. Die Ellbogen beugen und die Hände seitlich an den Kopf legen.

2 Den Oberkörper langsam nach rechts anheben. Den Ball möglichst ruhig halten, indem Sie sich an der Wand abstützen. 2–3 Sekunden halten, dann zu Position 1 zurückkehren. 10 Mal wiederholen, dann die Seite wechseln.

62 SEITLICHER CRUNCH AUF DEM BALL MIT DREHEN (H)

Diese anspruchsvolle Übung verbessert Ihre Kraft, Ihre Rumpfstabilität und Ihr Gleichgewicht. Machen Sie sie unter Anleitung und erst, wenn Sie Übungen wie den seitlichen Crunch (»S. 135) und das Aufrollen (»S. 110) beherrschen.

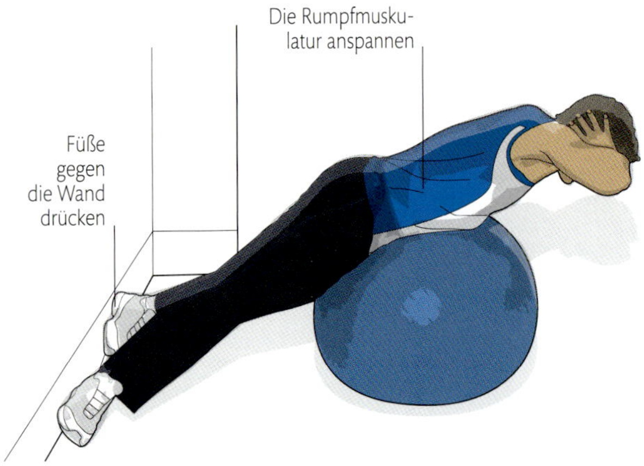

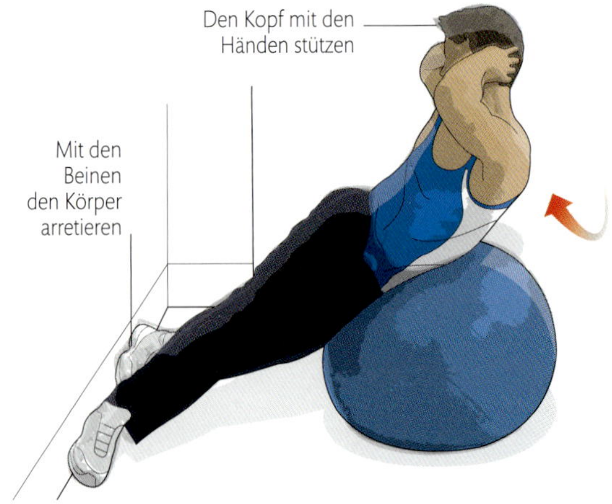

1 Legen Sie sich mit der linken Hüfte und dem Becken auf einen Ball. Die Brust zeigt nach unten, die Ellbogen sind gebeugt und die Hände liegen seitlich am Kopf. Mit den Füßen an der Wand abstützen. Den rechten Fuß vor den linken stellen.

2 Den Oberkörper langsam heben und nach rechts drehen, sodass die Brust zur Wand zeigt. Die Position 2–3 Sekunden halten, dann in die Ausgangsposition zurückkehren. 10 Mal wiederholen, dann die Seite wechseln.

63 **ARM UND BEIN** HEBEN IM KNIEN (L)

Diese Übung kräftigt die Rückenstrecker und die tief liegende Muskulatur, die die Wirbelsäule stabilisiert. Sie festigt die Körpermitte und den unteren Rücken sowie die Schultern. Es ist eine zentrale Übung zur Erhaltung der Rückengesundheit und ebenso wichtig für die Rehabilitation nach zahlreichen Rückenerkrankungen.

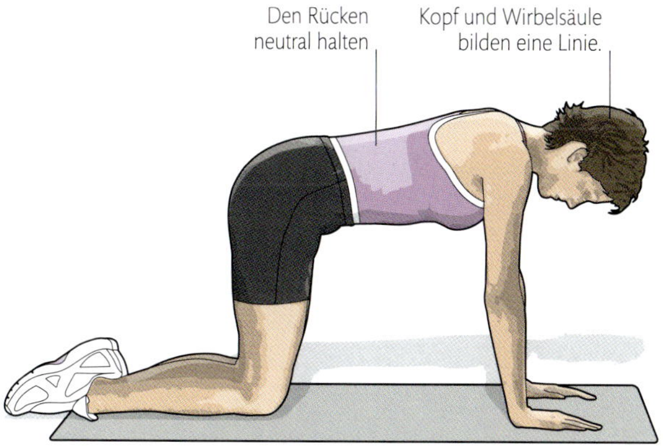

1 Gehen Sie in den Vierfüßerstand. Die Knie stehen direkt unter den Hüften. Halten Sie den Rücken gerade und positionieren Sie Ihre Hände unterhalb der Schultern. Drücken Sie sie flach auf den Boden. Die Finger zeigen nach vorne.

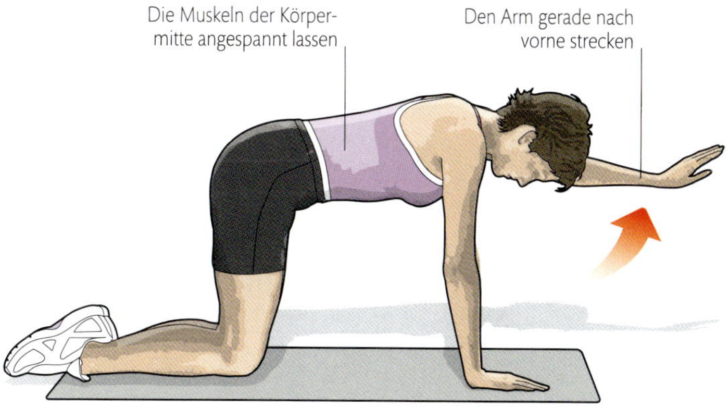

2 Die Muskeln der Körpermitte aktivieren und einen Arm gerade nach vorne strecken. 10 Sekunden halten, dann in die Ausgangsposition zurückkehren. Mit dem anderen Arm wiederholen und in der Ausgangshaltung lockern.

STEIGERUNG – STUFE 2

Um ein Bein statt eines Arms anzuheben, müssen Sie das Gleichgewicht und die Körpermitte stärker kontrollieren. Aktivieren Sie die Muskeln der Körpermitte und heben Sie das rechte Bein nach hinten bis auf Hüfthöhe an. Ausbalancieren und 10 Sekunden halten, dann in die Ausgangsposition zurückkehren. Achten Sie darauf, dass Ihr Rücken gerade ist und Sie nicht ins Hohlkreuz fallen. Mit dem anderen Bein wiederholen.

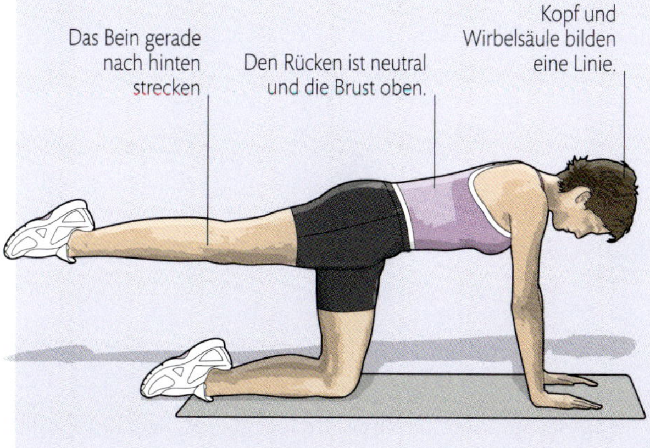

STEIGERUNG – STUFE 3 (H)

Sehr viel Kraft und gute Stabilität sind gefragt, wenn Sie gleichzeitig einen Arm und ein Bein heben. Aktivieren Sie Ihre Bauchmuskulatur und heben Sie Ihr rechtes Bein nach hinten auf Hüfthöhe und den linken Arm nach vorne auf Schulterhöhe an. 10 Sekunden halten, dann das Bein und den Arm langsam und kontrolliert in die Ausgangsposition zurückbringen. Mit dem jeweils anderen Arm und Bein wiederholen.

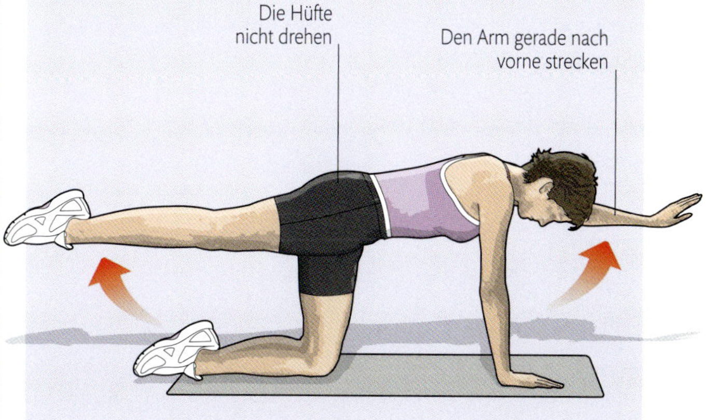

64 KOBRA (L)

Diese Übung hilft gegen Schmerzen im unteren Rücken, die z. B. durch langes Sitzen verursacht wurden. Auch bei Bandscheibenvorfall oder bandscheibenbedingtem Ischiasschmerz kann sie Erleichterung verschaffen. Vielleicht ist sie etwas unangenehm – hören Sie bei Schmerzen auf jeden Fall auf. Nehmen Sie sich mehrmals täglich 10 Wiederholungen vor.

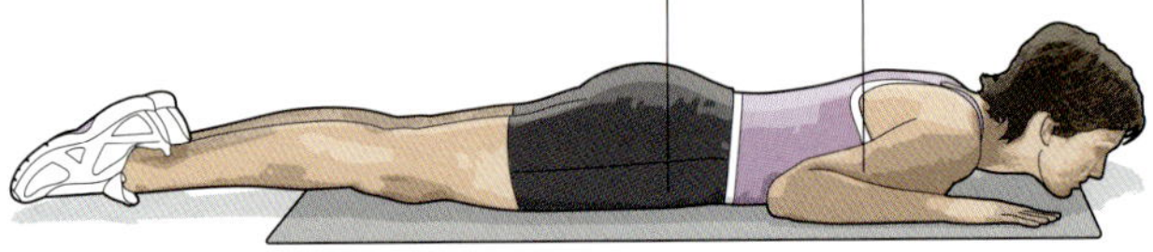

1 Legen Sie sich in Bauchlage auf eine Matte, die Hände liegen etwa in Kinnhöhe flach auf dem Boden. Die Füße strecken und die Beine schließen.

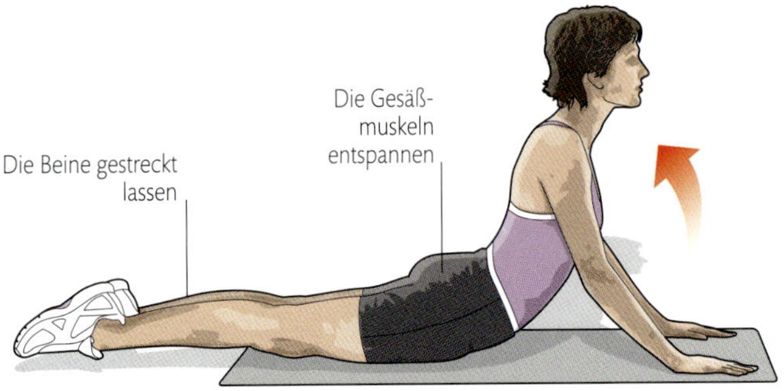
Die Beine gestreckt lassen
Die Gesäßmuskeln entspannen

2 Die Hüfte in die Matte pressen, ausatmen und den Oberkörper durch Strecken der Arme langsam anheben. Kopf und Schultern möglichst hoch heben, den unteren Rücken entspannt lassen. Am Ende der Bewegung kurz halten, dann den Oberkörper durch Einsatz der Arme wieder in die Ausgangsposition zurückbringen.

VARIANTE

Sollte eine Seite Ihres Rückens infolge einer Verletzung stärker schmerzen als die andere, machen Sie die Übung in dieser Variante: Verlagern Sie in der Bauchlage von Schritt 1 Ihre Beine auf die schmerzende Seite, bevor Sie Ihren Oberkörper nach oben strecken.

65 BEIN HEBEN (M)

Diese Übung kräftigt Ihre Hüftbeuger und die Muskeln der Körpermitte. Die Bewegung stabilisiert das Becken und beugt Problemen im unteren Rücken vor. Aktivieren Sie die Muskeln in Rumpf und Beinen, weniger im Rücken.

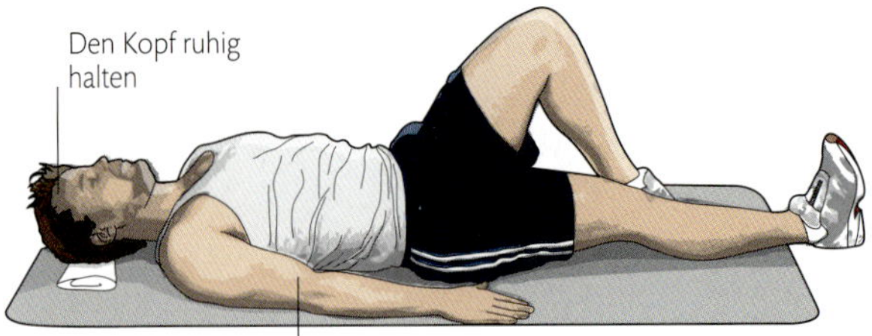
Den Kopf ruhig halten
Die Arme ruhen mit den Handflächen nach unten neben dem Körper.

1 Legen Sie sich auf den Rücken und polstern Sie Ihren Kopf mit einem gefalteten Handtuch ab. Das linke Knie beugen, um den unteren Rücken zu entspannen. Die Arme liegen seitlich mit den Handflächen nach unten, der rechte Fuß zeigt nach oben.

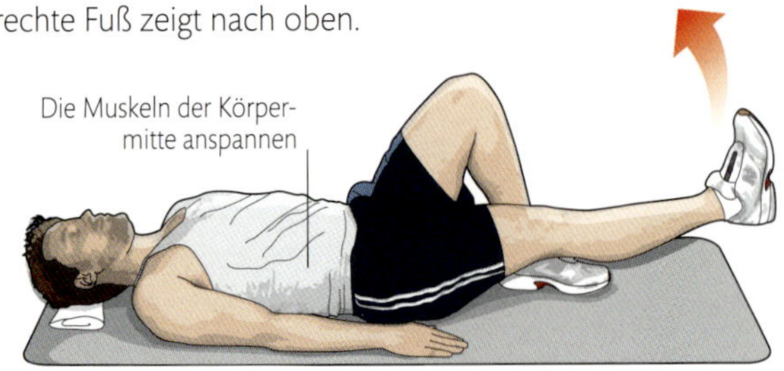

2 Das rechte Knie gestreckt lassen und den rechten Fuß in einer langsamen, fließenden Bewegung etwa 40 cm heben (wenn Sie kräftiger sind, auch höher).

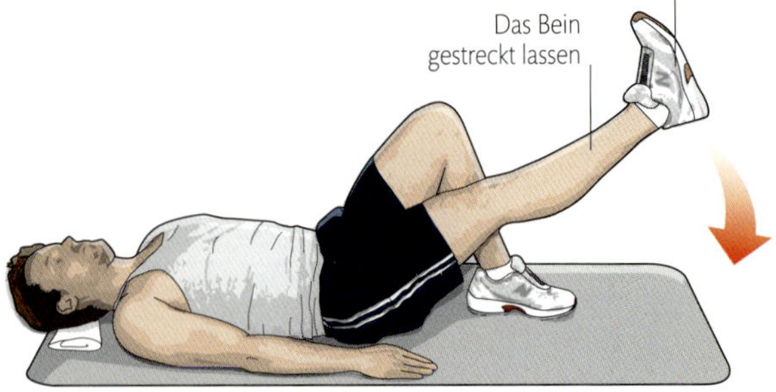
Fuß und Bein bilden einen rechten Winkel.
Das Bein gestreckt lassen

3 Am Ende der Bewegung 3–5 Sekunden halten, dann langsam und kontrolliert in die Ausgangsposition zurückkehren. 15 Mal wiederholen, dann die Beine wechseln.

66 BEIN HEBEN IN SEITENLAGE (M)

Diese Übung beugt Rückenproblemen vor, indem sie den mittleren Gesäßmuskel kräftigt, der das Becken stabilisiert. Nutzen Sie Ihre Muskulatur der Körpermitte und der Beine und weniger die Rückenmuskeln.

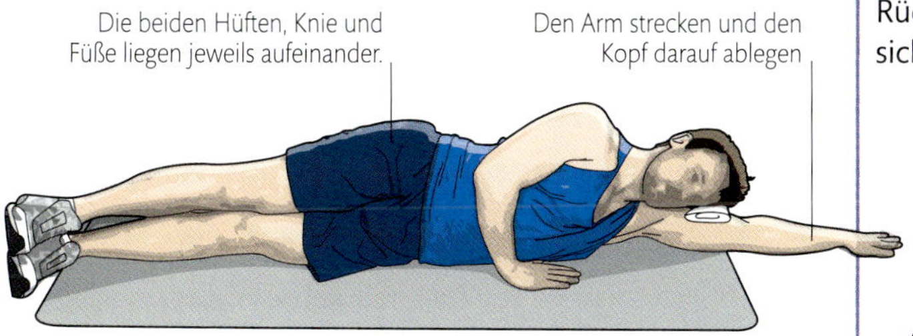

1 Legen Sie sich auf Ihre linke Seite und strecken Sie Ihren linken Arm. Beine, Körper und Kopf bilden eine Linie. Legen Sie sich ein Handtuch zwischen Kopf und Arm, damit Ihr Oberkörper entspannt bleibt. Ihre beiden Oberarme stützen Sie und verhindern, dass Sie kippen.

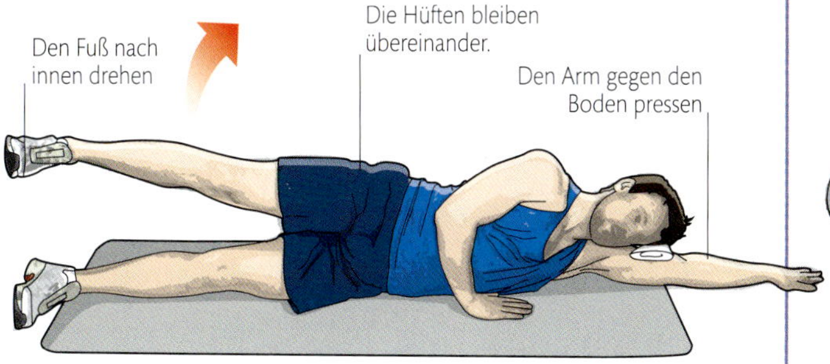

2 Heben Sie Ihr rechtes Bein etwa 40 cm an; das Knie dabei strecken und den Fuß nach innen drehen, damit Sie maximal von der Bewegung profitieren. Die Körpermitte aktivieren, um Schmerzen im unteren Rücken vorzubeugen.

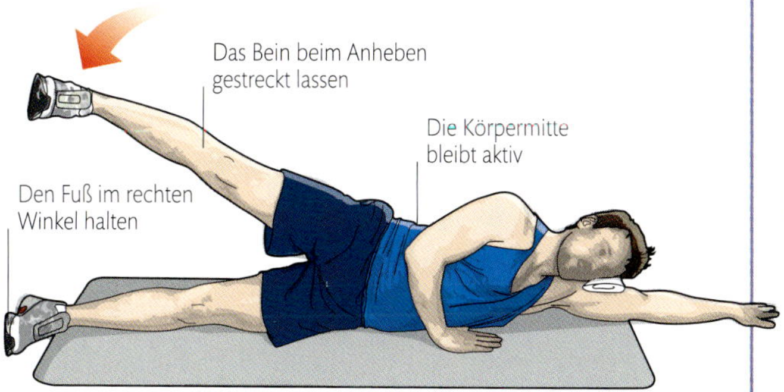
Das Bein beim Anheben gestreckt lassen
Die Körpermitte bleibt aktiv
Den Fuß im rechten Winkel halten

3 Am Ende der Bewegung 3–5 Sekunden halten, dann langsam und kontrolliert zur Ausgangsposition zurückkehren. 15 Mal wiederholen, dann das Bein wechseln.

67 BEIN HEBEN IN BAUCHLAGE (M)

Diese Übung kräftigt den großen Gesäßmuskel und stabilisiert das Becken. Sie dient der Vorbeugung und der Rehabilitation nach Erkrankungen des unteren Rückens. Bei schwacher Gesäßmuskulatur ist man versucht, den unteren Rücken zu aktivieren. Das können Sie verhindern, indem Sie sich ein Kissen unter den Bauch und das Becken legen.

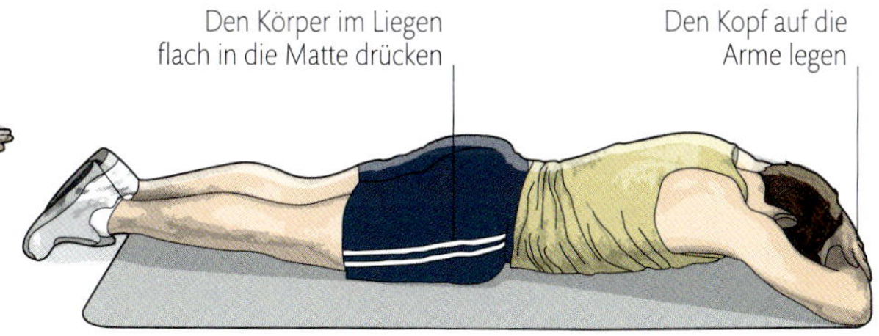
Den Körper im Liegen flach in die Matte drücken
Den Kopf auf die Arme legen

1 Legen Sie sich auf den Bauch, die Stirn ruht auf den Handrücken, die Knie sind gestreckt. Die Körpermitte aktivieren und die Pobacken kräftig zusammenpressen.

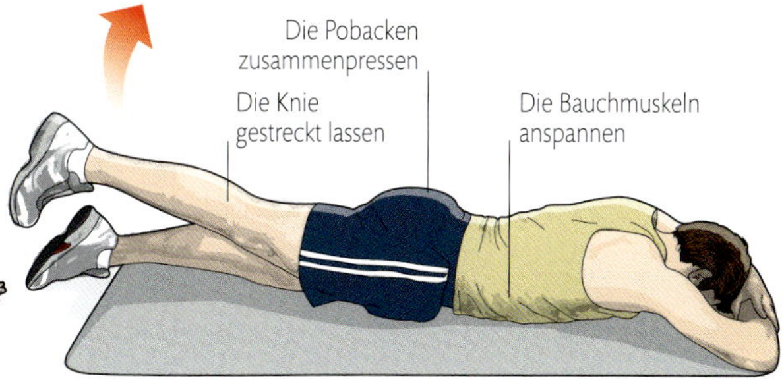

2 Mit angespannter Gesäßmuskulatur das rechte Bein in einer langsamen, fließenden Bewegung etwa 30 cm anheben (wenn Sie kräftiger sind, auch höher).

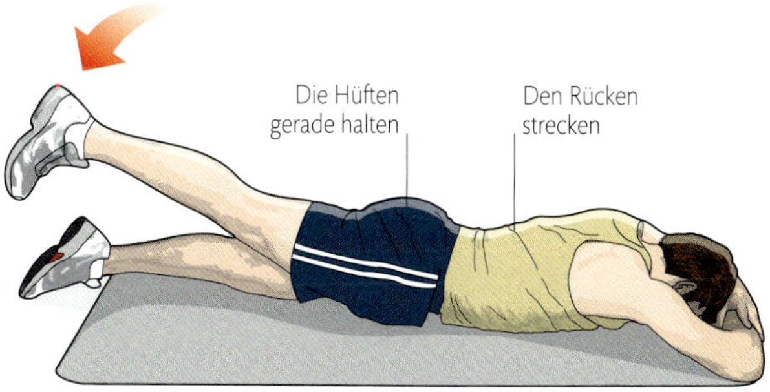

3 Am Ende der Bewegung 3–5 Sekunden halten, dann langsam und kontrolliert in Position 1 zurückkehren. Wie gewünscht wiederholen, dann die Beine wechseln.

68 ADDUKTOREN-PRESSEN ISOMETRISCH

Diese Übung ist unverzichtbar für die Rehabilitation des Iliosakralgelenks. Kräftige Adduktoren spielen bei der Behandlung bzw. Vorbeugung von Schmerzen im unteren Rücken eine wichtige Rolle.

L

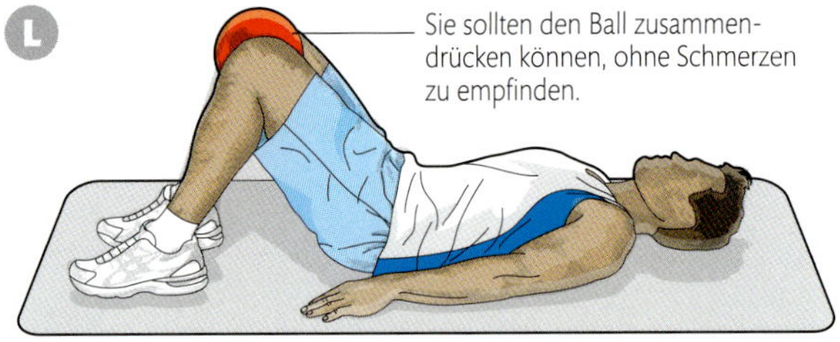

1 Legen Sie sich auf den Rücken, das Becken ist neutral, die Knie sind im rechten Winkel gebeugt, die Füße stehen flach. Nehmen Sie einen Ball zwischen die Knie und pressen Sie ihn mit aller Kraft zusammen. 10 Sekunden halten, dann locker lassen. Wie gewünscht wiederholen.

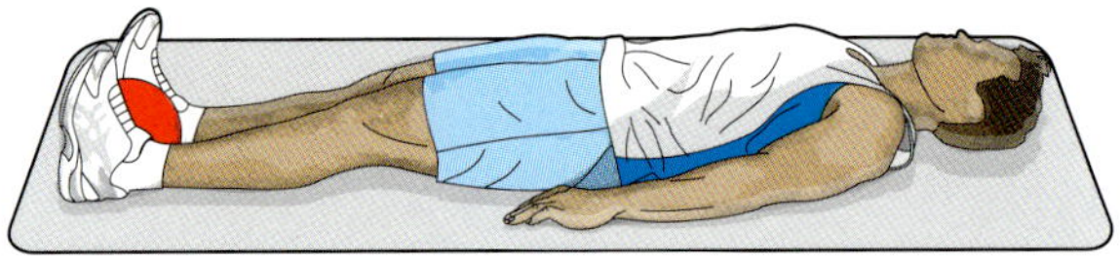

2 Nehmen Sie einen Ball zwischen die Fußknöchel. Legen Sie sich auf den Rücken, das Becken ist neutral, die Beine sind gestreckt. Den Ball mit aller Kraft zusammenpressen und 10 Sekunden halten. Dann entspannen und wie gewünscht wiederholen. Diese Bewegung sollte nicht schmerzhaft sein.

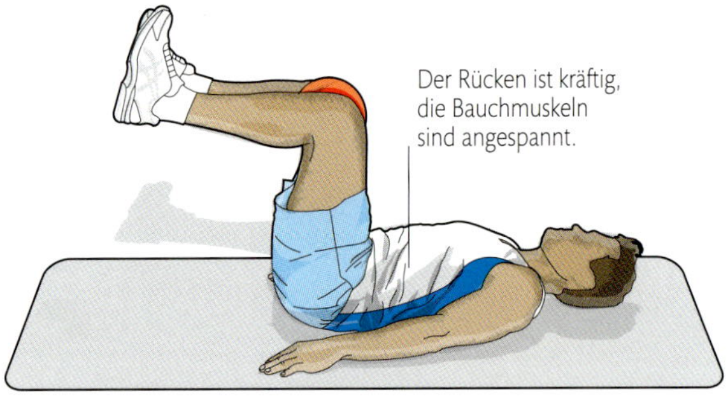

3 Legen Sie sich auf den Rücken. Das Becken ist in neutraler Position, Hüften und Knie sind rechtwinklig gebeugt. Nehmen Sie einen Ball zwischen die Knie und pressen Sie ihn kräftig, ohne sich zu überfordern. 10 Sekunden halten, dann entspannen. Wie gewünscht wiederholen. Sie sollten beim Pressen des Balls keine Schmerzen verspüren.

69 ADDUKTOREN HEBEN L

Dies ist eine gute Kräftigungsübung für Ihre Adduktoren. Schwache Adduktoren sind eine häufige Ursache für eine schlechte Hüfthaltung und Funktionsstörungen des Iliosakralgelenks. Wenn Sie schon mehr Kraft haben, können Sie sich die Übung durch Fußgewichte erschweren.

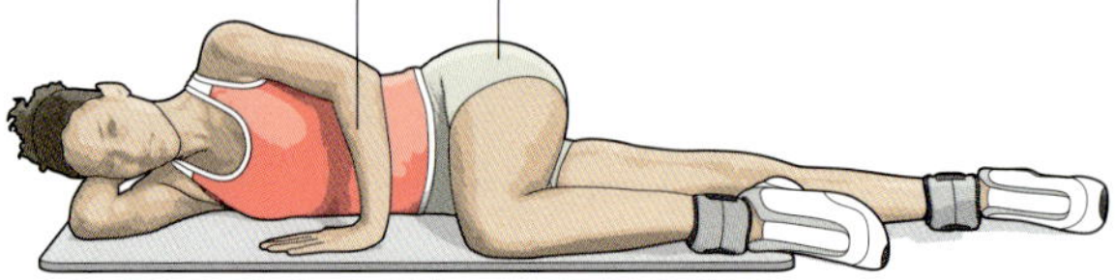

1 Legen Sie sich auf Ihre rechte Seite. Die Hüften liegen übereinander, der rechte Arm wird unter dem Kopf gebeugt. Das Gewicht nach vorne verlagern, Ihr linker Arm stützt Sie ab. Das linke Bein im rechten Winkel beugen und das Knie auf dem Boden ablegen. Das rechte Bein strecken. Einatmen.

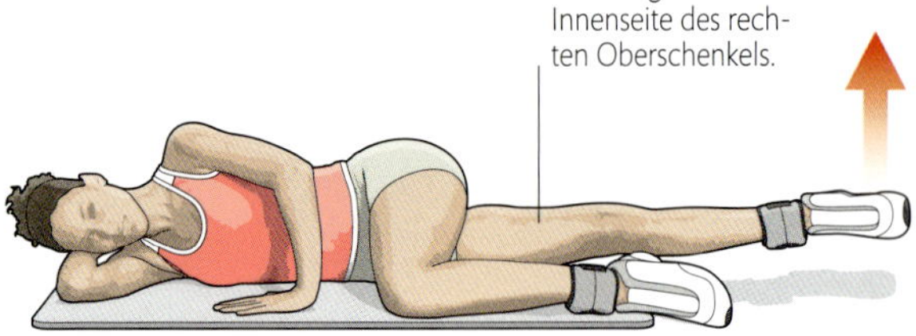

2 Die Arme und das linke Bein in Position halten und das rechte Bein so weit wie möglich anheben, dabei ausatmen. Halten.

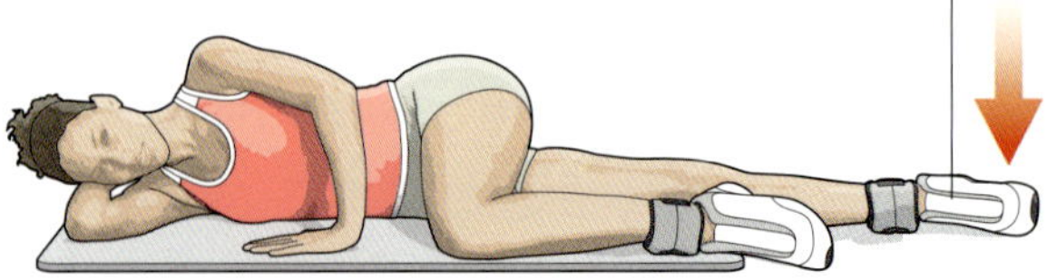

3 In die Ausgangsposition zurückkehren und beim Ablegen des Beins ausatmen. Wie gewünscht wiederholen, dann die Seite wechseln.

70 BRÜCKE (L)

Diese Übung aktiviert den großen Gesäßmuskel und die hintere Oberschenkelmuskulatur. Sie stabilisiert die Körpermitte im Rahmen der Rehabilitation nach verschiedenen Rückenerkrankungen, einschließlich Schmerzen im Iliosakralgelenk. Für diese vielseitige Übung gibt es zahlreiche Varianten. Wenn Sie kräftiger sind, können Sie die einbeinige Brücke (» **unten**) ausprobieren.

VARIANTEN

Als Varianten können Sie Ihre Knie stärker beugen oder Ihre Füße auf einen Sitzball stellen. Aufgrund der Instabilität wird die den Rumpf stabilisierende Muskulatur stärker gefordert.

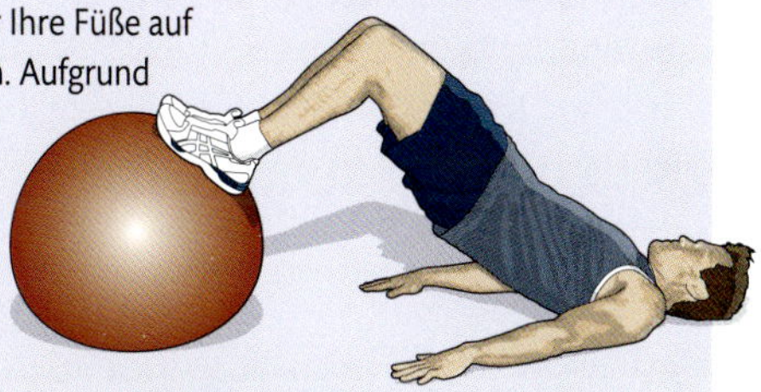

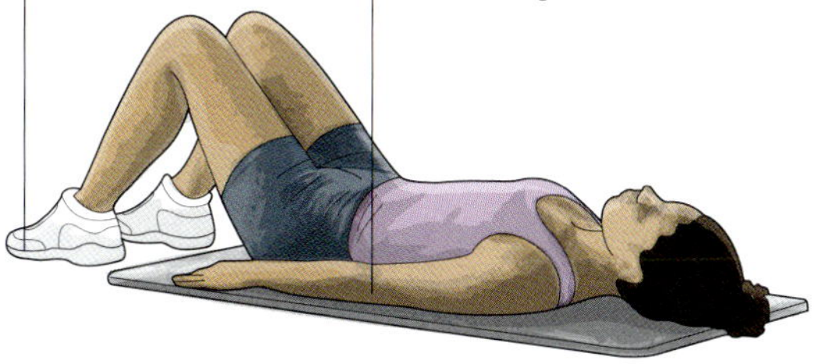

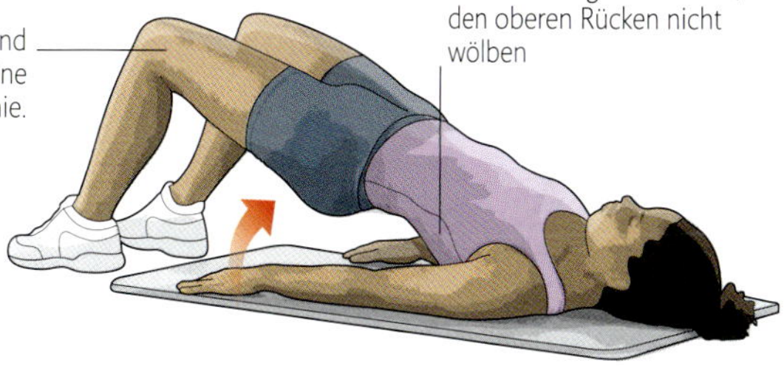

1 Legen Sie sich auf den Rücken. Die Knie sind im rechten Winkel gebeugt, die Füße stehen in hüftbreitem Abstand flach auf dem Boden. Die Arme liegen seitlich, die Handflächen zeigen nach unten. Kopf und Schultern sind locker.

2 Die Körpermitte anspannen, den Po langsam heben, bis Ihr Körper von den Knien bis zur Schulter eine gerade Linie bildet. Am Ende der Bewegung halten, dann die Bewegung umkehren und zur Ausgangsposition zurückkehren.

71 EINBEINIGE BRÜCKE (M)

Diese Übung, eine Weiterentwicklung der Brücke (» **oben**), trainiert die großen Gesäßmuskel, die Hüftbeuger und Muskeln der Körpermitte. Da man sie auf einem Bein ausführt, muss man aktiv verhindern, dass sich das Becken dreht oder senkt. Stellen Sie sicher, dass Ihre Hüften stets parallel und auf gleicher Höhe sind.

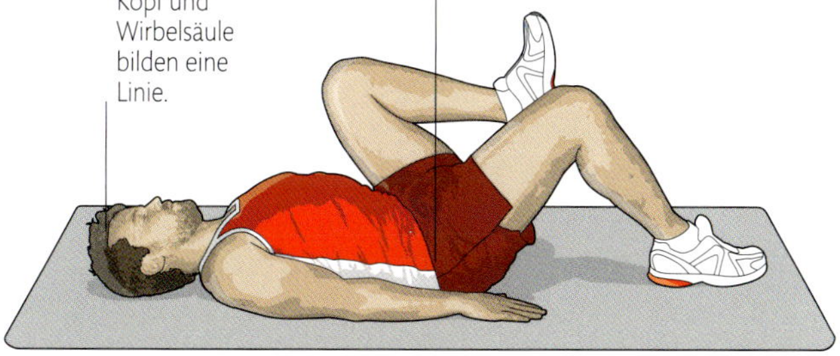

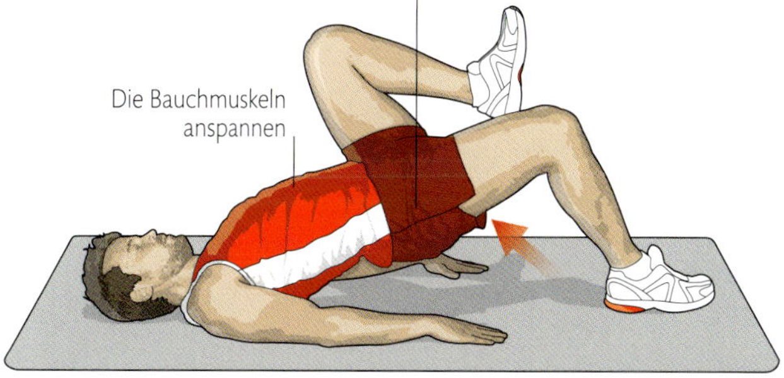

1 Legen Sie sich auf den Rücken. Die Knie sind im rechten Winkel gebeugt, die Füße stehen flach und sind hüftbreit geöffnet, die Arme liegen mit den Handflächen nach unten seitlich am Körper. Das linke Knie heben und zur Brust ziehen, bis die Oberschenkel im rechten Winkel zueinander sind.

2 Die Muskulatur in Bauch und unterem Rücken aktivieren und den Po heben, bis die Hüften ganz gestreckt sind und der Körper vom aufgestellten Knie bis zu den Schultern eine gerade Linie bildet. Halten, dann die Bewegung umkehren und in Position 1 zurückkehren. Die Beine wechseln.

72 BREITEN RÜCKENMUSKEL DEHNEN

Diese einfache Dehnung zielt speziell auf die großen Muskeln des oberen Rückens und wird zur Gesunderhaltung sowie zur Rehabilitation nach einer Reihe von Rückenverletzungen eingesetzt.

L

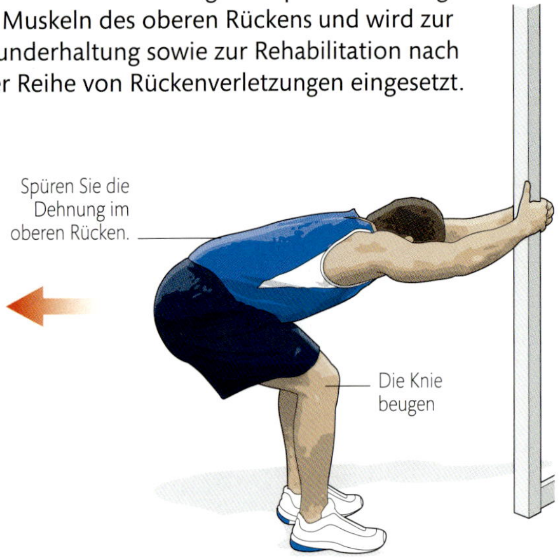
Spüren Sie die Dehnung im oberen Rücken.
Die Knie beugen

1 Stehen Sie aufrecht, einer senkrechten Stütze zugewandt, die Ihr Gewicht halten kann. Mit beiden Händen daran festhalten und den Körper bei gebeugten Knien nach hinten ziehen. Mit den Beinen schieben, mit den Armen ziehen.

73 QUADRIZEPS DEHNEN

L

Diese Dehnung trainiert den Quadrizeps-Muskel auf der Oberschenkel-Vorderseite, der das Knie streckt. Weil die Dehnung im Stehen ausgeführt wird, erfordert sie eine gute Körperhaltung und sicheres Gleichgewicht.

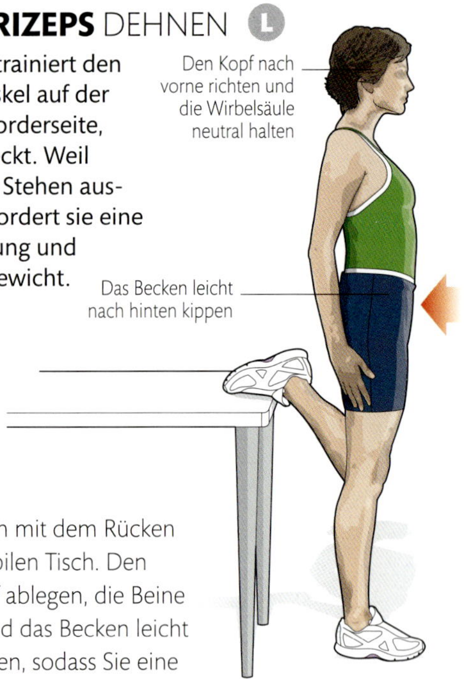

1 Stellen Sie sich mit dem Rücken vor einen stabilen Tisch. Den linken Fuß darauf ablegen, die Beine parallel halten und das Becken leicht nach hinten kippen, sodass Sie eine Dehnung vorne im linken Schenkel spüren. Halten. Den Fuß abstellen und mit dem rechten Bein wiederholen.

74 OBERSCHENKELRÜCKSEITE DEHNEN 1

Diese einfache Dehnung trainiert alle Muskeln auf der Oberschenkelrückseite und löst Verspannungen im unteren Rücken. Dehnen Sie sich langsam und gehen Sie nicht mit Schwung in die volle Dehnung.

L

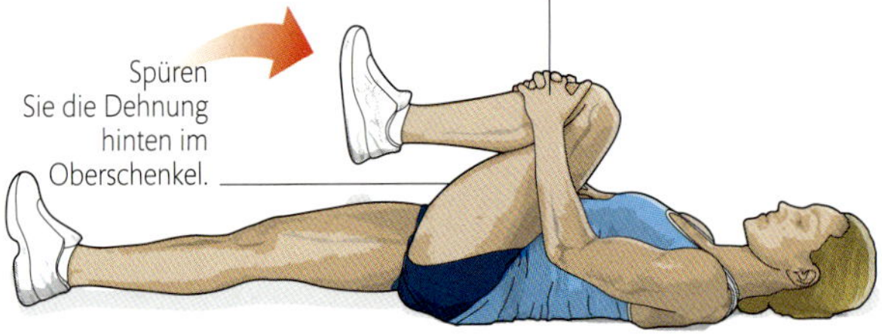
Das linke Bein knapp unter dem Knie umfassen
Spüren Sie die Dehnung hinten im Oberschenkel.

1 Legen Sie sich mit gestreckten Beinen auf den Rücken. Das linke Knie beugen und sanft zur Brust hin ziehen, bis Sie die Dehnung spüren. Der Kopf bleibt auf dem Boden. Locker lassen und mit dem rechten Bein wiederholen.

75 OBERSCHENKELRÜCKSEITE DEHNEN 2

Dies ist eine weitere gute Dehnung für Ihre hintere Oberschenkelmuskulatur. Sie löst Verspannungen, die Schmerzen im unteren Rücken verursachen können. Dehnen Sie sich langsam und kontrolliert.

M

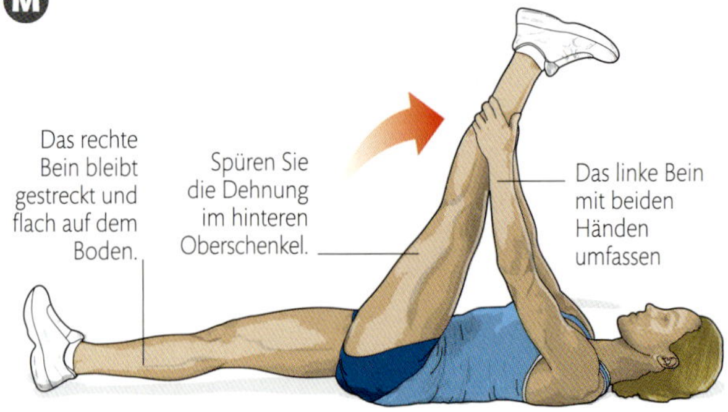

1 Legen Sie sich mit gestreckten Beinen auf den Rücken. Heben Sie die Beine abwechselnd. Das Knie strecken, die Zehen zum Körper ziehen. Wenn Sie sehr beweglich sind, können Sie Ihr Bein noch etwas weiter nach hinten ziehen.

76 **HÜFTEN** DEHNEN (M)

Diese Übung verschafft Linderung bei einer steifen Wirbelsäule, da sie die Hüftbeuger und insbesondere den großen Lendenmuskel dehnt. Letzterer setzt direkt an der Wirbelsäule an und ist wichtig für ihre Beweglichkeit.

1 Stehen Sie aufrecht. Die Füße schulterbreit öffnen, die Hände auf die Hüften legen. Mit dem linken Bein einen Ausfallschritt vorwärts machen, beide Beine beugen und das rechte Knie und den rechten Fußrücken auf dem Boden ablegen. Die Wirbelsäule neutral halten und geradeaus blicken.

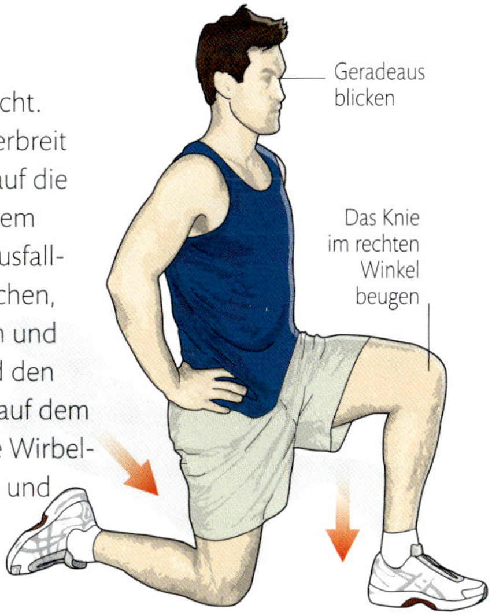

2 Strecken Sie die Arme nach oben und kreuzen Sie die Handflächen über dem Kopf, sodass der linke Arm vor dem rechten ist. Das Becken nach hinten kippen und das Steißbein nach vorne bringen. Halten und zur Ausgangsposition zurückkehren. Wie gewünscht wiederholen, dann die Seite wechseln.

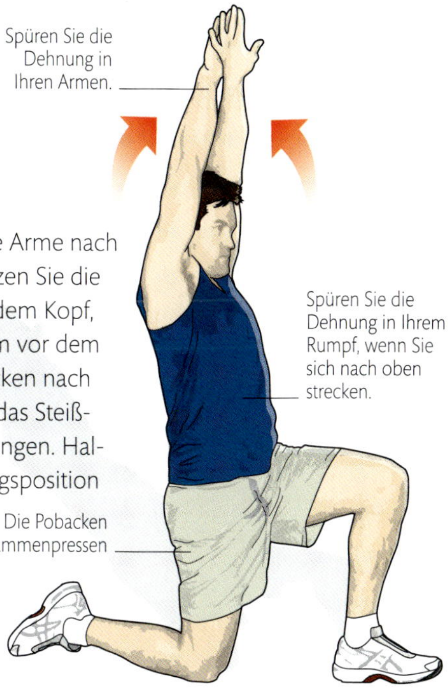

77 **ADDUKTOREN** DEHNEN 1 (L)

Die Dehnung der Adduktoren oder Leistenmuskeln verbessert die Hüftbeweglichkeit und kann Schmerzen im unteren Rücken lindern.

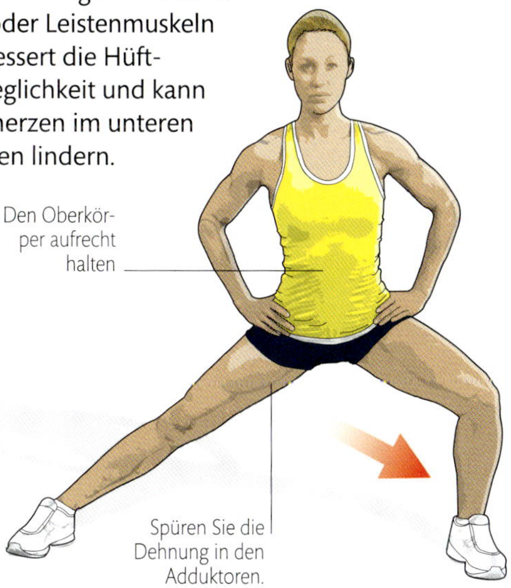

1 Den Körper aufrichten und die Hände auf die Hüften legen. Das linke Knie beugen, sodass es über dem linken Fuß ist. Das rechte Bein strecken und den rechten Fuß flach aufstellen. Sanft zur Seite wippen. Locker lassen und die Beine wechseln.

78 **ADDUKTOREN** DEHNEN 2 (L)

Diese Adduktoren-Dehnung zielt mehr auf die kurzen Adduktoren in der Leiste. Die einfache Übung kann fast überall durchgeführt werden und gehört zu jedem allgemeinen Dehnprogramm.

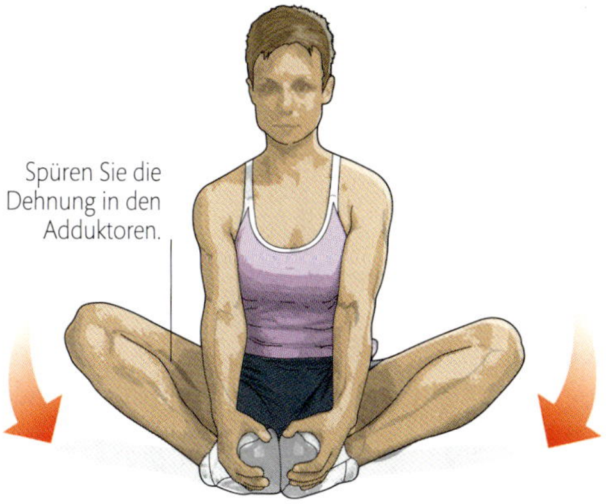

1 Setzen Sie sich auf den Boden und fassen Sie fest um Ihre Fußspitzen. Die Beine dicht an den Körper ziehen und die Fußsohlen aneinanderpressen. Die Knie sanft möglichst weit nach unten drücken und halten.

79 PIRIFORMIS DEHNEN (L)

Diese Dehnung im Sitzen ist anspruchsvoller als das Gesäßrollen (»S. 109), weil die Hüfte beweglicher sein muss, damit die Übung korrekt ausgeführt werden kann. Sie lindert bzw. beugt dem Piriformissyndrom vor und ist besonders wichtig für alle, die regelmäßig trainieren.

1 Setzen Sie sich mit gestreckten Beinen auf den Boden. Stützen Sie sich mit der linken Hand hinter dem Körper ab. Das linke Bein beugen und außen neben dem rechten Bein abstellen, der Fuß steht flach. Mit der rechten Hand um das linke Knie fassen und sanft gegen dessen Außenseite drücken, bis Sie die Dehnung außen am Oberschenkel spüren. Kurz halten, dann die Seite wechseln.

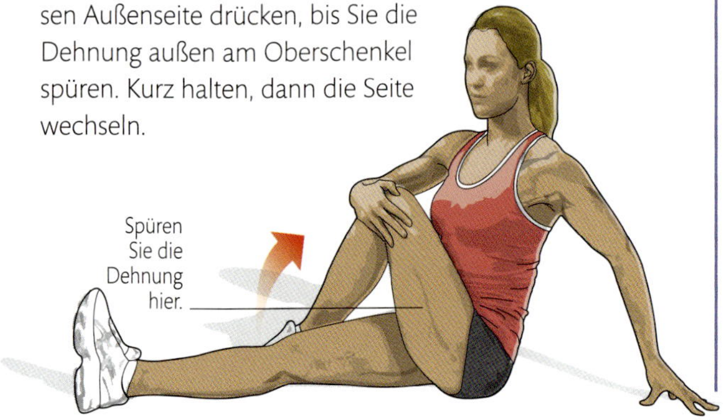

80 WADEN DEHNEN (L)

Verspannte Wadenmuskulatur kann zu muskulärem Ungleichgewicht führen, das die Füße nach außen dreht und die Hüftmuskulatur zwingt, sich übermäßig anzustrengen. Ihr Gang kann »flacher« werden und Rückenschmerzen verursachen.

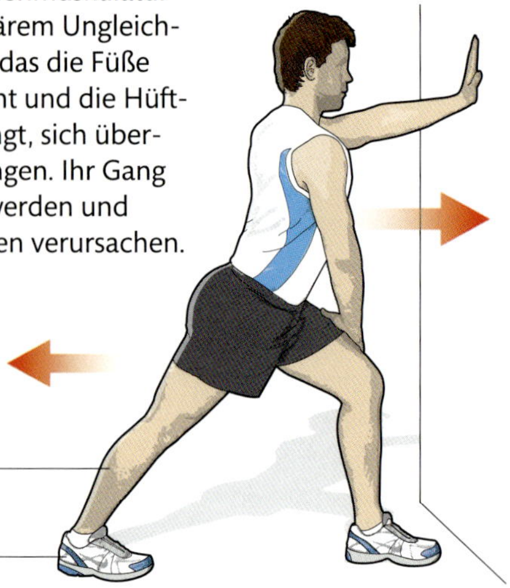

1 Stellen Sie sich vor eine Wand, pressen Sie Ihre linke Hand dagegen und setzen Sie Ihren rechten Fuß einen großen Schritt nach hinten. Die Füße sind hüftbreit geöffnet. Beugen Sie Ihr linkes Knie, bis es über dem Fuß ist. Kurz halten, dann die Seite wechseln.

81 WADEN HEBEN (L)

Diese Übung kräftigt Ihre Wadenmuskeln und verbessert Ihren Gang. Verspannte Wadenmuskeln belasten die Muskeln im unteren Rücken und verursachen bzw. verschlimmern Schmerzen in diesem Bereich.

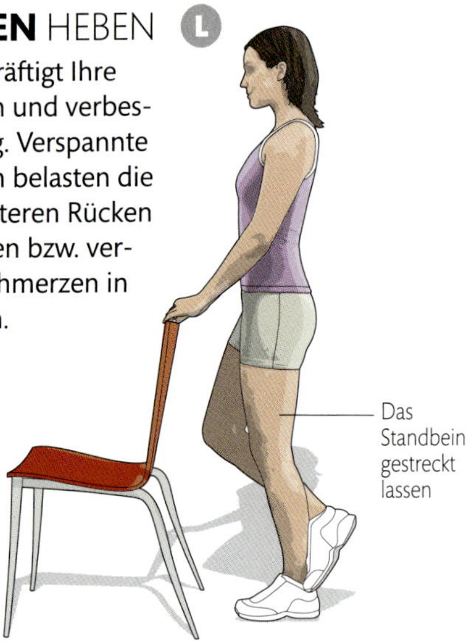

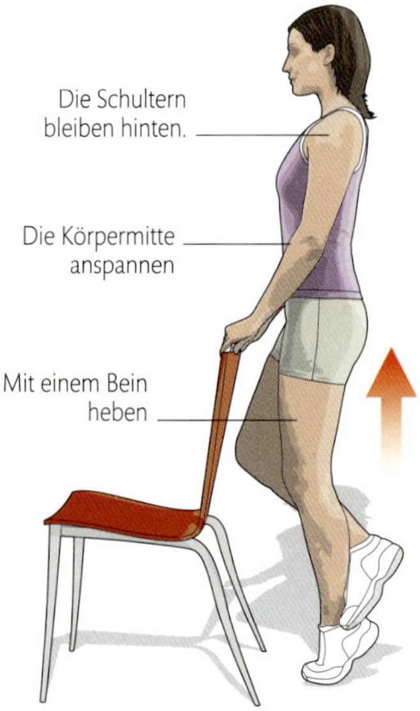

1 Stellen Sie sich auf Ihr linkes Bein und legen Sie die rechte Fußspitze von hinten an den linken Knöchel. Ihr Körpergewicht ruht auf dem linken Bein, Ihre Hände liegen auf einer Stuhllehne. Einatmen.

2 Erheben Sie sich möglichst hoch auf den linken Zehenballen und atmen Sie dabei aus. Kurz halten, dann die Ferse wieder in die Ausgangsposition senken und einatmen. Wie gewünscht wiederholen, dann die Beine wechseln.

82 **EINBEINIGER** STAND (L)

Mit dieser Übung trainieren Sie Ihr Gleichgewicht. Außerdem verbessern Sie die Rumpfkontrolle, stärken die Gesäßmuskeln und sorgen so für ein stabileres Becken.

1 Fokussieren Sie einen Punkt an der Wand vor sich. Stellen Sie sich auf ein Bein, spannen Sie gleichzeitig die Muskeln in Gesäß und Oberschenkel an. Um zu prüfen, ob Ihre Haltung und Ihre Form korrekt sind, stellen Sie sich vor einen Spiegel.

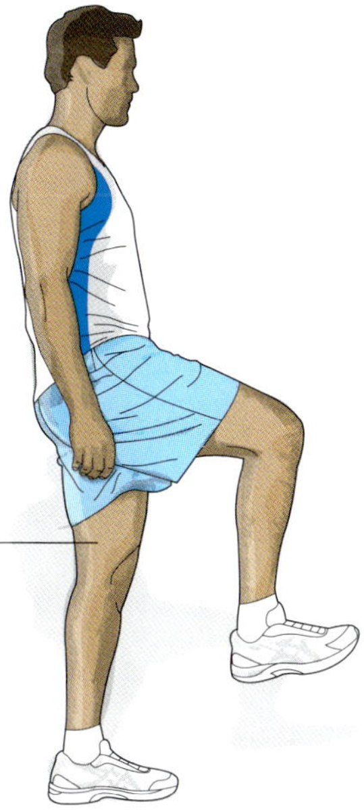

VARIANTE

Sobald Sie auf festem Untergrund sicher auf einem Bein stehen, können Sie die Übung auf einem Airex-Balance-Pad, einer Balancescheibe oder einem Bosu-Balancetrainer ausprobieren und die Übung durch Instabilität erschweren.

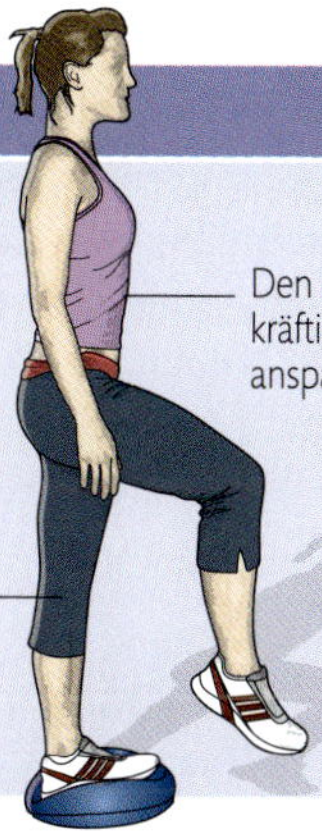
Den Rumpf kräftig anspannen
Das Knie des Standbeins gerade halten, aber nicht durchdrücken

STEIGERUNG

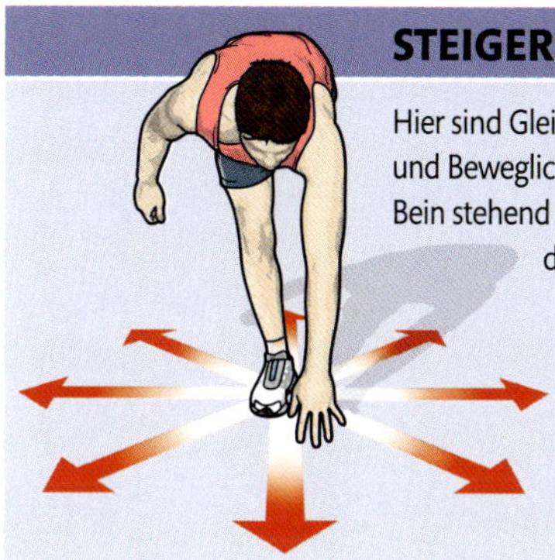

Hier sind Gleichgewicht, Koordination und Beweglichkeit gefordert. Auf einem Bein stehend berühren Sie den Boden mit der entgegengesetzten Hand an den Punkten eines imaginären Ziffernblatts. Ausführungsfehler können dem Rücken schaden. Machen Sie die Übung zuerst unter Anleitung.

83 **FUSS HEBEN** AN DER WAND (L)

Diese Übung kräftigt die Muskulatur in Füßen und Unterschenkeln. Sie beugt Plattfüßen und Überpronation (»S. 54) vor und verbessert den Gang. Auch kann sie langfristig Problemen in Knien, Hüften und Rücken vorbeugen.

1 Lehnen Sie sich mit Kopf, Schultern, Rücken und Armen gegen eine Wand. Stellen Sie Ihre Füße leicht geöffnet 30 cm vor der Wand auf und beugen Sie die Knie leicht.

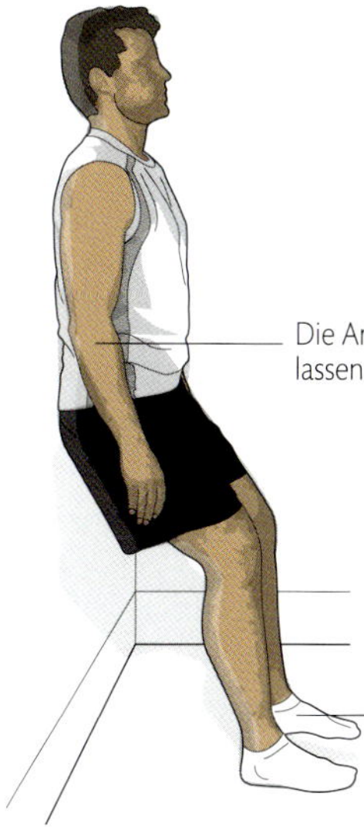

2 Langsam und kontrolliert die Zehen und die Fußspitzen anheben. Mehrere Sekunden halten, dann in die Ausgangsposition zurückkehren und wie gewünscht wiederholen.

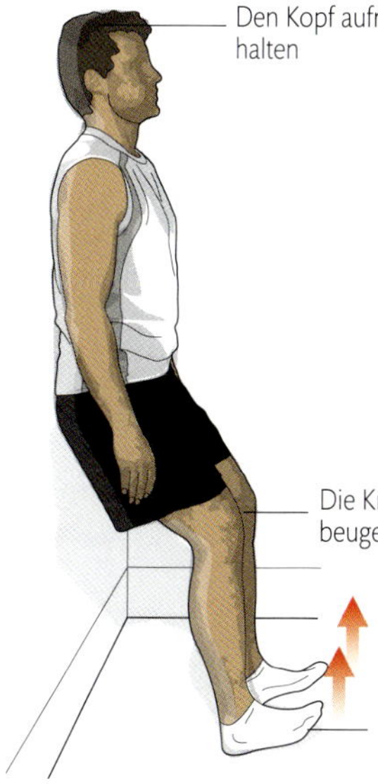
Den Kopf aufrecht halten
Die Knie leicht beugen
Die Zehen hochziehen

84 BECKENKIPPE IN RÜCKENLAGE (L)

Diese Übung hilft bei den meisten akuten Schmerzen im Lendenwirbelbereich. Sie nimmt Druck von den Facettengelenken und dehnt sanft die Muskeln und Bänder im Rücken, kräftigt die Körpermitte und verbessert die Haltung. Machen Sie diese Übung erst liegend. Wenn Sie sie gut beherrschen, können Sie sie im Stand durchführen.

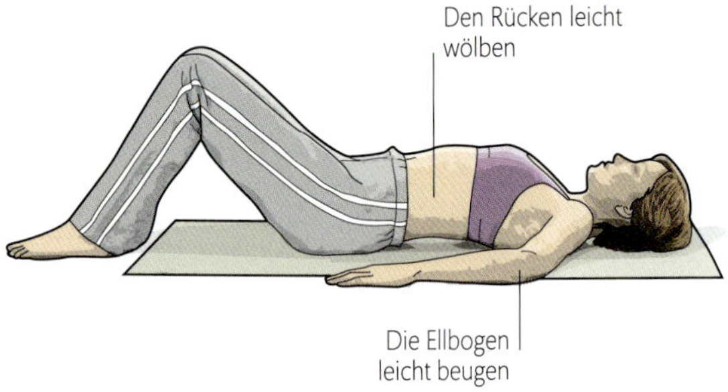
Den Rücken leicht wölben
Die Ellbogen leicht beugen

1 Legen Sie sich auf den Rücken. Die Knie in einem bequemen Winkel beugen, die Füße flach aufstellen und die Arme leicht gebeugt seitlich neben den Körper legen. Der untere Rücken ist gewölbt, aber entspannt.

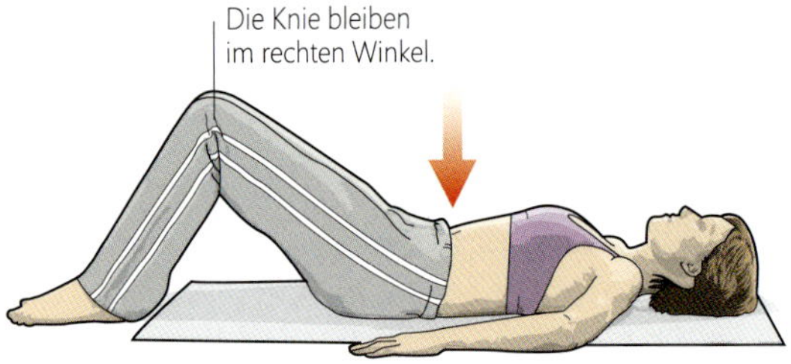
Die Knie bleiben im rechten Winkel.

2 Sanft den unteren Rücken in den Boden pressen und das Steißbein durch Anspannen der Bauch- und Beckenbodenmuskeln nach oben kippen. Mindestens 6 Sekunden halten.

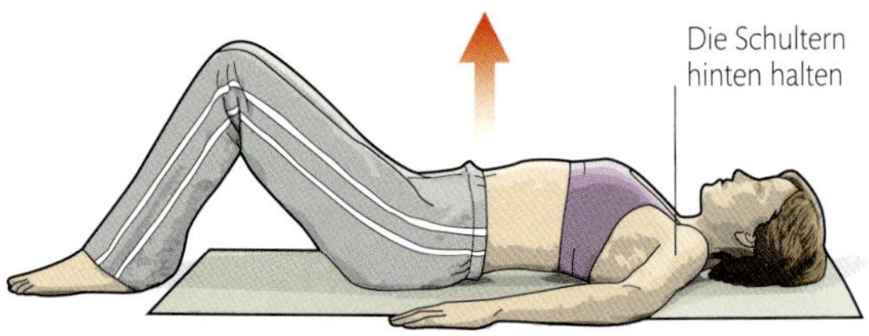

3 In die Ausgangsposition zurückkehren, sodass der untere Rücken wieder leicht gewölbt ist. Wie gewünscht wiederholen, dann entspannen.

85 BECKENKIPPE IM KNIEN (L)

Diese Übung hilft allen, die eine schlechte Körperhaltung haben. Manche Experten empfehlen Frauen nach dem ersten Schwangerschaftsdrittel diese Übung anstelle der Variante in Rückenlage (»links), weil letztere die Blutzufuhr zum Fötus beeinträchtigen kann.

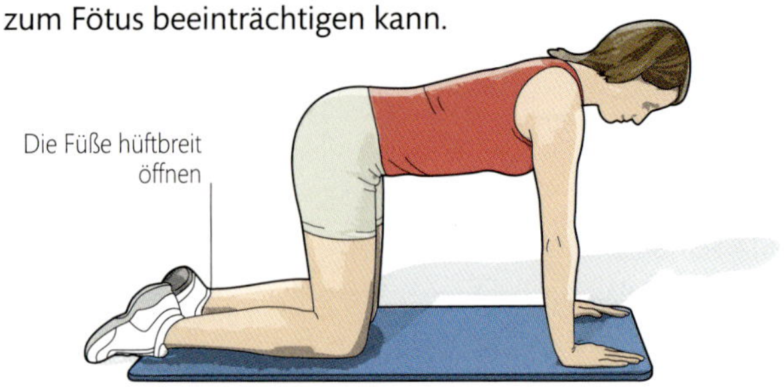
Die Füße hüftbreit öffnen

1 Knien Sie sich auf eine Matte, die Hände stehen unter den Schultern und die Knie unter den Hüften. Der Rücken ist neutral. Tief einatmen.

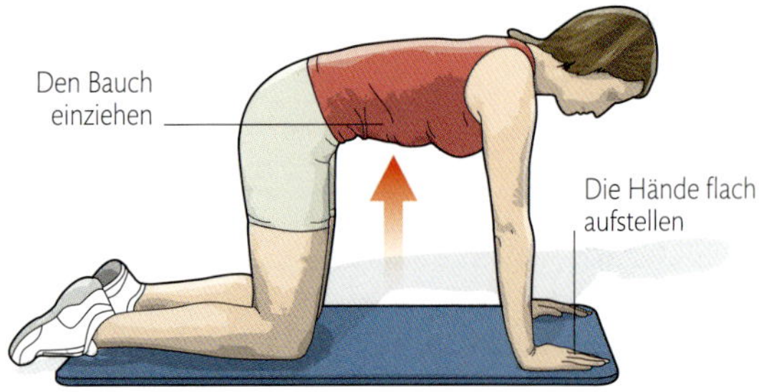
Den Bauch einziehen
Die Hände flach aufstellen

2 Ausatmen, die Bauchmuskeln kräftig einziehen und den Bauchnabel Richtung Wirbelsäule ziehen. In einer fließenden Bewegung die Krümmung im unteren Rücken umkehren und das Becken nach hinten kippen.

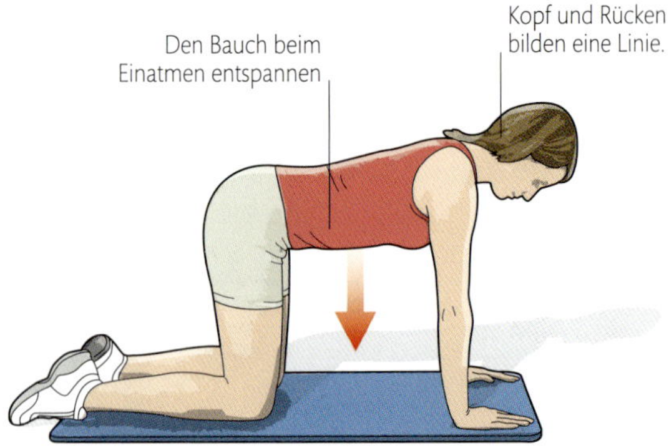
Den Bauch beim Einatmen entspannen
Kopf und Rücken bilden eine Linie.

3 Locker lassen und die Übung wie gewünscht wiederholen. Mit den Bewegungen ein- und ausatmen und Zug und Druck der Bewegung tief in der Körpermitte spüren.

86 BECKENKIPPE IM SITZEN (L)

Die Beckenkippe ist schwieriger in aufrechter Haltung, ob im Sitzen oder Stehen, aber bei dieser Variante bietet der Ball Unterstützung, da er leicht nach vorne rollt, wenn Sie die Bewegung richtig ausführen.

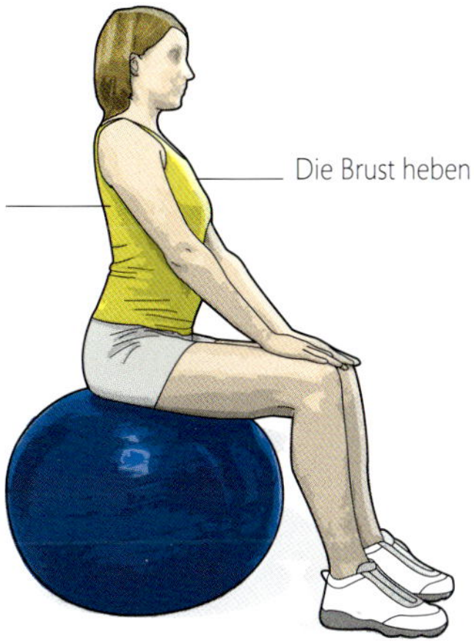

1 Setzen Sie sich aufrecht auf einen Ball, die Füße stehen parallel und hüftbreit. Die Hände ruhen auf den Knien, der Rücken ist gerade, die Wirbelsäule neutral. Tief einatmen und den Rücken leicht durchdrücken.

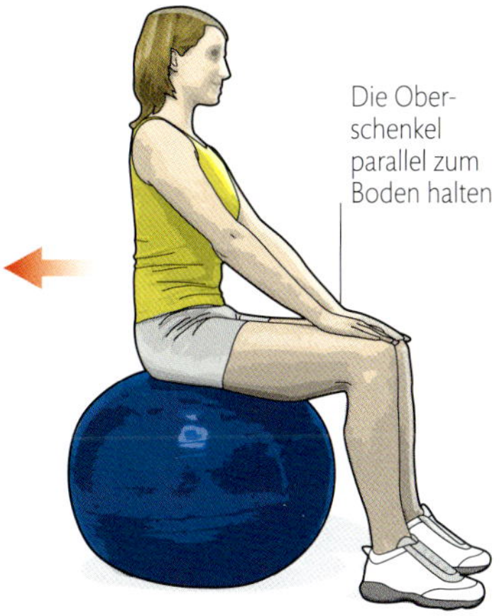

2 Kraftvoll ausatmen, dabei die Bauchmuskeln kräftig Richtung Wirbelsäule einziehen. In einer fließenden Bewegung die Krümmung im unteren Rücken umkehren, indem Sie die Hüften nach hinten kippen und den Ball dabei ganz leicht nach vorne rollen.

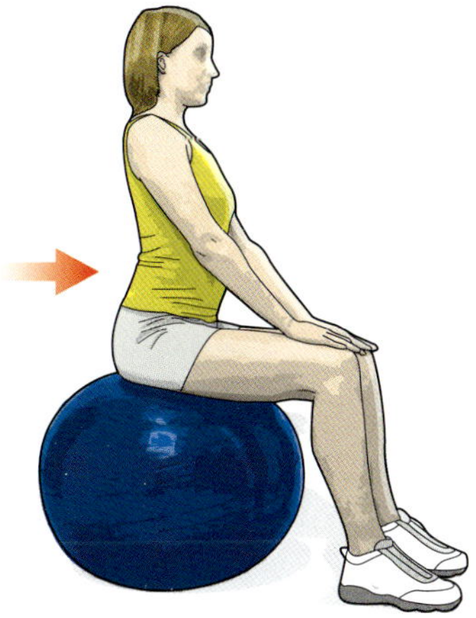

3 Die Position mehrere Sekunden lang halten, dann locker lassen und in die neutrale Wirbelsäulenposition von Schritt 1 zurückkehren. Wie gewünscht wiederholen, dann entspannen.

87 RÜCKEN STRECKEN IN BAUCHLAGE (L)

Dies ist eine gute Übung für die Muskeln im unteren Rücken und in der Körpermitte. Probieren Sie sie aber nur, wenn Sie keine Schmerzen haben. Das Einzige, was Sie spüren sollten, ist, wie sich die Muskeln im unteren Rücken bei der Anstrengung anspannen.

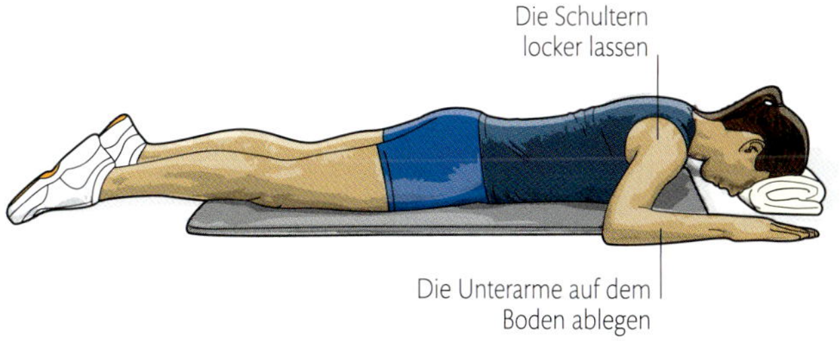

1 Legen Sie sich in Bauchlage auf eine Matte. Ein gefaltetes Handtuch unter Ihrer Stirn sorgt dafür, dass Kopf, Hals und Wirbelsäule eine Linie bilden. Die Arme beugen und die Unterarme mit den Handflächen nach unten auf den Boden legen. Tief einatmen.

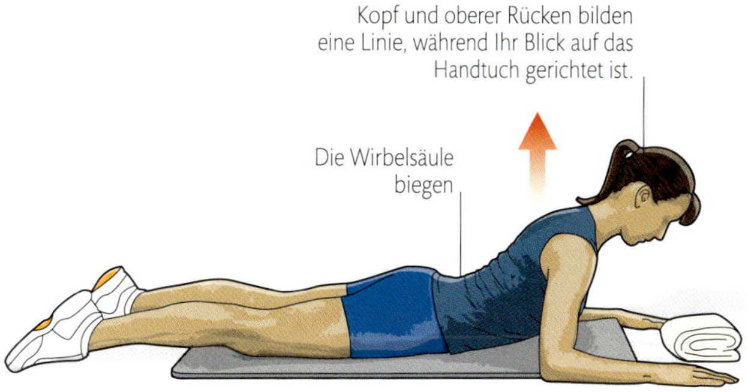

2 Spannen Sie die Muskeln in Ihrer Körpermitte an und strecken Sie Ihren Scheitel nach vorne, um Ihre Wirbelsäule lang zu machen. Die Schultern bleiben weit geöffnet. Den Blick nach unten gerichtet lassen, Kopf und Schultern anheben und dabei ausatmen. Nicht mit der Kraft der Arme hochdrücken.

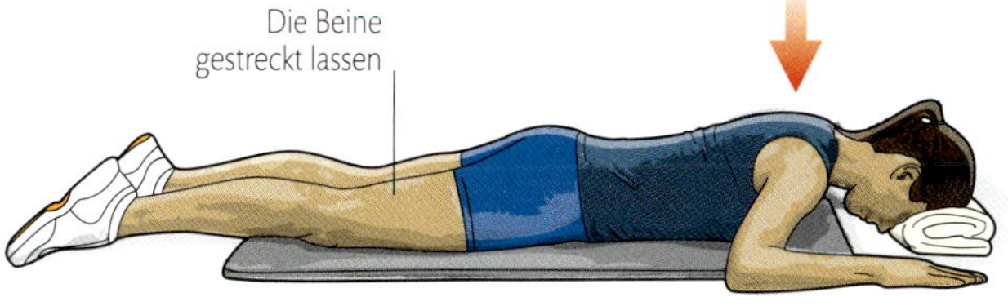

3 Am Ende der Bewegung halten, dann einatmen und langsam in die Ausgangsposition zurückkehren, ohne anzuhalten. Wie gewünscht wiederholen.

88 RÜCKEN STRECKEN IM STEHEN (L)

Diese Übung biegt sanft den unteren Rücken und hilft bei Bandscheibenproblemen in der Lendenwirbelsäule. Machen Sie sie etwa alle zwei Stunden. Werden die Schmerzen stärker, probieren Sie Rücken strecken in Bauchlage (»S. 125).

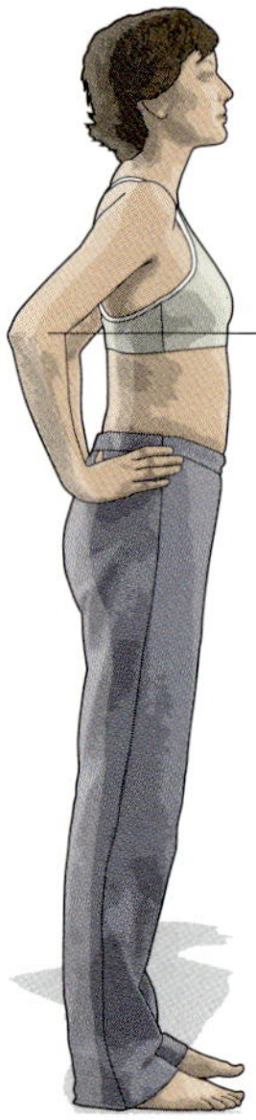
Die Ellbogen nach hinten ziehen

1 Stellen Sie sich aufrecht hin, die Füße zeigen direkt nach vorne und sind etwa schulterbreit geöffnet. Legen Sie Ihre Hände hinten auf Ihre Hüften und atmen Sie tief ein.

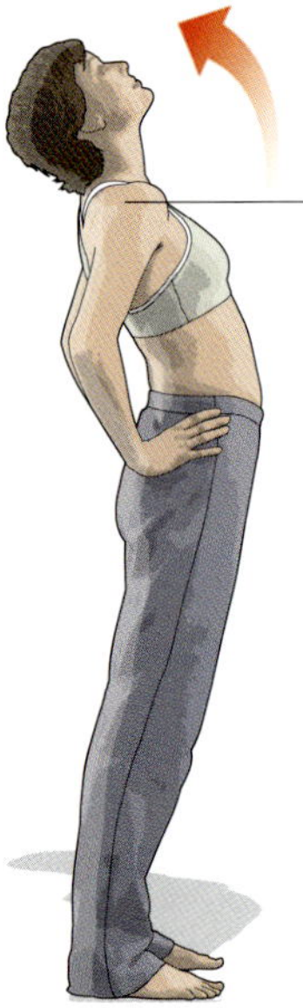

2 Langsam ausatmen, dabei nach hinten neigen und den Rücken mit den Händen stützen, sodass der untere Rücken gebogen wird. Wenn Sie Nackenschmerzen haben, blicken Sie nach vorne und strecken nicht den Hals.

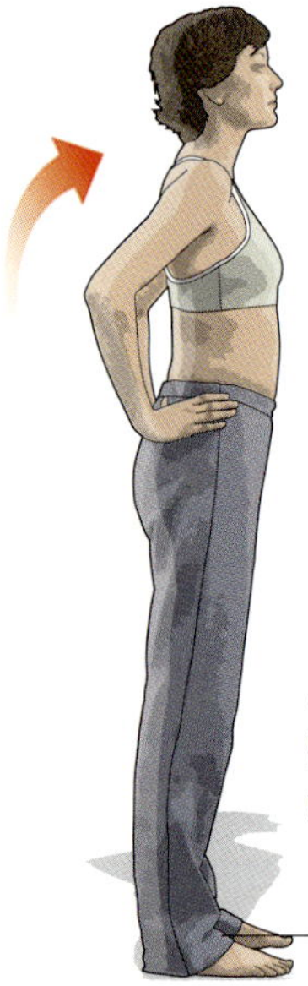

3 In die Ausgangsposition zurückkehren und wie gewünscht wiederholen, jedoch nicht mehr als 10 Wh. je Übungseinheit.

89 KNIE-ZUR-BRUST-DEHNUNG (L)

Diese Übung hilft bei einem überlasteten Facettengelenk, das von verspannten und schmerzenden Muskeln umgeben ist. Lassen Sie Vorsicht walten, wenn die Ursache Ihrer Schmerzen ein Bandscheibenvorfall ist.

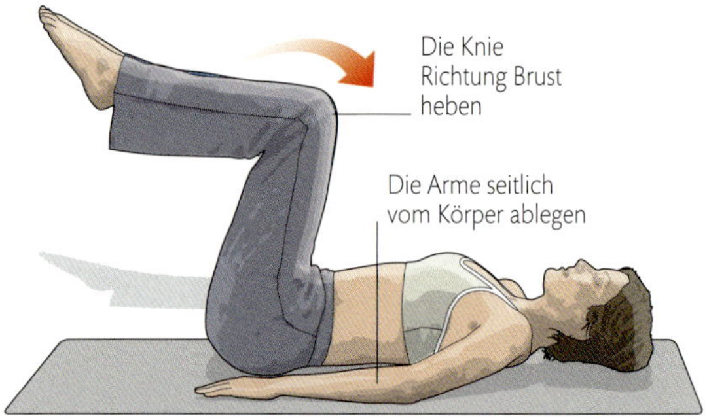
Die Knie Richtung Brust heben
Die Arme seitlich vom Körper ablegen

1 Legen Sie sich auf den Boden und machen Sie eine einfache Beckenkippe (»S. 124). Dann die Knie nach oben Richtung Brust ziehen, dabei den unteren Rücken flach lassen.

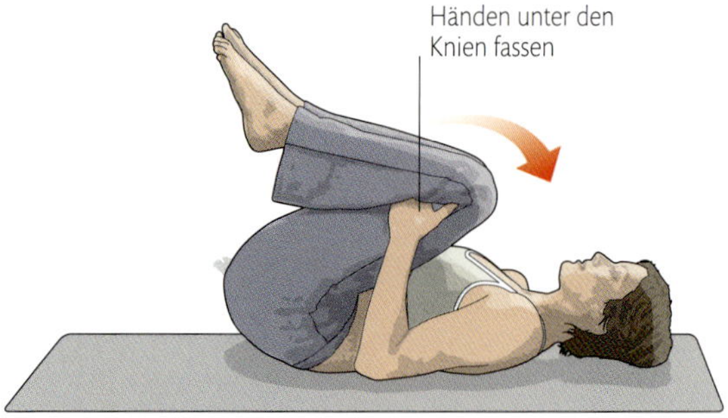

2 Mithilfe der Hände die Knie näher an die Brust ziehen. Den Kopf auf dem Boden liegen lassen.

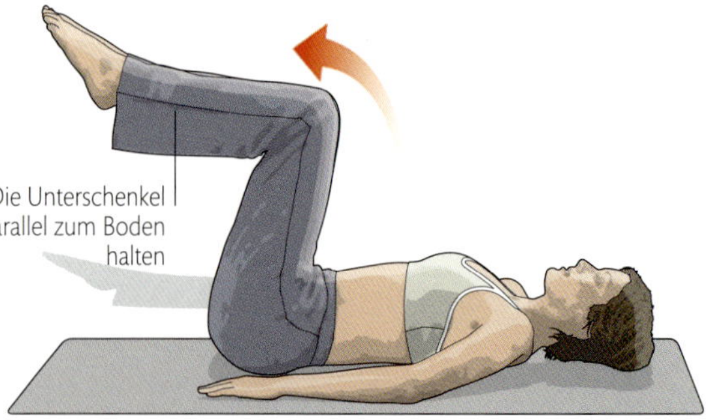

3 Die Oberschenkel in die Ausgangsposition zurückführen. Wie gewünscht wiederholen.

90 RÜCKEN STRECKEN AUF DEM BALL

Bei dieser anspruchsvollen Übung müssen Sie Ihren ganzen Körper stabilisieren. Sie vergrößern sowohl den Widerstand durch Positionierung der Hände am Hinterkopf als auch den Bewegungsradius (durch den Ball heben Sie sich höher).

H

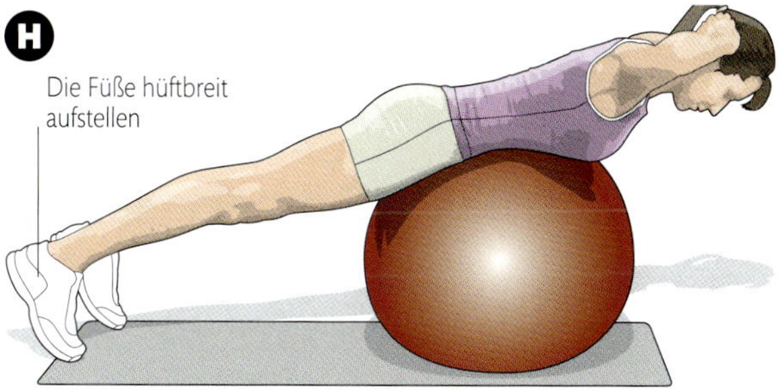

1 Legen Sie sich mit dem Rumpf auf einen Ball. Die Beine strecken, die Fußspitzen in der Matte verankern oder die Füße gegen eine Wand stemmen. Die Fingerspitzen locker an den Hinterkopf legen und die Wirbelsäule strecken. Einatmen.

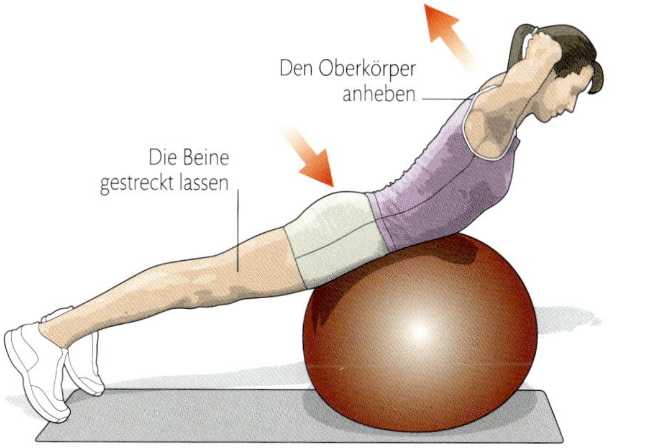

2 Ausatmen, die Pobacken zusammenpressen und den Oberkörper langsam um 45 Grad heben. Die Hüften in den Ball pressen. Ganz oben halten, dann einatmen.

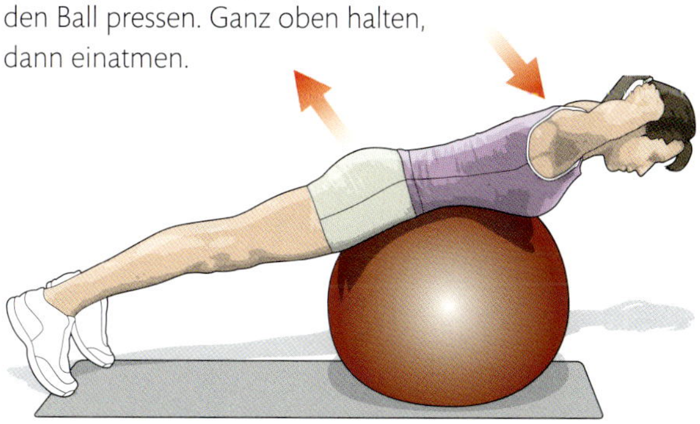

3 Langsam ohne Anhalten in Position 1 zurückkehren. Schrittweise die Anzahl der Wiederholungen steigern.

91 WIRBELSÄULE DREHEN 2 M

Diese Übung verbessert die allgemeine Beweglichkeit und lockert insbesondere die Muskeln in Rücken und Becken. Außerdem bessert sie Schmerzen in den Facettengelenken, indem sie die Kapseln und Bänder rund um diese Gelenke im unteren Rücken dehnt: die linke Seite wird gedehnt, wenn Sie Ihre Knie nach rechts senken und umgekehrt.

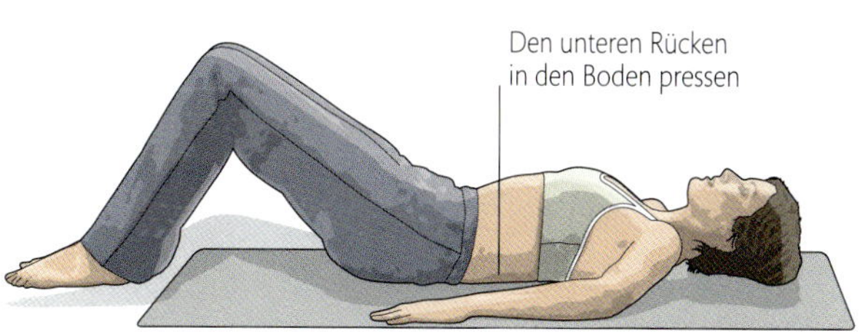

1 Legen Sie sich auf den Rücken. Die Knie beugen, die Füße flach aufstellen und die Arme wie bei der Beckenkippe (» S. 124) neben dem Körper ruhen lassen. Den unteren Rücken in den Boden pressen.

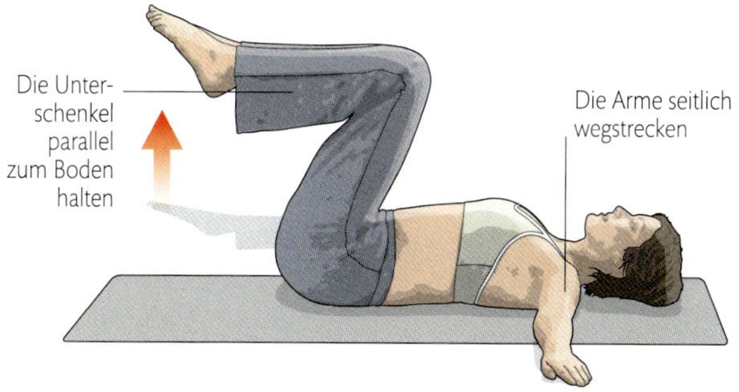

2 Die Knie geschlossen halten und bis über der Mitte der Bauchregion anheben. Die Arme seitlich gerade wegstrecken.

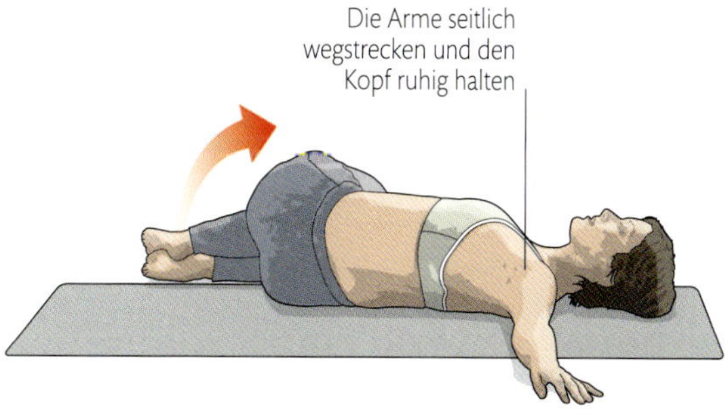

3 Die Beine nach rechts kippen lassen. Langsam und tief atmen und die Beine mit jedem Atemzug noch tiefer sinken lassen. So lang wie möglich halten, dann die Beine wieder aufstellen und zur anderen Seite sinken lassen. Wie gewünscht wiederholen.

92 **VIERPUNKT-KNIEHEBEN** IN RÜCKENLAGE M

Dies ist eine mäßig anspruchsvolle Übung, die die Körpermitte stabilisiert. Sie kräftigt die tiefe Muskulatur im Bauch und im unteren Rücken und beugt Schmerzen im Lendenwirbelbereich vor. Um mit der Übung die besten Resultate zu erzielen, lassen Sie die Muskulatur Ihrer Körpermitte die ganze Übung hindurch aktiviert.

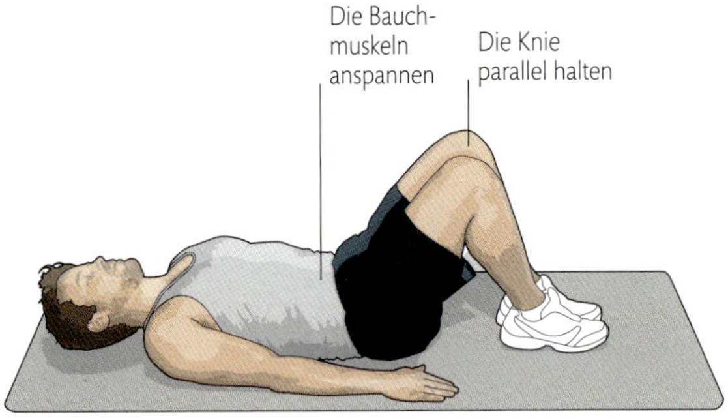

1 Legen Sie sich auf den Rücken und beugen Sie die Knie, die Füße stehen flach. Schultern und oberen Rücken entspannen, die Bauchmuskeln aktivieren, die Wirbelsäule neutral halten.

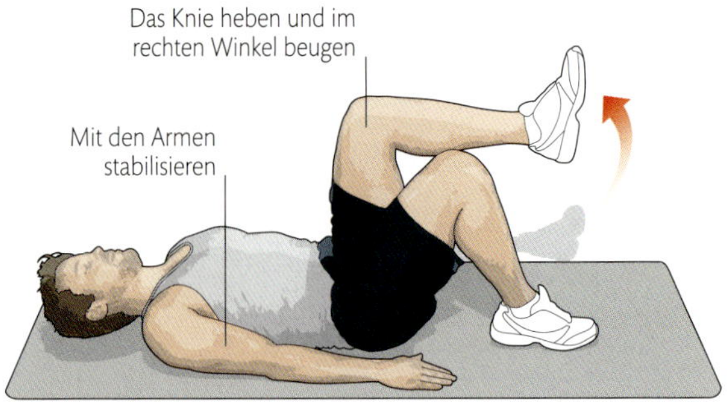

2 Die Bauchmuskeln angespannt lassen und das linke Knie anheben, sodass die Hüften und die Knie jeweils im rechten Winkel gebeugt sind. Der rechte Fuß steht fest auf dem Boden.

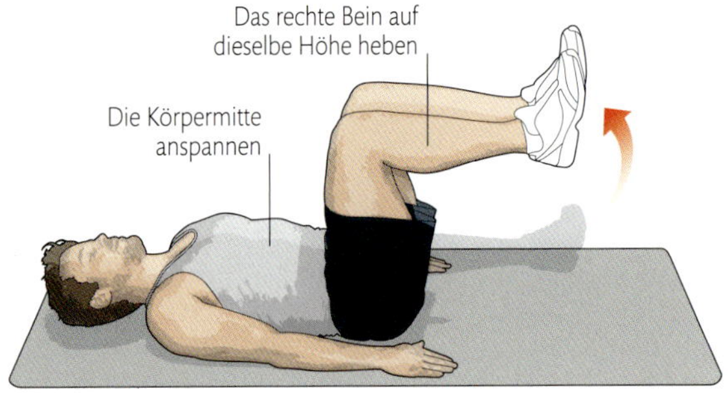
Das rechte Bein auf dieselbe Höhe heben
Die Körpermitte anspannen

3 Die Bauchmuskeln angespannt lassen und das rechte Bein neben das linke bringen. Die Position mehrere Sekunden halten und mit den Armen stabilisieren.

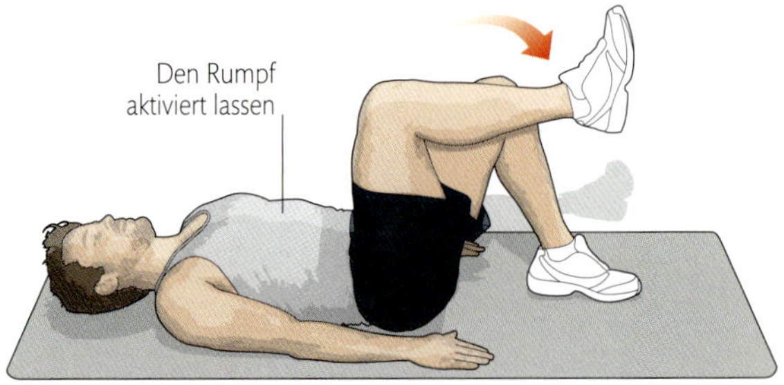
Den Rumpf aktiviert lassen

4 Die Körpermitte weiterhin aktiviert lassen; das linke Bein langsam absetzen, bis der Fuß flach auf dem Boden steht.

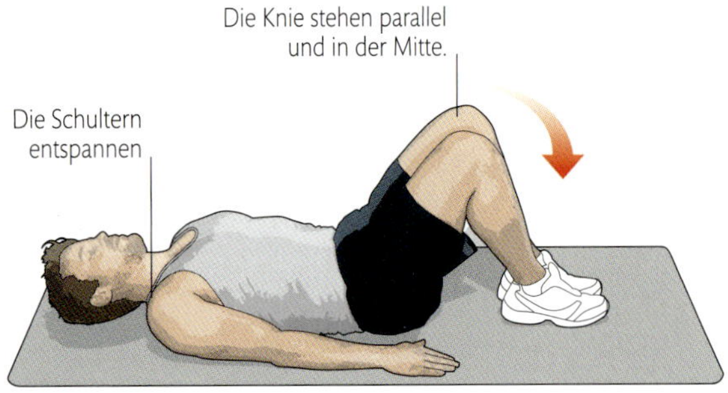

5 Das rechte Knie in die Ausgangsposition zurückbringen. Die Übung 5 Mal wiederholen, dann die Bewegungsabfolge mit dem rechten Bein beginnend wiederholen.

VARIANTE

Wenn Sie das Vierpunkt-Knieheben in Rückenlage sicher beherrschen und Ihr Bauch- und Lendenwirbelbereich kräftiger und stabiler geworden ist, können Sie sich ein Ballkissen oder eine Balancescheibe unter die Lendenwirbelsäule legen, um die Übung zu steigern. Konzentrieren Sie sich auf einen stabilen Rumpf, indem Sie die Muskeln der Körpermitte anspannen. Stabilisieren Sie sich möglichst nicht mit den Armen.

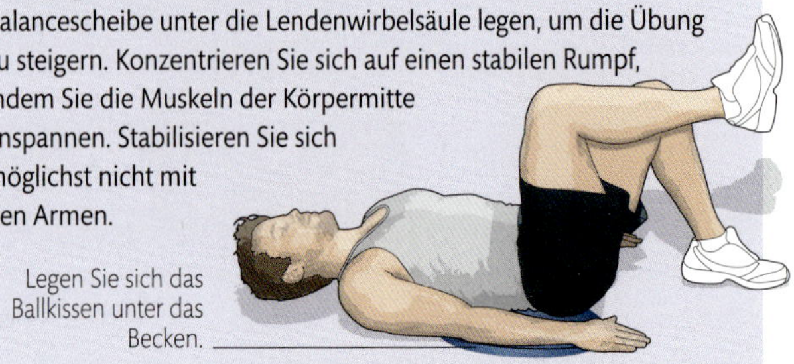
Legen Sie sich das Ballkissen unter das Becken.

93 **ISOMETRISCHE** HÜFTBEUGUNG (L)

Diese Übung kräftigt Ihre tiefe Bauchmuskulatur und die Hüftbeuger und stabilisiert Ihren unteren Rücken. Sie kann bei Dysfunktion des Iliosakralgelenks und bei einer hypermobilen Lendenwirbelsäule eingesetzt werden.

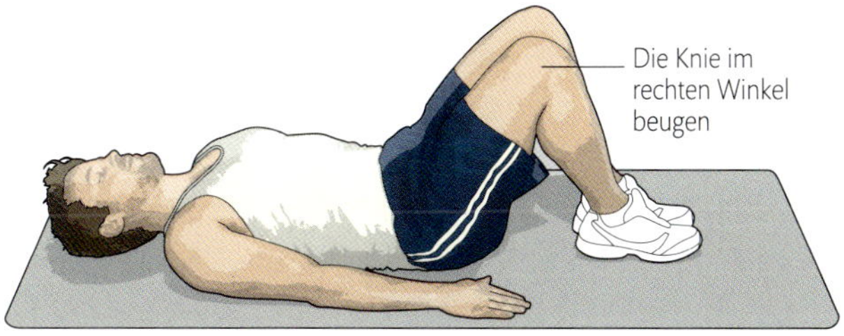

1 Legen Sie sich auf den Rücken und beugen Sie die Knie. Schultern und oberen Rücken entspannen, die Bauchmuskeln anspannen und die Wirbelsäule neutral halten.

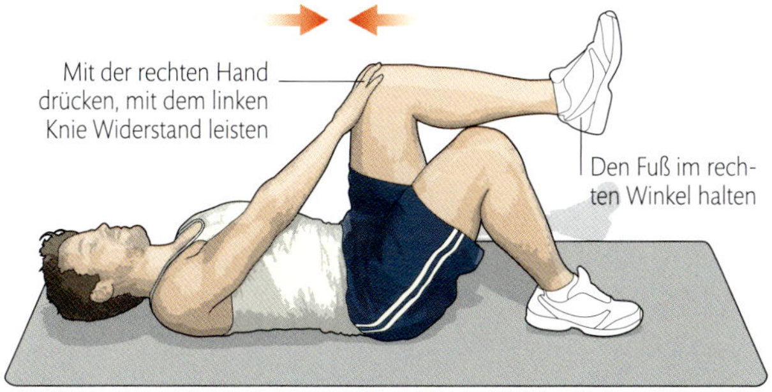

2 Die rechte Hand auf das linke Knie legen. Gleichzeitig auf das Knie drücken und die Hüfte beugen: Die Kraft des Drückens und Beugens sollte gleich groß sein, sodass keine Bewegung entsteht. 10 Sekunden halten.

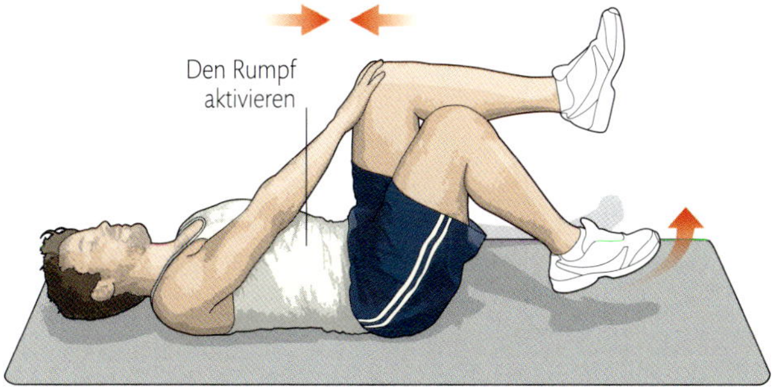

3 Den Widerstand zwischen dem linken Knie und der rechten Hand aufrechterhalten und den rechten Fuß heben. 5 Sekunden halten, entspannen und in die Ausgangsposition zurückkehren. 5 Mal wiederholen, dann Beine wechseln.

94 **EIN BEIN** VERLÄNGERN (L)

Diese Übung wird zur Rehabilitation nach Erkrankung von Facetten- und Iliosakralgelenken eingesetzt; sie dehnt auch die Muskeln im unteren Rücken und kann bei Skoliose helfen. Führen Sie diese Übung nur auf der betroffenen Seite aus.

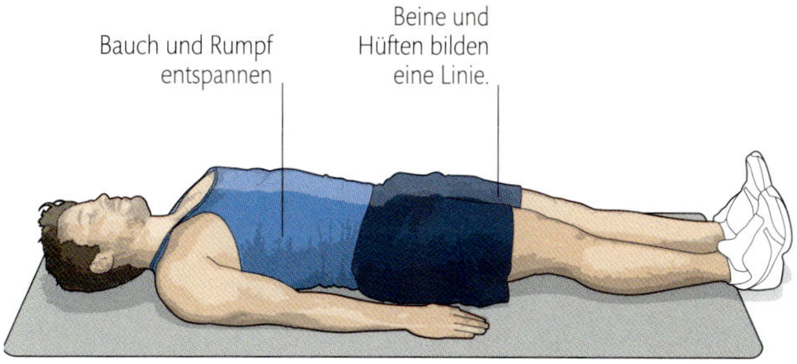

1 Legen Sie sich auf den Rücken, die Füße sind schulterbreit geöffnet, die Arme liegen mit den Handflächen nach unten seitlich am Körper.

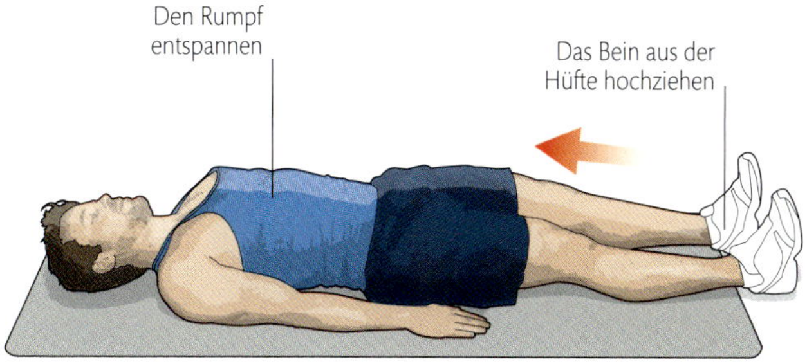

2 Lassen Sie Ihre Arme seitlich liegen und ziehen Sie Ihr Bein auf der gesunden Seite aus der Hüfte nach oben, um es zu verkürzen.

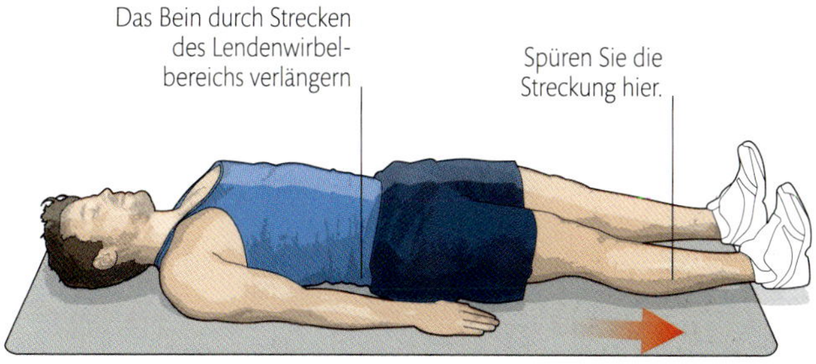

3 Nun das Bein auf der erkrankten Seite verlängern, indem Sie den unteren Rücken und das Hüftgelenk an der Seite strecken. 5 Sekunden halten, dann entspannen. 3 Sets à 5 Wiederholungen machen, nur auf der betroffenen Seite.

95 KNIEBEUGEN IN BAUCHLAGE (L)

Diese Übung mobilisiert den Oberschenkelnerv und dehnt verspannte Muskeln auf der Vorderseite der Hüften und Oberschenkel. Sie verbessert die Beweglichkeit der Kniegelenke nach Verletzungen und beugt Schmerzen im unteren Rücken vor.

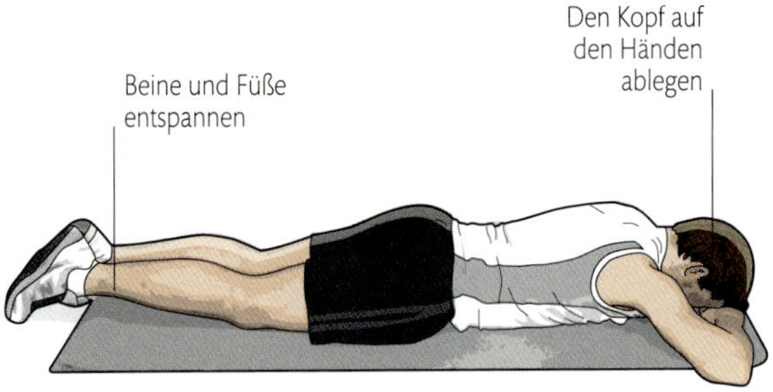

1 Legen Sie sich in Bauchlage auf die Matte. Die Arme beugen und die Stirn auf den Handrücken ablegen. Rumpf und Beine entspannen.

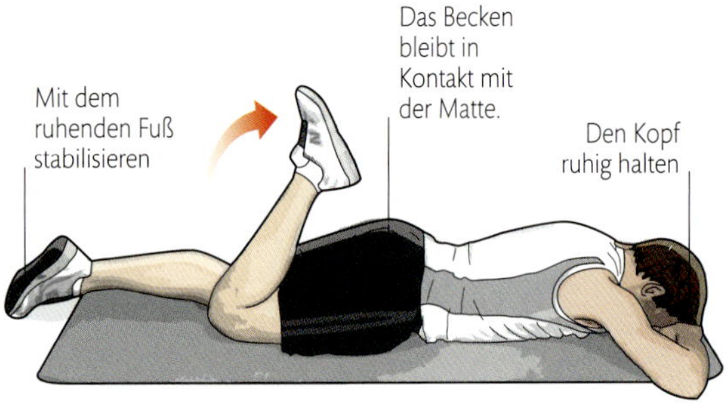

2 Das linke Bein flach auf der Matte liegen lassen, das rechte Knie in einer langsamen, entspannten Bewegung so weit wie möglich nach hinten beugen. Die Hüften dabei ruhig halten.

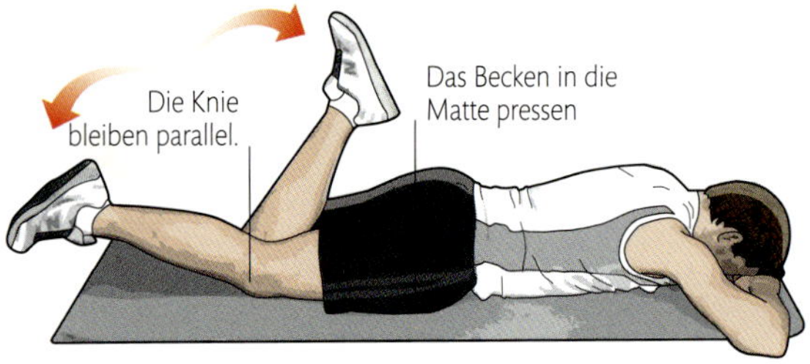

3 Den rechten Fuß senken und gleichzeitig das linke Knie beugen. Die Beine im Wechsel beugen und strecken. Je Bein 10 Mal langsam und kontrolliert wiederholen, dann in die Ausgangsposition zurückkehren.

96 ZUR SEITE GLEITEN (M)

Diese Übung hat der Physiotherapeut Robin McKenzie entwickelt. Sie lindert akute Schmerzen im unteren Rücken aufgrund von Bandscheibenproblemen, die das Becken seitlich verschoben haben. Stellen Sie sich vor einen Spiegel. Wenn Ihre rechte Hüfte hervorsteht, hilft diese Übung, das Becken nach links und den Rumpf nach rechts zu ziehen. Steht Ihre linke Hüfte hervor, verfahren Sie umgekehrt.

1 Stellen Sie sich mit schulterbreit geöffneten Füßen hin. Die Knie sind gerade und die Arme hängen locker seitlich am Körper herab.

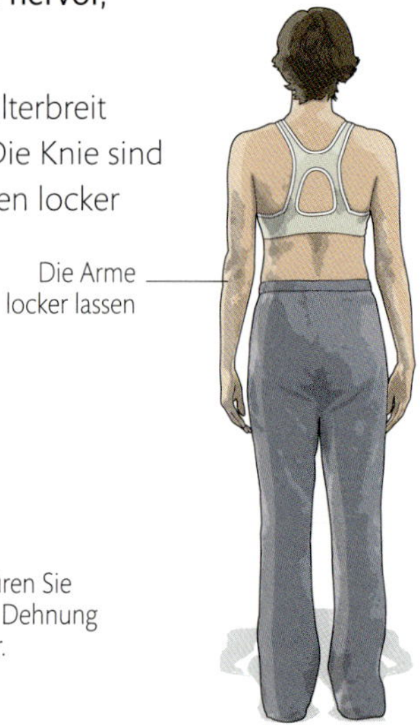

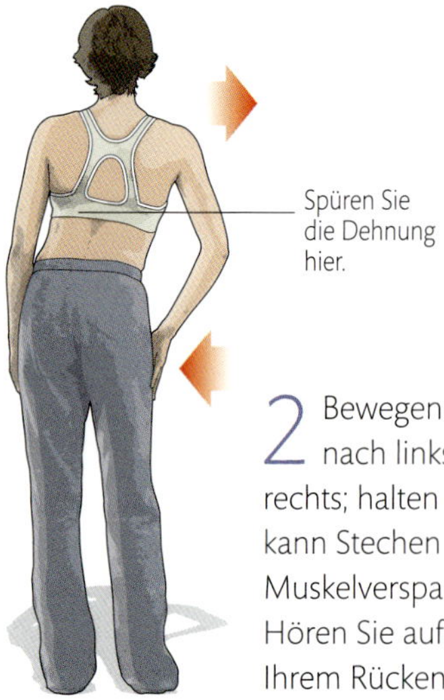

2 Bewegen Sie Ihre Hüften langsam nach links und die Schultern nach rechts; halten Sie sie horizontal. Das kann Stechen und als Reaktion darauf Muskelverspannungen hervorrufen. Hören Sie auf, wenn die Schmerzen in Ihrem Rücken oder den Beinen stärker werden.

3 Entspannen und in die Ausgangsposition zurückkehren. Die Bewegung wiederholen, bis Sie ohne seitliche Verschiebung eine neutrale Position einnehmen. Alle 2 Stunden 10 Mal wiederholen. Sobald Ihre schiefe Haltung korrigiert ist, können Sie mit dem Rücken strecken in Bauchlage (**»S. 125**) oder im Stehen (**»S. 126**) beginnen.

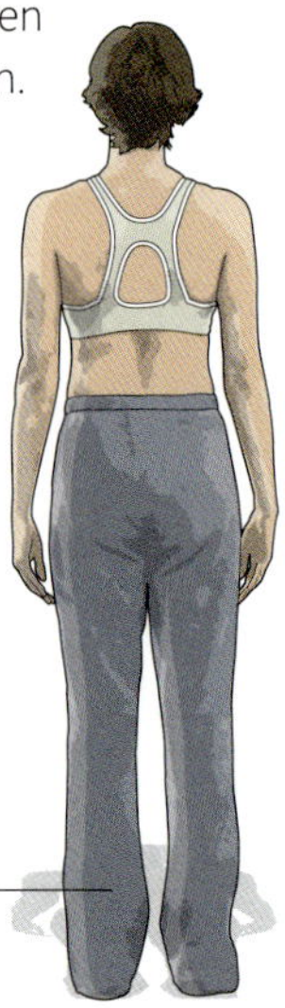

97 **AUSFALLSCHRITT** MIT FESTHALTEN (M)

Ausfallschritte sind fantastisch für die Muskeln in Po und Oberschenkeln und können Problemen im unteren Rücken vorbeugen, da all diese Muskeln den Rücken unterstützen. Sie spüren zwar zuerst die Oberschenkelvorderseite, der Ausfallschritt kräftigt aber auch das Gesäß und die Oberschenkelrückseite und verbessert die Hüftbeweglichkeit.

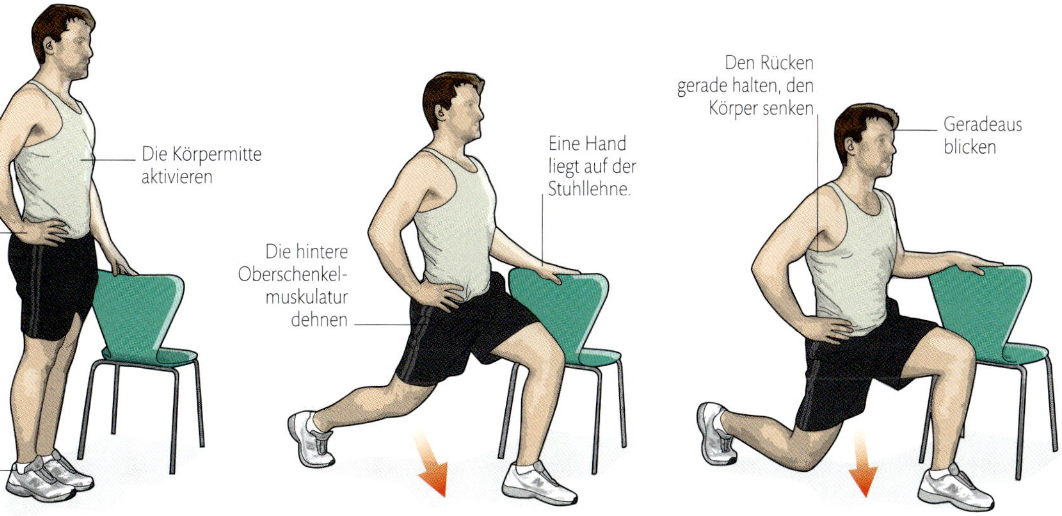

1 Stehen Sie aufrecht mit leicht geöffneten Füßen. Die rechte Hand liegt auf der Hüfte, die linke auf einer Stuhllehne. Schultern, Hüften und Füße sind parallel.

2 Stellen Sie Ihren rechten Fuß hinter sich auf den Zehenballen, die Beine sind parallel. Die Hüften zeigen nach vorne und das Gewicht ist gleichmäßig verteilt.

3 Einatmen. Das rechte Knie senken, das linke bleibt über dem Fußknöchel. Beim Strecken der Beine ausatmen. Wiederholen und die Seite wechseln.

98 **AUSFALLSCHRITT** NACH VORNE (H)

Wenn Sie sich beim Ausfallschritt auf der Stelle (» **oben**) sicher fühlen, führen Sie als Nächstes diese ungestützte Variante aus. Sie stellt höhere Anforderungen an das Gleichgewicht, da man sich nicht an einem Stuhl festhält.

1 Stehen Sie aufrecht, mit hüftbreit geöffneten Füßen, und legen Sie Ihre Hände auf die Hüften. Schultern, Hüften und Füße bilden eine Linie.

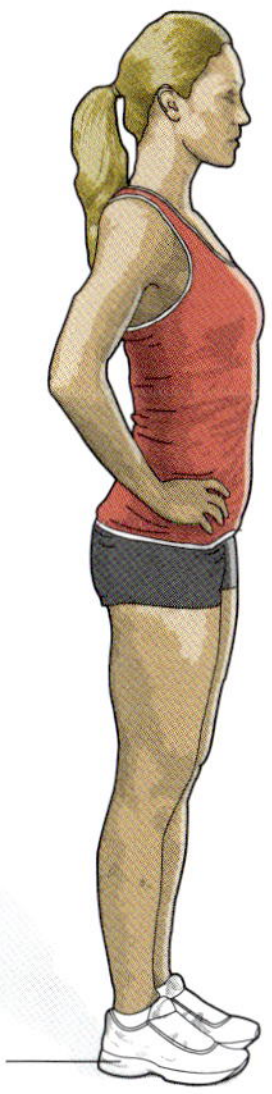

2 Setzen Sie Ihren rechten Fuß einen großen Schritt nach vorne und heben Sie Ihren linken Fuß auf den Zehenballen. Beide Knie beugen, sodass das rechte Knie über dem Knöchel steht und das linke dicht über dem Boden ist.

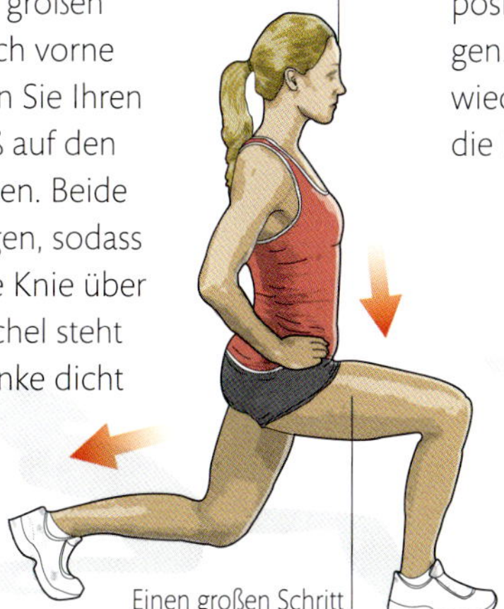

3 Halten, dann in die Ausgangsposition zurückspringen. Wie gefordert wiederholen, dann die Beine wechseln.

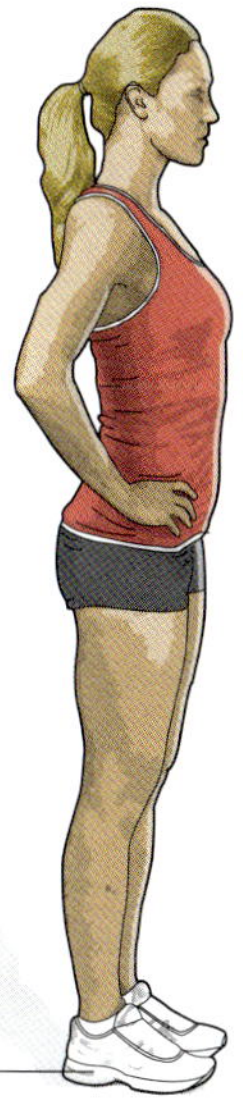

99 AUSFALLSCHRITT NACH HINTEN MIT KNIEHEBEN M/H

Diese Übung trainiert die Muskeln in Oberschenkeln, Po und Schultern und verbessert die Stabilität der Körpermitte. Gleichzeitig wirkt sie sich positiv auf die Beweglichkeit und das Gleichgewicht aus, da das Körpergewicht die meiste Zeit auf einem Bein liegt, während das andere das ganze Bewegungsspektrum ausführt. Schwerer wird die Übung, wenn Sie mit angehobenem Knie (» **Schritt 6**) beginnen und in der Mitte nicht anhalten.

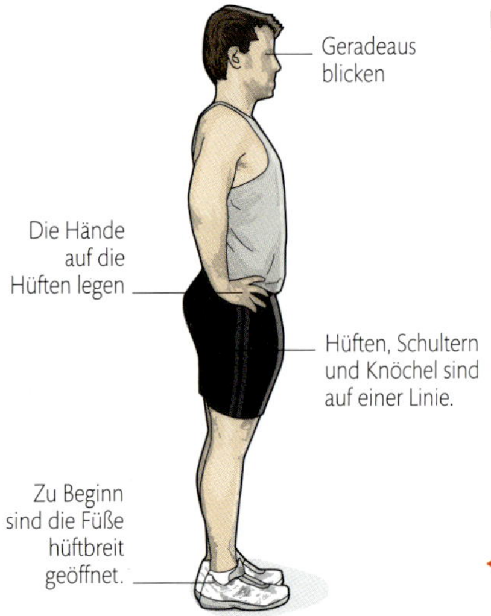

1 Stellen Sie sich mit hüftbreit geöffneten Füßen aufrecht hin, Beine und Rücken sind gerade, die Hände liegen auf den Hüften.

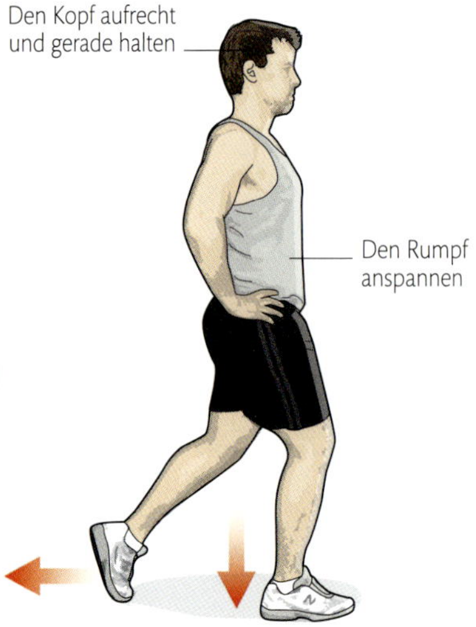
Den Kopf aufrecht und gerade halten
Den Rumpf anspannen

2 Einatmen und das linke Bein im Ausfallschritt nach hinten setzen, dabei das Gewicht auf das rechte Bein verlagern und das rechte Knie leicht beugen.

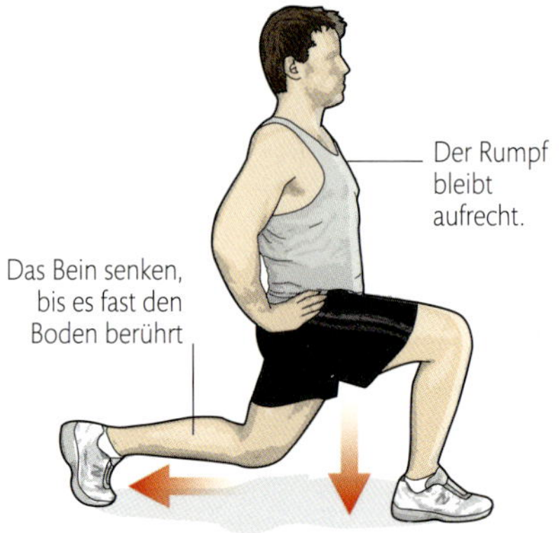
Der Rumpf bleibt aufrecht.
Das Bein senken, bis es fast den Boden berührt

3 Die Bewegung bis in den vollständigen Ausfallschritt fortsetzen, bis Ihr linkes Knie fast den Boden berührt oder so tief, wie es für Sie gut möglich ist.

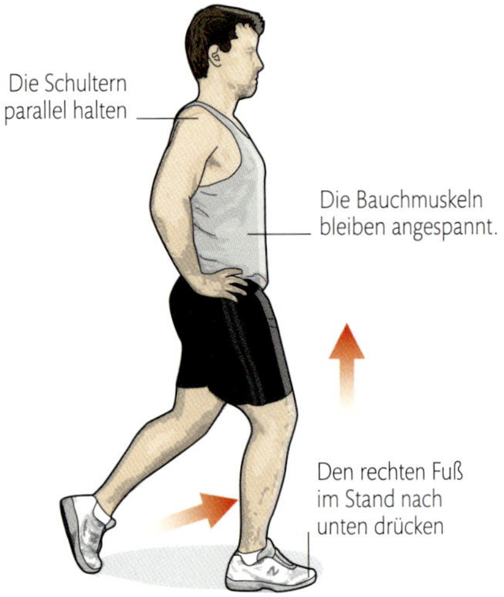

4 Beginnen Sie damit, sich aufzurichten, indem Sie das rechte Bein strecken und den rechten Fuß nach unten drücken. Gleichzeitig das linke Bein nach vorne bewegen.

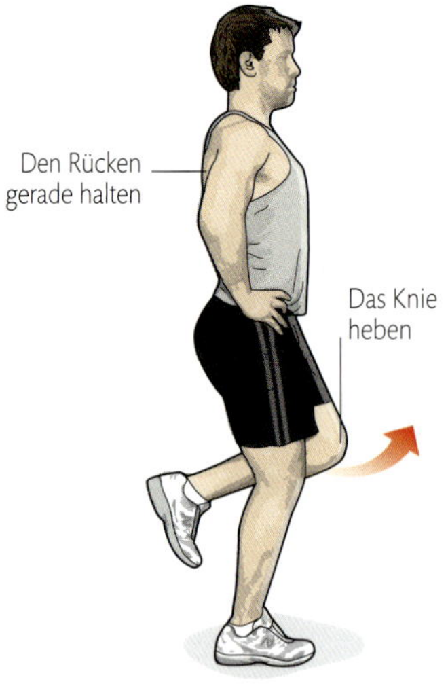
Den Rücken gerade halten
Das Knie heben

5 Das rechte Knie ganz strecken und die Vorwärtsbewegung mit dem linken Bein fortsetzen; das linke Knie nach vorne schieben.

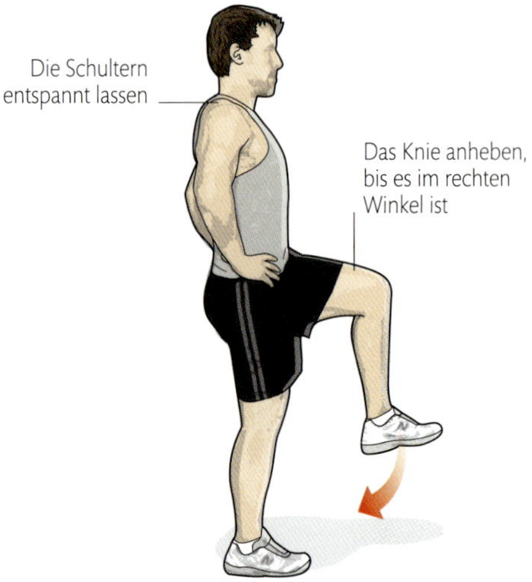

6 Das linke Knie weiter nach vorne und oben schieben, bis es auf Hüfthöhe rechtwinklig gebeugt ist. Halten, dann in Position 1 zurückkehren. Wie gewünscht wiederholen. Die Beine wechseln.

100 HÜFTBEUGER DEHNEN (M)

Der große Lendenmuskel funktioniert als Hüftbeuger, der sich bei langem Sitzen verkürzen kann. Dadurch geraten die Muskeln ins Ungleichgewicht. Wird er gedehnt, verringert das die Belastung des unteren Rückens.

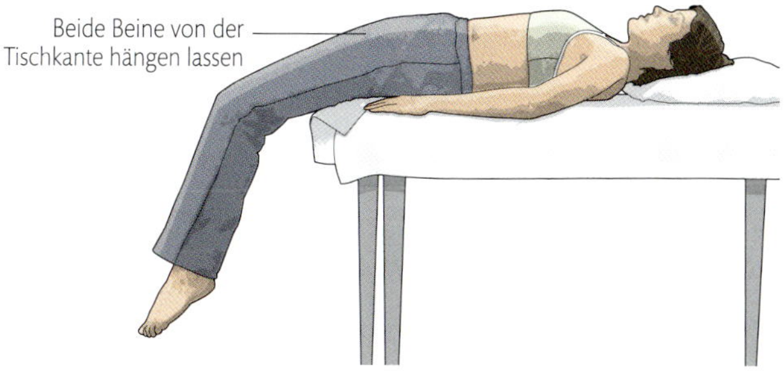

1 Setzen Sie sich auf die Kante eines stabil stehenden Tisches und lassen Sie die Beine herabhängen. Auf den Rücken legen und den Kopf dabei mit einem Kissen oder einem gefalteten Handtuch abpolstern.

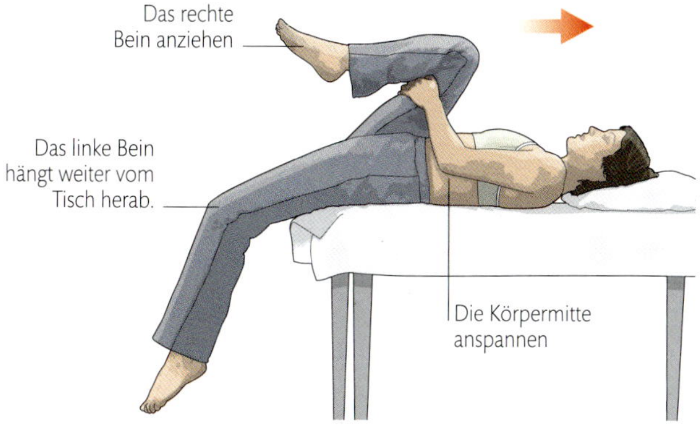

2 Das rechte Bein heben und das Knie beugen. Um den Oberschenkel fassen und das Knie nah an die Brust ziehen.

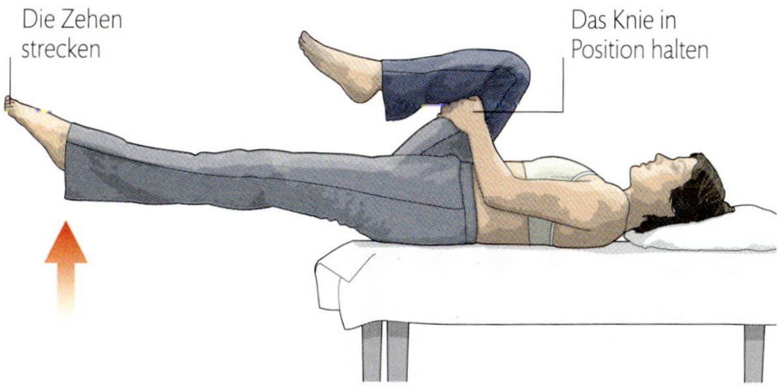

3 Das linke Bein in die Horizontale heben und kurz halten, dann entspannen und fallen lassen, um eine volle Streckung zu erhalten. 15 Sekunden halten, anschließend in die Ausgangsposition zurückkehren und die Beine wechseln.

101 PSOAS-AUSFALLSCHRITT (M)/(H)

Diese Übung ist eine Adaption des Standard-Ausfallschritts, die den großen Lendenmuskel dehnt. Zur korrekten Ausführung ist wichtig, dass Ihr Becken unterhalb des Rumpfs aufgerichtet bleibt.

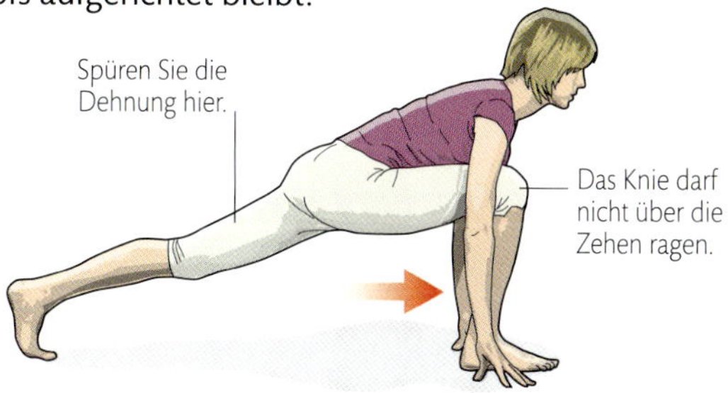

1 Setzen Sie den rechten Fuß in einem großen Ausfallschritt nach vorne und stellen Sie Ihre Hände beiderseits des rechten Fußes auf. Den Rücken strecken und die linke Hüfte Richtung Boden drücken.

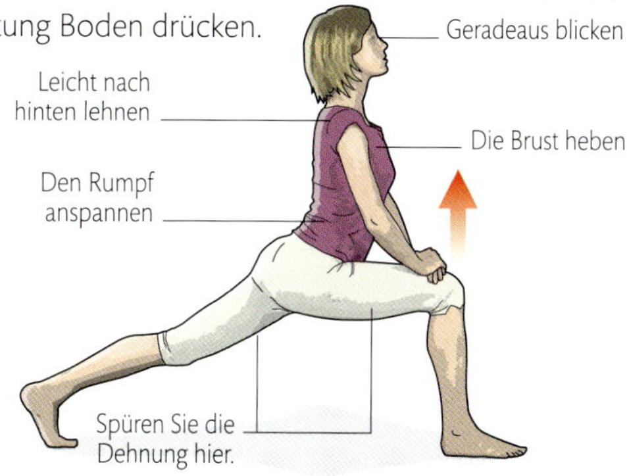

2 Die Hüften aufrichten und beide Hände auf den rechten Oberschenkel legen. Ausatmen, die Brust heben und geradeaus blicken.

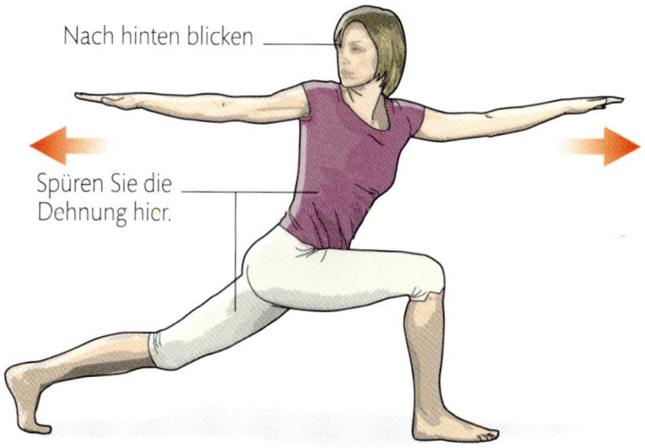

3 Langsam den rechten Arm nach hinten strecken, den Rumpf drehen und den linken Arm nach vorne strecken. Nach hinten in Richtung der Drehung blicken und kurz halten, dann in die Ausgangsposition zurückkehren. Wie gewünscht wiederholen, dann die Beine wechseln.

102 HÜFTE BEUGEN IM KNIEN (L)

Diese Übung dehnt den Hüftbeuger, der besonders bei Menschen, die viel sitzen, häufig stark verspannt ist. Wenn Ihre Knie bei dieser Übung wehtun, legen Sie sich ein Kissen oder ein Polster darunter.

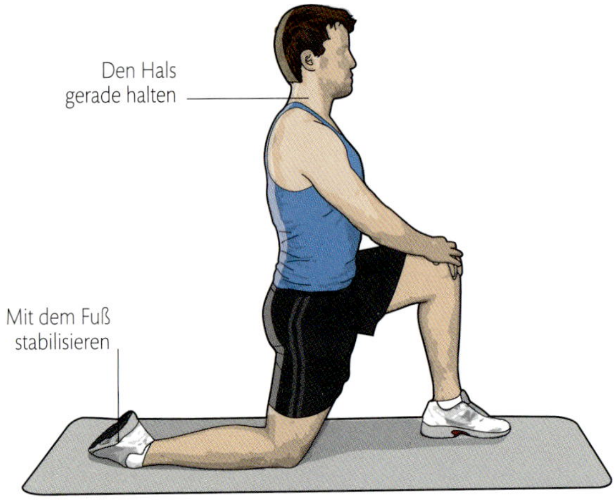
Den Hals gerade halten
Mit dem Fuß stabilisieren

1 Knien Sie sich auf Ihr rechtes Knie, die Hände ruhen auf dem linken Knie und halten Sie im Gleichgewicht. Das rechte Knie ist unterhalb der Schulter, der Kopf bildet mit dem Rücken eine Linie. Den Rücken gerade halten.

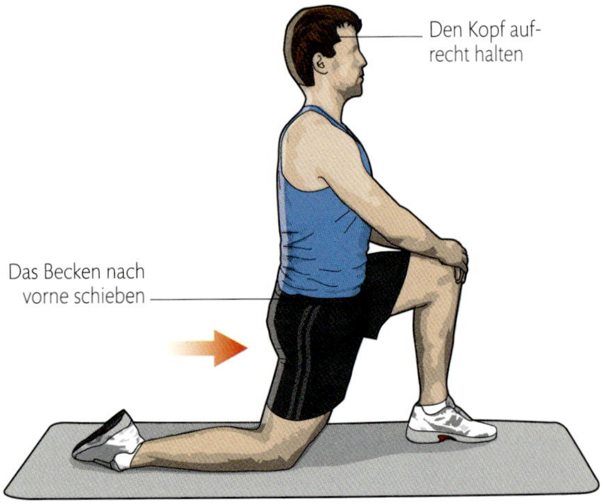
Den Kopf aufrecht halten
Das Becken nach vorne schieben

2 Bringen Sie Ihr linkes Knie nach vorne, ohne dass es über die Zehen ragt, und spüren Sie die Dehnung im rechten Oberschenkel. 15 Sekunden halten; locker lassen und die Seite wechseln.

103 ARM UND BEIN HEBEN IN BAUCHLAGE

Diese Übung kräftigt die Muskeln rund um die Schultern, entlang der Wirbelsäule, im Po und auf der Oberschenkelrückseite. Besonders zu empfehlen ist sie all jenen, die sich nicht richtig hinknien können oder wegen Handgelenksproblemen das Arm und Bein heben im Knien (»S. 115) nicht ausführen können.

(L)

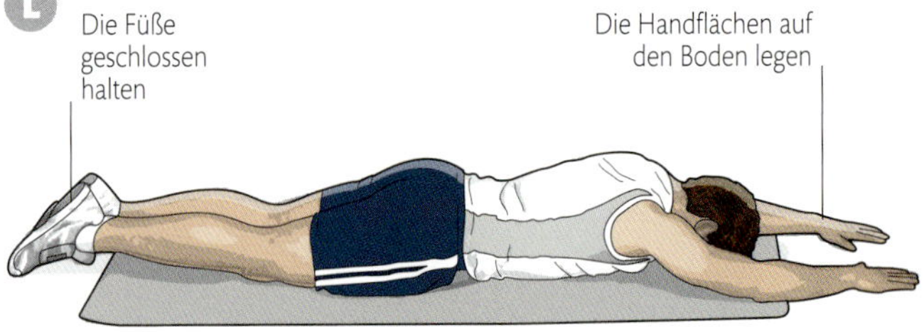

1 Legen Sie sich auf den Bauch, die Stirn ruht auf der Matte. Kopf und Hals bilden eine Linie. Die Arme in Verlängerung des Körpers strecken, die Handflächen zeigen nach unten. Den Rumpf verlängern, indem Sie den Hals vom Körper wegstrecken, und die Bauchmuskeln anspannen.

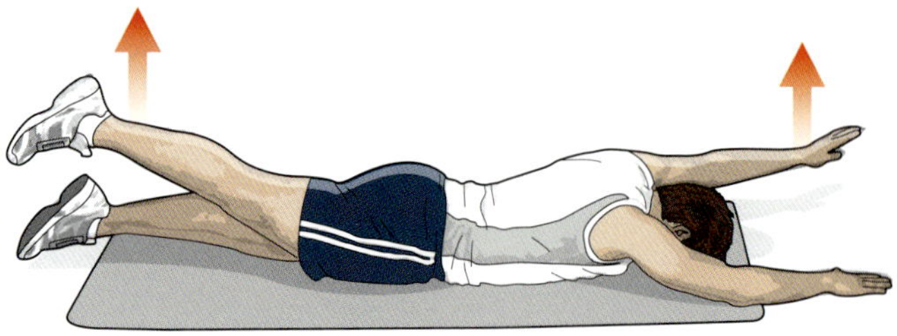

2 Halten Sie den Kopf in einer Linie mit der Wirbelsäule. Die Bauchmuskeln anspannen und den linken Arm und das rechte Bein 8–15 cm anheben. Kurz halten.

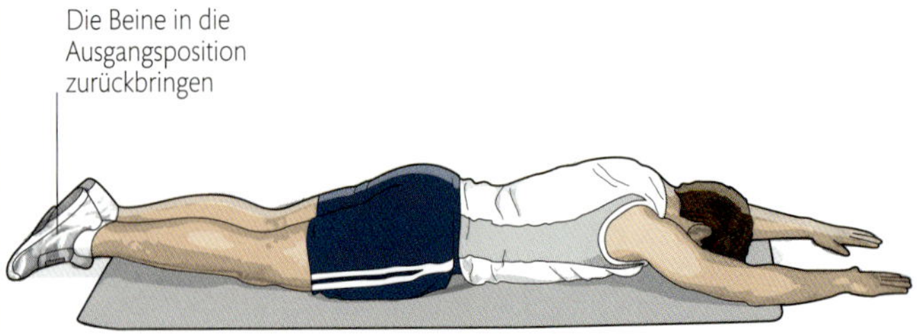

3 Arme und Beine langsam und kontrolliert in die Ausgangsposition zurückbringen. Mit der anderen Seite wiederholen und fortfahren, bis Sie die gewünschte Anzahl Wiederholungen gemacht haben.

104 SCHRÄGER CRUNCH (M)

Diese Übung erfordert Beweglichkeit. Da sie manche Rückenprobleme verschlimmern kann, sollten Sie einen Therapeuten fragen, ob sie für Sie geeignet ist, und sich bei der Ausführung anleiten lassen.

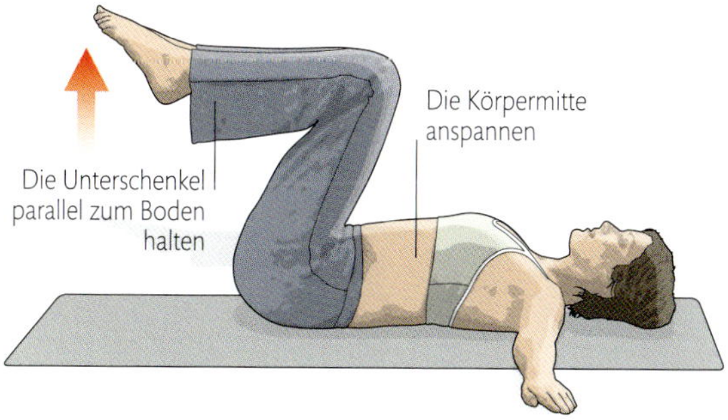

1 Legen Sie sich auf den Rücken, das Becken ist neutral, Knie und Hüften sind im rechten Winkel gebeugt. Die Arme im rechten Winkel vom Körper wegstrecken.

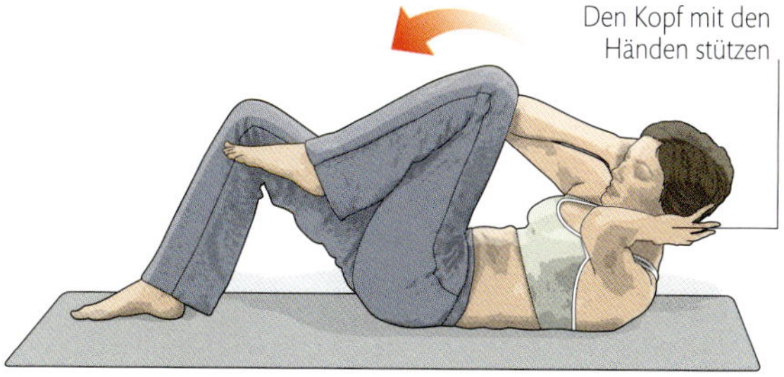

2 Legen Sie die Hände seitlich locker an den Kopf und nähern Sie gleichzeitig das linke Knie und den rechten Ellbogen einander an. Den rechten Fuß fest auf den Boden stellen.

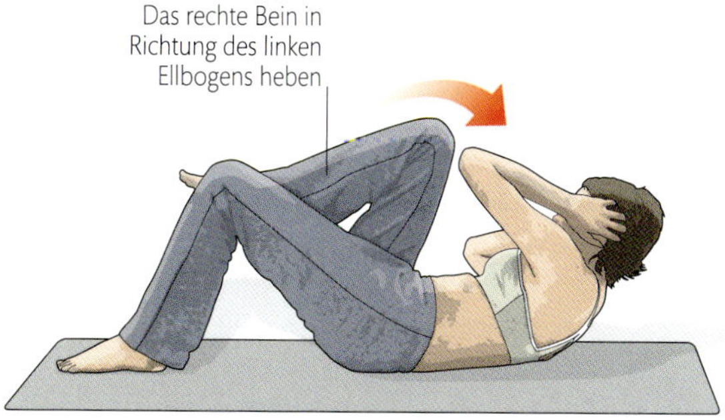
Das rechte Bein in Richtung des linken Ellbogens heben

3 Die Seiten in konstantem Rhythmus wechseln. Heben und drehen Sie den Rumpf und ziehen Sie keinesfalls mit den Händen an Kopf oder Hals. Nach den gewünschten Wiederholungen in die Ausgangsposition zurückkehren.

105 SEITLICHER CRUNCH (M)

Der seitliche Crunch zielt auf die schräge Bauchmuskulatur, die für Kraft und Stabilität im Rumpf sorgt. Da sie manche Rückenschmerzen verschlimmern kann, sollten Sie Ihren Physiotherapeuten fragen, bevor Sie die Übung machen.

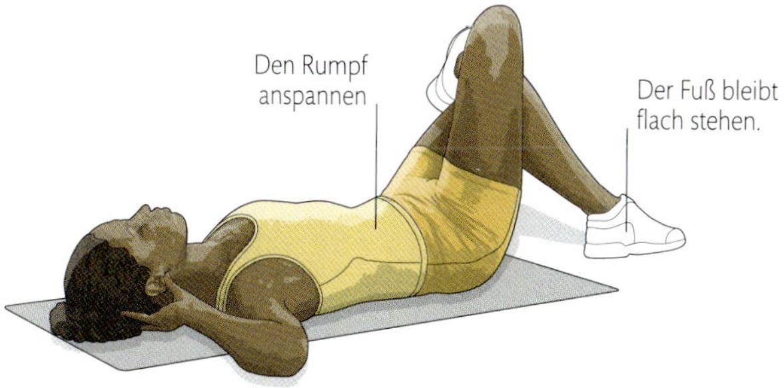
Den Rumpf anspannen
Der Fuß bleibt flach stehen.

1 Legen Sie sich auf den Rücken, das Becken ist neutral, die Beine sind rechtwinklig gebeugt, der linke Fuß steht fest auf dem Boden. Legen Sie Ihr rechtes Bein quer über das linke Knie und beide Hände unten an den Hinterkopf.

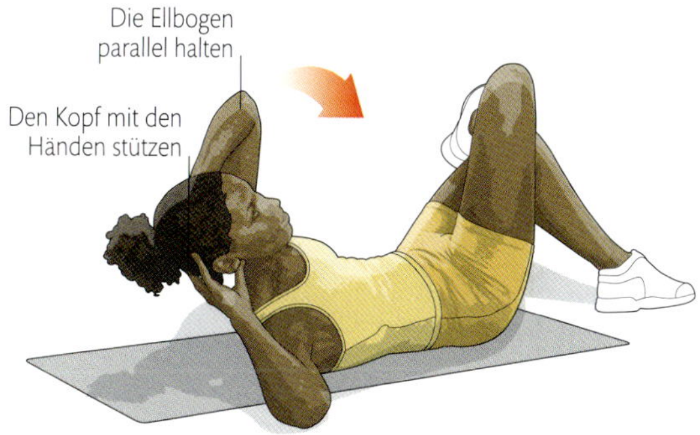

2 Den unteren Rücken in die Matte pressen, die Schulterblätter vom Boden heben und den Oberkörper, angeführt vom linken Ellbogen, zum rechten Knie aufrollen.

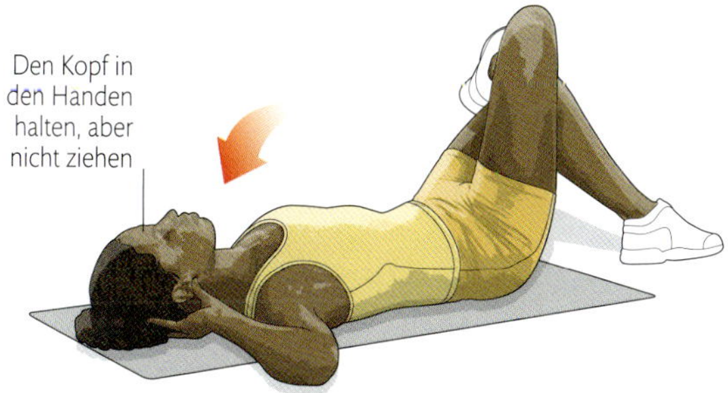

3 Kurz halten, dann langsam und kontrolliert in die Ausgangsposition zurückkehren. Wie gewünscht wiederholen und anschließend die Seite wechseln.

106 KIND-HALTUNG (L)

Diese Yoga-Haltung dehnt sanft Wirbelsäule, Hüften, Oberschenkel und Fußknöchel. Wenn Sie die Übung als unangenehm empfinden, können Sie sich eine Handtuchrolle auf die Waden legen, die Ihren Po stützt.

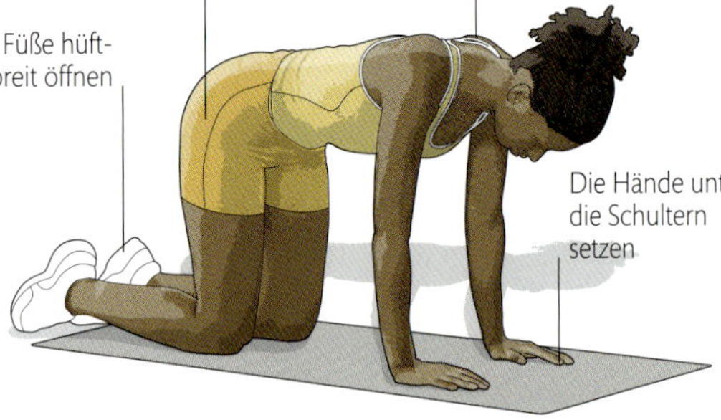
Die Hüften über die Knie bringen
Die Schultern lockern
Die Füße hüftbreit öffnen
Die Hände unter die Schultern setzen

1 Gehen Sie in den Vierfüßerstand. Die Hände stehen exakt unter den Schultern, die Finger zeigen nach vorne und die Knie stehen unter den Hüften. Der Rücken ist gerade und bildet mit dem Kopf eine Linie.

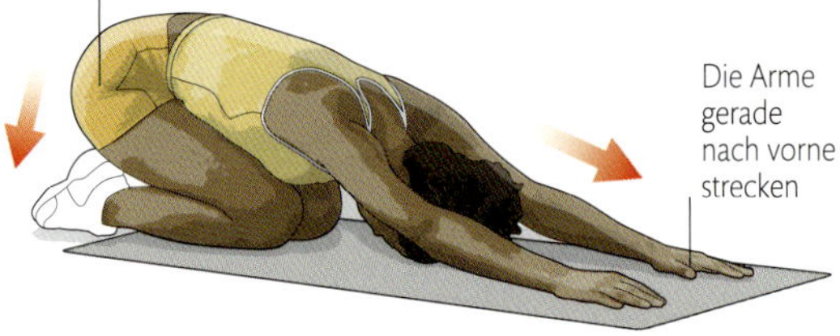
Spüren Sie die Dehnung in Hüften, Oberschenkeln und der Mitte des Rückens.
Die Arme gerade nach vorne strecken

2 Die Hände in Position lassen und den Po auf die Fersen senken, bis die Stirn die Matte berührt. Ein- und ausatmen und die Dehnung im Körper spüren.

VARIANTE

Mit einer leichten Abwandlung dieser Übung lassen sich auch die Muskeln an der Seite des Rückens dehnen. Strecken Sie dazu die Arme nicht gerade, sondern diagonal von sich weg; sie bleiben aber parallel. Mehrere Sekunden halten, dann zur anderen Seite wiederholen, um den Oberkörper symmetrisch zu dehnen.

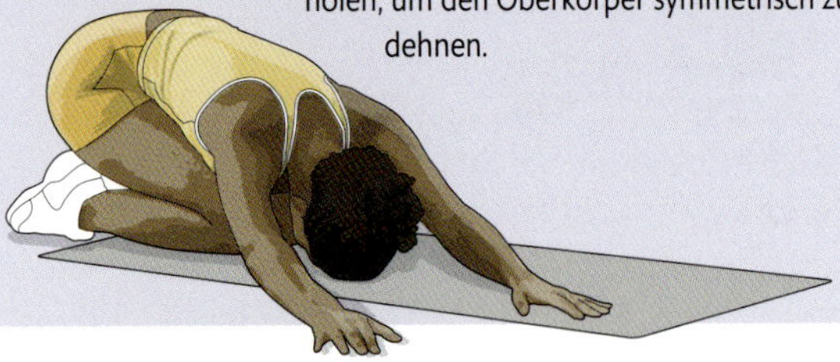

107 AUSROLLEN AUF DEM BALL (H)

Diese anspruchsvolle Übung stärkt und stabilisiert die Muskeln der Körpermitte, da die Muskeln in Bauch und unterem Rücken zusammenarbeiten müssen. Außerdem kräftigt sie die Schultern.

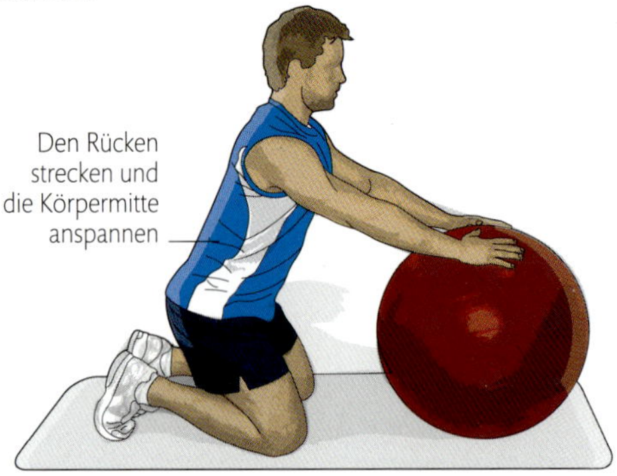
Den Rücken strecken und die Körpermitte anspannen

1 Gehen Sie auf die Knie und legen Sie Ihre Hände und Handgelenke oben auf den Ball. Der Rücken ist gerade.

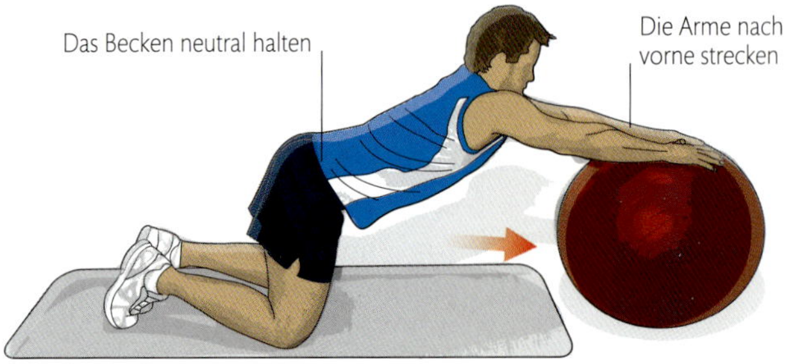
Das Becken neutral halten
Die Arme nach vorne strecken

2 Rollen Sie den Ball nach vorne: Strecken Sie Ihre Arme und folgen Sie ihm mit dem Oberkörper möglichst weit, ohne den Rücken zu runden. Aktivieren Sie die Bauchmuskeln, um den Ball in die Ausgangsposition zurückzuziehen.

VARIANTE

Sehr schwierig ist diese Übung mit einer Langhantel. Probieren Sie sie erst, wenn Sie Ihre Bauch- und Wirbelsäulenmuskulatur sehr gut kontrollieren können. Gehen Sie auf die Knie, legen Sie die Hände schulterbreit auf die Stange, halten Sie den Rücken flach und rollen Sie die Stange nach vorne. Mithilfe der Bauchmuskulatur zurückrollen.

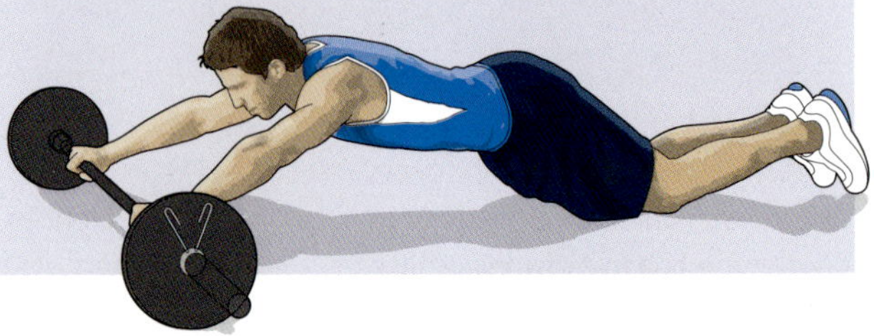

108 **HOCKE** VOM SITZ IN DEN STAND (M)

Durch die Hocke lernen Sie, beim Aufstehen Ihre Hüft- und Beinmuskulatur anstelle der Rückenmuskeln zu aktivieren. Gehen Sie nicht zu tief, sondern erheben Sie sich von einem Stuhl oder Kasten.

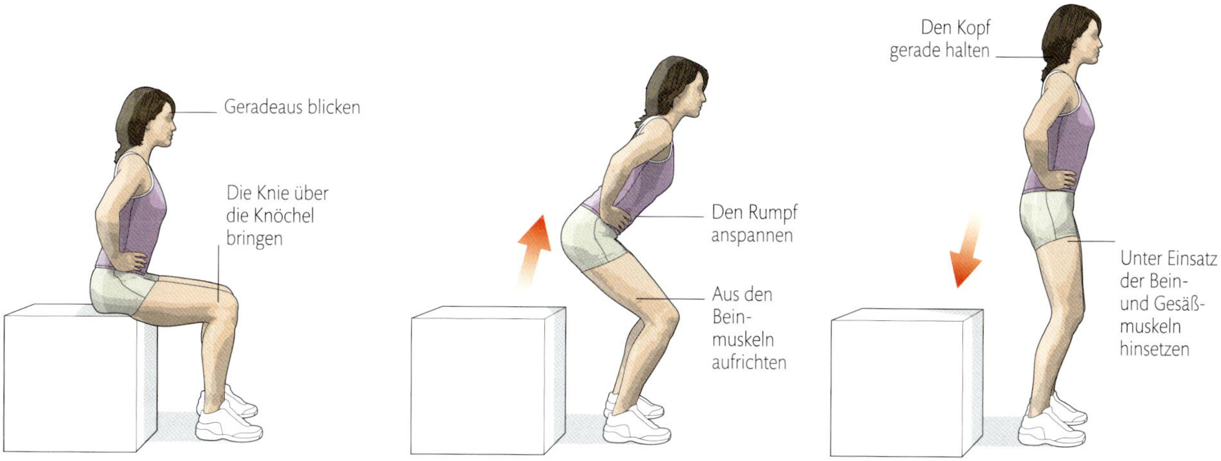

1 Setzen Sie sich auf die Kante eines Kastens oder Stuhls. Die Knie im rechten Winkel über den Knöcheln beugen, die Füße stehen hüftbreit. Die Hände auf die Hüften legen. Einatmen.

2 Mit geradem Rücken aus den Hüften vorbeugen. Ausatmen, mit den Füßen nach unten stemmen und aufrichten; im beginnenden Stand das Gesäß anspannen.

3 Die Knie strecken – aber nicht durchdrücken –, bis Sie stehen. Kurz halten, dann langsam und kontrolliert in die Ausgangsposition zurückkehren.

109 **HOCKE** VOM STAND IN DEN SITZ (M)

Diese Übung ist fast die Umkehrung der Hocke vom Sitz in den Stand (» **oben**). Die Armbewegung ist etwas anders, denn die Arme werden vor dem Körper gestreckt und helfen Ihnen, das Gleichgewicht zu halten.

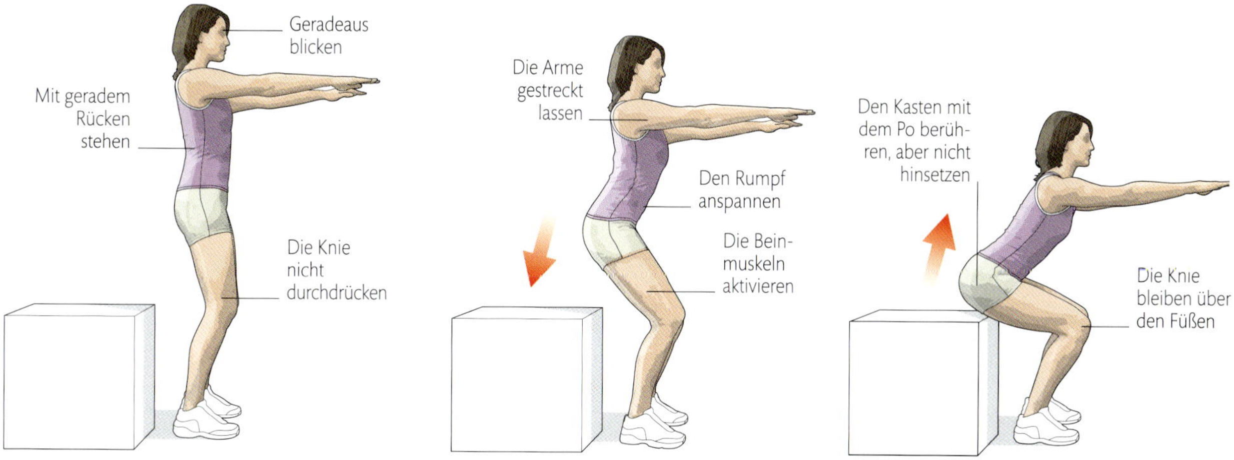

1 Stellen Sie sich mit hüftbreit geöffneten Füßen vor einen stabilen Kasten oder Stuhl. Den Körper sanft über die Fersen nach unten drücken. Die Arme nach vorne heben. Geradeaus blicken.

2 Einatmen und die Knie beugen, dabei das Gesäß nach hinten strecken und den Körper Richtung Kasten senken. Die Schultern befinden sich oberhalb der Knöchel.

3 Die Knie weiter beugen, bis Ihr Po die Kante des Kastens berührt, aber nicht hinsetzen. Ausatmen, die Gesäßmuskeln anspannen und in die Ausgangsposition zurückkehren.

GLOSSAR

Abduktor Muskel, der ein Körperglied vom Körper weg bewegt. *Siehe auch* Adduktor.

Adduktor Muskel, der ein Körperglied zum Körper hin bewegt. *Siehe auch* Abduktor.

Aerob Prozess, der Sauerstoff benötigt. Aerober *Stoffwechsel* findet bei lang anhaltender Aktivität von geringer Intensität statt, etwa beim Langstreckenlauf und Schwimmen. Es ist das Gegenteil von *anaerob*.

Akut (Schmerz) Schmerz, der plötzlich auftritt und erfolgreich behandelt werden kann. *Siehe auch* chronisch.

Anaerob Ein Prozess, der keinen Sauerstoff benötigt. Anaerober *Stoffwechsel* findet bei kurzer andauernder Aktivität von hoher Intensität statt, etwa bei intensivem Krafttraining. Es ist das Gegenteil von *aerob*.

Analgetikum Medikament, das schmerzlindernd wirkt.

Antagonist Muskel, der als Gegenspieler eines anderen Muskels arbeitet, um ein Gelenk zu beugen oder zu strecken. *Siehe auch* Beuger *und* Strecker.

Arthrose Degenerative Erkrankung des Skelettapparats, die zum Verlust von Knorpelgewebe und damit zu steifen Gelenken führt.

Balancescheibe Runde Scheibe mit halbkreisförmigem Fuß, die das Gleichgewicht und die Rumpfstabilität fördert.

Band Fester Bindegewebsstrang, der die Knochen an den Gelenken verbindet.

Bandscheibe Kissenartige Scheibe, die jeweils zwischen zwei Wirbeln liegt und als Stoßdämpfer wirkt. Bandscheiben ermöglichen der Wirbelsäule, sich zu bewegen.

Bandscheibenschmerzen Schmerzen, die durch Verschleiß der *Bandscheiben* entstehen.

Bandscheibenvorfall Liegt vor, wenn eine Bandscheibe an einer Stelle aufreißt, sich aus der normalen Lage nach außen wölbt und in den Wirbelkanal drückt, in dem das Rückenmark verläuft.

Beckenboden Unterleibsmuskulatur am Boden der Beckenhöhle, die mit dem Becken verbunden ist.

Beuger Muskel, der den Beugungswinkel eines Gelenks verkleinert, z.B. indem er den Ellbogen beugt. Er arbeitet in der Regel mit einem *Strecker* zusammen.

Bewegungsbereich Begriff aus der Physiotherapie, der die Bewegung bezeichnet, zu der ein Gelenk in jede Richtung fähig ist.

Brachialgie Nervenschmerzen im Arm.

Brustwirbelsäule Bereich der Wirbelsäule zwischen Nacken und Lendenwirbelbereich.

Chronisch (Schmerz) Schmerz, der lange Zeit andauert und oft schwierig zu behandeln ist. *Siehe auch* akut.

Cool-down Die Phase nach dem Training, in der der Körper durch langsame Bewegung kontrolliert in den Zustand vor dem Training zurückgebracht wird.

Corticosteroide Nebennierenrinden-Hormone, die z.B. zur Behandlung von *Entzündungen* durch Injektion, Salbe oder Tabletten verabreicht werden.

CT (Computertomografie) Bildgebendes Verfahren, bei dem eine dreidimensionale Darstellung des Körpers erstellt wird.

Diskographie Verfahren, bei dem die Wirbelsäule mittels Röntgenstrahlen und Kontrastmittel untersucht wird, um festzustellen, ob eine Bandscheibe einen vorhandenen Rückenschmerz verursacht.

Dynamische Übung Übung, bei der Muskeln und Gelenke bewegt werden.

Entzündung Reaktion auf die Erkrankung eines Köperbereichs mit Schwellung, Schmerz und Rötung.

Ergonomie Design einer Vorrichtung, das den Körper optimal unterstützt, um eine Verletzung durch wiederholte Belastung zu vermeiden.

Facettengelenk Kleines Gelenk, das einen Wirbel mit dem Wirbel direkt darüber und darunter verbindet und die Wirbelsäule stabilisiert.

Facettensyndrom Verschleißbedingte Erkrankung der kleinen Wirbelgelenke.

Fraktur Teilweiser oder vollständiger Knochenbruch.

Freies Gewicht Gewicht – in der Regel eine *Langhantel* oder *Kurzhantel* –, das nicht an einem Kabel oder einem Gerät befestigt ist.

Glatte Muskulatur Muskulatur an den Wänden der inneren Hohlorgane, die sich nicht willentlich beeinflussen lässt.

Gluteus-medius-Syndrom Schmerzen in den Gesäßmuskeln, die das Becken stabilisieren.

Gymnastikball Großer, aufblasbarer Gummiball, der beim Training die Stabilität fördert.

Hypermobiles Gelenk Gelenk, das sehr locker ist, weil die *Bänder* entweder von Natur aus schwach sind oder weil sie überbelastet wurden (was zu Instabilität führen kann).

Hypomobiles Gelenk Gelenk, das weniger beweglich ist, als es sein sollte, manchmal weil die Muskeln verkürzt sind, die mit dem Gelenk verbunden sind.

Iliosakralgelenke Zwei Gelenke am unteren Ende des Rückens rechts und links von der Wirbelsäule zwischen Kreuzbein und Schambein.

Iliotibialband (ITB) Gruppe fester Bindegewebsfasern, die an der Außenseite des Oberschenkels verlaufen und in erster Linie die Hüfte beim Stehen, Gehen und Laufen stabilisieren.

Ischiasschmerz Nervenschmerzen im Bein.

Isometrisch Trainingstechnik, bei der die Muskeln kontrahiert werden, ohne dass der Körper oder einzelne Gliedmaßen bewegt werden.

Knochendichte Verhältnis der mineralisierten Knochensubstanz zu einem definierten Knochenvolumen.

Kognitive Verhaltenstherapie Form der Psychotherapie, die den Einfluss des Denkens auf die Wahrnehmung von Schmerz und die individuelle Situation des Betroffenen untersucht und beeinflusst.

Kokzygodynie Schmerzen im Bereich des *Steißbeins*.

Kreuzbeinschmerzen Schmerz, verursacht durch Verletzung der Bänder, die das *Iliosakralgelenk* stützen, in der Regel durch einen schweren Sturz oder einen Schlag auf den unteren Rücken.

Kurzhantel Ein *freies Gewicht*, das aus einer kurzen Stange besteht, an deren Enden zusätzlich Gewichte befestigt sind. Sie kann mit einer Hand angehoben werden.

Langhantel *Freies Gewicht*, das aus einer Stange besteht, an deren Enden Gewichte befestigt sind. Sie ist so lang, dass man sie mit mindestens schulterbreitem Griff halten kann.

Lendenwirbelbereich Bereich des unteren Rückens.

Magnetresonanztomografie (MRT) Bildgebendes Verfahren, bei dem die Molekularstruktur des Körpers gelesen und zu einem Bild zusammengesetzt wird, um die Diagnosestellung zu unterstützen.

Milchsäure Abfallprodukt der *anaeroben* Atmung. Sie sammelt sich bei intensivem Training in den Muskeln an.

Mineralstoffe Anorganische Substanzen, die für die normalen Körperfunktionen unentbehrlich sind und mit der Nahrung aufgenommen werden müssen.

Mobilisierungsübung Übung, die die maximale Beweglichkeit der Gelenke fördert.

Morbus Bechterew (Spondylitis ankylosans) Form von Arthritis der Wirbelsäule mit Entzündung und Verknöcherung der Bänder im *Iliosakralgelenk* und in den Wirbelgelenken.

Neutrale Wirbelsäule Effizienteste Haltung beim Stehen und Sitzen: die mittlere Position eines Gelenks oder eines Bereichs der Wirbelsäule.

Osteoporose Schwächung der Knochen, verursacht durch Mineralienverlust. Besonders häufig bei Frauen nach der Menopause.

Piriformissyndrom Reizung des Ischiasnervs durch Verspannung des Piriformismuskels, der die Hüfte dreht.

Plyometrische Übungen Sie zielen darauf ab, die Geschwindigkeit und Kraft von Bewegungen zu vergrößern, indem sie die Muskeln trainieren, schneller und kräftiger zu kontrahieren.

Propriozeption Bezeichnung für die Information, die von Gelenken, Sehnen, Bändern und Muskeln an das Gehirn gesandt wird, um ihm Position, Bewegungsrichtung und Druck der Gelenke mitzuteilen.

Rehabilitation Prozess einer vollständigen Erholung von einer Verletzung, oft unter professioneller Anleitung.

Riss Verletzung z.B. eines Muskels.

Ruhepause Die Pause zwischen den Sets einer Übung, in der die Muskeln sich erholen können.

Rumpfmuskulatur Die Muskeln der Körpermitte, vor allem in Bauch und unterem Rücken, aber auch in Becken, Brust und oberem Rücken.

Schiefhals Akut steifer und schmerzender Hals, bei dem ein seitliches Drehen des Kopfes, wenn überhaupt, nur unter Schmerzen möglich ist.

Schleudertrauma Verletzung im Nackenbereich durch Gewalteinwirkung auf die Halswirbelsäule nach hinten und dann nach vorn bzw. umgekehrt.

Schmerzmittel Verschiedene Medikamente, die unterschiedlich wirken, z.B. durch Dämpfen einer Entzündung. Allen Mitteln ist gemeinsam, dass sie das Schmerzempfinden senken.

Sehne Bindegewebsart, die Muskeln mit Knochen verbindet.

Sensomotorisch Bezeichnet Prozesse, die die Kommunikation zwischen Gehirn und Muskeln über die Nerven betrifft.

Set Eine definierte Anzahl *Wiederholungen*.

Skelettmuskulatur Auch quergestreifte Muskulatur genannt. Sie ist mit dem Skelett verbunden und lässt sich bewusst beeinflussen. Durch Zusammenziehen der Skelettmuskulatur wird der Körper willentlich bewegt.

Skoliose Krümmung der Wirbelsäule zu einer Seite.

Spinalkanalstenose Verengung des Spinalkanals aufgrund von Wirbelverknöcherung, die in den Rückenmarkskanal vordringt.

Spondylolyse Bildung eines Spalts oder Bruchs der Gelenkfortsätze. Es besteht dann die Gefahr, dass ein Wirbel im Verhältnis zu den benachbarten Wirbeln abgleitet, was zu Spondylolisthese führt.

Stabilisierende Rumpfmuskulatur Die Tiefenmuskulatur entlang der Wirbelsäule und in Rumpf, Bauch und *Beckenboden*. Diese Muskeln stützen den unteren Rücken.

Statische Übung Übung, in der eine Position gehalten wird.

Steißbein Knochen am unteren Ende der Wirbelsäule.

Stoffwechsel Die Summe aller chemischen Prozesse des Körpers (Anabolismus und Katabolismus).

Strecker Muskel, der den Beugungswinkel eines Gelenks vergrößert, z.B. indem er den Ellbogen streckt. Er arbeitet in der Regel mit einem *Beuger* zusammen.

Streckmuskel Ein Muskel, der einen Körperteil lang macht bzw. aufrichtet.

Tendinitis Schmerzende *Sehnen*, oft als Folge von wiederholter Überlastung.

Tiefenmuskulatur Kleine Muskeln dicht an der Wirbelsäule, die die Wirbel in Position halten, sowohl in einer statischen Haltung als auch in einer dynamischen Bewegung.

Ursprung (eines Muskels) Der Anfangspunkt eines Muskels.

Verspannung Dauerhafte Anspannung von Muskeln als Reaktion auf Stress. Eine Hauptursache für Rückenschmerzen.

Verstauchung Verletzung eines *Bandes*, das durch plötzlichen Zug überdehnt oder gezerrt wird.

Warm-up Übungen von geringer Intensität, die Herz, Lungen und Muskeln als Vorbereitung für einen Workout stimulieren.

Widerstandstraining Jede Trainingsform, bei der die Muskeln gegen einen Widerstand arbeiten, der durch ein Gewicht, ein elastisches Band oder das eigene Körpergewicht erzeugt wird.

Wiederholung (Wh.) Vollständige Ausführung einer bestimmten Übung, vom Anfang bis zum Ende.

Zerrung Verletzung von Muskelfasern, verursacht durch Überdehnen.

Zwerchfell Der Muskel, der die Brust- und die Bauchhöhle voneinander trennt.

REGISTER

A

B

C

D

E

F

L

M

N

O

P

Q

R

S

T

U

V

W

Y

Z

DANK

DANK DER AUTOREN UND DES VERLAGS

Die Autoren möchten sich bei ihren fachkundigen Kollegen am *British Institute of Musculoskeletal Medicine* und bei der *International Spine Intervention Society* bedanken, für die wertvollen Beiträge und die in vielen Jahren der Forschung gewonnenen Erfahrungen in der Diagnose und Behandlung von Schmerzen an der Wirbelsäule. Auch ihren Patienten möchten die Autoren ausdrücklich ihren Dank aussprechen.

Folgenden Personen und Organisationen möchten die Autoren und der Verlag für ihre großzügige Unterstützung bei der Herstellung dieses Buches danken:

Für das Modellstehen:
Emily Hayden; Eva Hajidemetri; John Tanner; Annie Hajidemetri; Gareth Jones; Scott Tindall; Mary Paternoster; Sam Bias Ferrar; Anne Browne; Chris Chea; Louise Cole; Sarah Cookson; David Doma; Amanda Grant; Michelle Grey; Anouska Hipperson; Elizabeth Howells; Christopher James; Gunilla Johansson; Megan Lolls; Zoe Moore; Sean Newton; Caroline Pearce; Yasmin Phillips; JamieRaggs; Lucy Shakespeare; Rufus Shosman; William Smith; Kirsty Spence; Sheri Staplehurst sowie Sally Way

Für die Räumlichkeiten:
Dr. Eric Ansell im *999 Medical and Diagnostic Centre*

Für die Ausstattung:
Paul Margolis von Margolis Office Interiors Ltd. (www.margolisfurniture.co.uk) für die Bereitstellung des ergonomischen Stuhls.

Für fotografische Vorlagen:
Nigel Wright, XAB Design; Gillian Andrews; Keith Davis; Phil Gamble; Eva Hajidemetri; Cobalt ID; Russell Sadur sowie Graham Atkins-Hughes

Für die Illustrationen:
Philip Wilson; Debbie Maizels; Phil Gamble; Mark Walker; Debajyoti Dutta; Mike Garland; Darren R. Awuah sowie Jon Rogers

Für weitere Materialien und Unterstützung:
Dr. Sue Davidson; Margaret McCormack (Register); Scott Tindall; Derek Groves; Glen Thurgood; Len Williams; the British Weightlifting Association (BWLA); Clare Gibson; Scarlett O'Hara, Nicky Munro, Hugo Wilkinson, Georgina Palffy, Kingshuk Ghosal, ind Suneha Dutta (Redaktion); Joanne Clark, Katie Cavanagh, Govind Mittal und Deep Shikha Walia (Design); Ben Marcus und Balwant Singh (Produktionsvorbereitung); Mandy Inness (Produktion) sowie Shanker Prasad (CTS).

Bildnachweis:
Cover-Vorderseite: Credit Line/Laura Knox (c) Dorling Kindersley

SICHERHEITSHINWEIS

Die Leser sind dazu aufgefordert, dieses Buch und die darin enthaltenen Informationen, Ratschläge und Anleitungen nicht als Ersatz für die Beratung durch einen Arzt, Physiotherapeuten oder einen anderen fachkundigen medizinischen Berater anzusehen.

Wenn bei Ihnen schwere oder seit langer Zeit bestehende Beschwerden vorliegen, sollten Sie keinesfalls selbst eine Diagnose erstellen oder eine Behandlung vornehmen, ohne einen Arzt oder einen qualifizierten Therapeuten zu konsultieren. Ergreifen Sie ohne Absprache mit Ihrem Arzt oder Therapeuten keine Heilmaßnahmen, während Sie in medizinischer Behandlung sind. Suchen Sie immer einen Arzt auf, wenn Sie dauerhaft an Symptomen leiden, und erhöhen Sie empfohlene Dosierungen von Medikamentengaben nicht ohne ärztlichen Rat.

Jede körperliche Aktivität birgt ein gewisses Verletzungsrisiko. Trainierende müssen daher stets angemessene Vorsicht walten lassen. Jede Behandlung und jedes Rehabilitationstraining sollte unter Anleitung geschulter Therapeuten erfolgen.

Die Übungen in diesem Buch sind je nach Belastungsstärke und Intensität für die angegebenen Körperregionen in leicht, mittel und hoch unterteilt.
Zu starke Belastungen können zu Entzündungen führen, wohingegen zu geringe Belastungen den Heilungsprozess beeinträchtigen können. Sie sollten mit den leichten Übungen beginnen und sich dann über die mittleren Übungen langsam bis zu den Übungen mit hoher Intensität steigern. Übungen, bei denen die Belastungsstärke und Intensität hoch sind, sollten nicht bei akuten Schmerzen ausgeführt werden. Der Belastungsgrad jeder Übung wird durch folgende Symbole angeben:

L Leicht   M Mittel   H Hoch

Der Verlag und die Autoren dieses Buches sind der Ansicht, dass die darin beschriebenen Übungen sicher sind, sofern sie korrekt sowie unter angemessener Aufsicht ausgeführt werden. Der Leser muss jedoch dafür Sorge tragen, dass die Ausrüstung und die Örtlichkeit für den Zweck geeignet sind. Auch sollte er Sicherheitshinweise stets beachten. Wer im Fitness-Studio trainiert, sollte nachfragen, ob der Trainer über die notwendige Qualifikation verfügt.

Der Verlag, die Mitglieder und Vertreter der British Medical Association (BMA), die beratenden Redakteure und die Autoren dieses Buches übernehmen keine Verantwortung für Verletzungen und Schäden an Personen oder Sachen, die eventuell bei der Ausführung der Ratschläge und Anleitungen dieses Buches entstehen.

NOCH MEHR WISSEN UND LESEFREUDE!

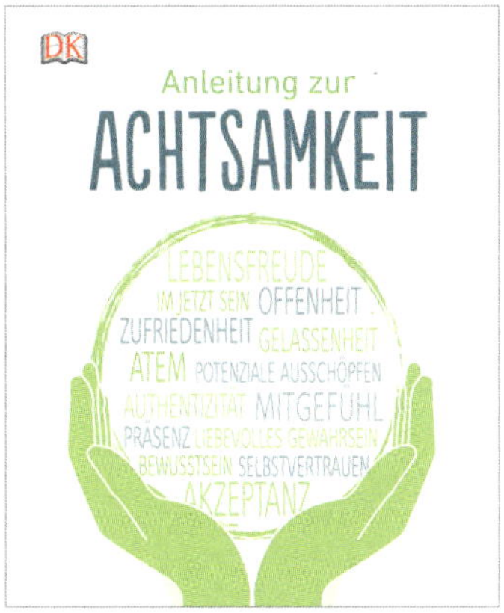

ISBN 978-3-8310-3008-8
19,95 € (D) / 20,60 € (A)

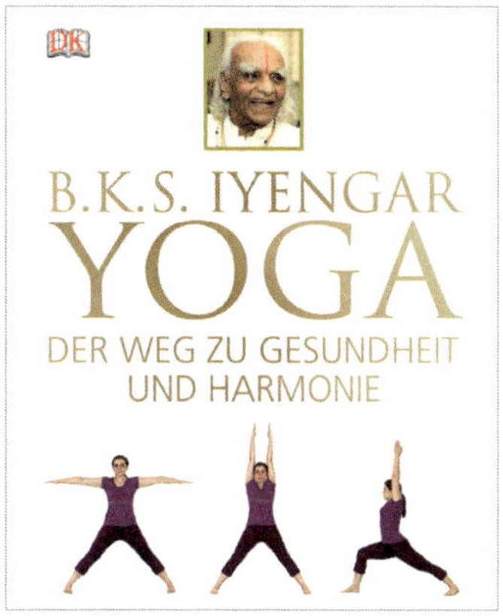

ISBN 978-3-8310-2654-8
29,95 € (D) / 30,80 € (A)

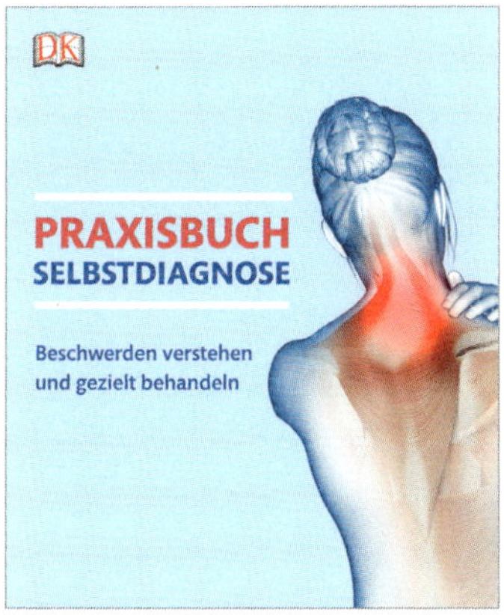

ISBN 978-3-8310-3617-2
16,95 € (D) / 17,50 € (A)

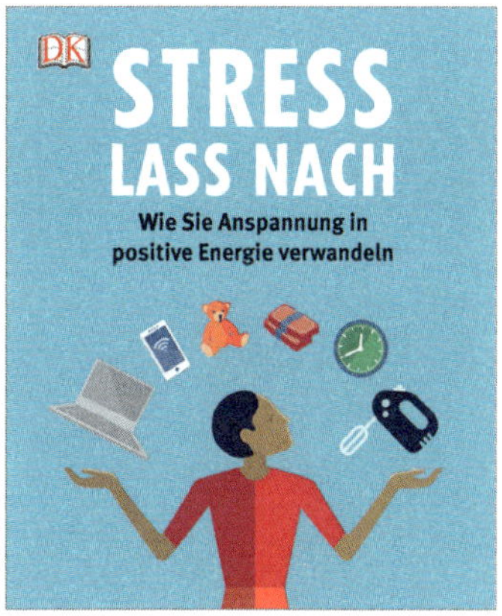

ISBN 978-3-8310-3541-0
19,95 € (D) / 20,60 € (A)

www.dorlingkindersley.de